高职高专护理类教材

Pathogen Biology and Immunology

病原生物与免疫学

曹 娟等 主编

河南大学出版社
HENAN UNIVERSITY PRESS
·郑州·

图书在版编目(CIP)数据

病原生物与免疫学 / 曹娟等主编 . -- 郑州 : 河南大学出版社, 2023.11

ISBN 978-7-5649-5691-2

Ⅰ. ①病… Ⅱ. ①曹… Ⅲ. ①病原微生物—高等职业教育—教材②免疫学—高等职业教育—教材 Ⅳ. ①R37 ②R392

中国国家版本馆CIP数据核字(2023)第237684号

BINGYUAN SHENGWU YU MIANYIXUE
病原生物与免疫学

责任编辑 阮林要
责任校对 林方丽
封面设计 郭 灿

出 版	河南大学出版社 地址：郑州市郑东新区商务外环中华大厦2401号 邮编：450046 电话：0371-86059701(营销部) 网址：hupress.henu.edu.cn		
排 版	河南树青文化		
印 刷	广东虎彩云印刷有限公司		
版 次	2023年11月第1版	**印 次**	2023年11月第1次印刷
开 本	787 mm×1092 mm 1/16	**印 张**	20.75
字 数	453千字	**定 价**	62.00元

编委会

主　编

曹　娟　深圳市儿童医院
刘志勇　河南中医药大学
杜文静　中国医学科学院肿瘤医院山西医院
　　　　山西省肿瘤医院
孟二艳　郑州大学第三附属医院
冯　梅　安徽省第二人民医院

副主编

孙　颖　河南中医药大学
何　源　孝感市中心医院(武汉科技大学附属孝感医院)
张　欣　安徽省第二人民医院
潘连贞　江门市中心医院
王爱国　黄山华泽中西医结合医院

前 言

《病原生物与免疫学》是按照高等职业教育护理类专业核心课程“十三五”规划立项教材的编写要求，以基于工作过程的职业教育课程模式为指导，以职业实践为主线，以职业能力培养为本位，以学生为主体，以项目为引领、任务为驱动，体现“做中学、学中做”的教学理念，开发理论与实践一体化的项目化教材为原则进行编写的。

本教材在编写过程中严格依据教育部行指委最新制定的专业教学标准为指导，将标准制定与教材编写紧密结合起来，吸收标准制定过程中的相关调查和研究成果，体现最新的专业教学要求；充分吸收项目教学、案例教学、情境教学和问题导向教学等的教学精髓，体现理论与临床实践的融合。设计项目、任务时，从简单到复杂，由浅入深，循序渐进，知识和技能螺旋式地融入各任务或项目中，符合学生认知规律和职业发展规律。知识和技能源于实际工作任务或接近实际工作任务。教材内容既考虑到学科知识的系统性、完整性，又突出护理专业的实用性、针对性和够用性，使学习变得“适用”“实用”“够用”，注重中高职知识的衔接。任务设计科学、具体，突出基本知识和技能，对接国家职业标准。教材中以知识目标、技能目标的形式突出教学要求；以知识拓展、知识链接和小贴士增强学习的趣味性；以项目和任务小结概括学习的核心内容，有精选习题便于学生学练结合。本教材图文并茂，配合得当，趣味直观；文字叙述通俗易懂、简洁严谨、层次分明，符合高职学生认知特点，将理论知识的学习和技能培养贯穿于项目及任务中，教、学、练紧密结合，实现课堂教学的高效性。

本教材把医学微生物学、人体寄生虫学和医学免疫学三门课程整合在一起，其中医学微生物学和人体寄生虫学作为病原生物学整体来编写，避免微生物和寄生虫中部分内容的重复，也便于学生学习中区分各类病原生物的特点。医学免疫学部分简明扼要阐明免疫学的基本知识，删减了部分分子免疫学的内容，适当降低了高职学生学习的难度，突出专业够用的特点。各项实验任务，密切联系临床，验证理论知识，强化技能培养，简便又易完成。

本教材是在各位编委的辛苦工作、共同努力下完成的，由于编写时间仓促，加之水平有限，书中难免有不当或错误之处，敬请广大师生和同仁提出批评和改进意见。

编 者

2023年11月

目 录

项目一 病原生物学概述

知识目标

1. 掌握病原生物概念及种类。
2. 熟悉病原微生物学和人体寄生虫学的概念。
3. 了解病原生物学的发展。

人类在地球生物圈中生存，有的生物对人类有益，有的生物对人类有害，其中能引起人类、动物和植物疾病的生物称为病原生物（pathogenic organism）。它们以不同形式侵入生物机体后，对机体造成不同程度的损害，是机体出现感染性疾病的原因，因此又称它们为病原体。

免疫是机体识别“自身物质”和“异己物质”，保留“自身物质”而清除“异己物质”，维持机体生理平衡和稳定的功能。病原生物能否引起机体疾病，不仅与病原体的入侵方式、数量和毒力有关，还与机体抵御病原体入侵的能力有关。机体抵御病原体入侵是免疫的功能之一。因此，病原生物与免疫学是研究人类疾病与健康相关的科学，是一门重要的医学基础课程。

一、病原生物的种类

病原生物包括病原微生物和寄生虫。

（一）微生物与病原微生物

1. 微生物（microorganism）。微生物是存在于自然界中的一群肉眼看不见，必须借助光学显微镜或电子显微镜放大数百倍、数千倍甚至数万倍后才能观察到的微小生物。微生物具有个体微小、结构简单、种类繁多、分布广泛、繁殖迅速、容易变异等主要特点。

2. 病原微生物（pathogenic microorganism）。病原微生物是微生物中能引起人类、动物和植物疾病的那些微生物，感染机体后能引起传染性疾病。

3. 微生物分类。根据微生物形态结构的差异，可将微生物分为三大类。

（1）非细胞型微生物：是最小的一类微生物，没有细胞结构，仅由核心和衣壳组成，只能在易感活细胞内生长繁殖，如病毒。

（2）原核细胞型微生物：由单个原核细胞组成，有细胞结构，细胞由细胞壁、细胞膜、细胞质和核质组成。因无核膜和核仁，仅有核质，称原核。细胞质中细胞器不完整，只有核糖体。大多数不需要活细胞培养，如细菌、放线菌、支原体（无细胞壁）、螺旋体；少数需要活细胞培养，如立克次体、衣原体。

（3）真核细胞型微生物：由单个或多个真核细胞组成，有细胞结构，细胞由细胞壁、细胞膜、细胞质和细胞核组成，细胞核有核膜、核仁，称真核。细胞质中细胞器完整，有核糖体等。不需要活细胞培养，如真菌。

原核细胞和真核细胞虽然都有细胞壁，但它们的化学成分不同，两者均有核糖体，但在结构上有区别。

小贴士

人体细胞

人体细胞为真核动物细胞，有细胞膜、细胞质和细胞核，无细胞壁。细胞质中的核糖体由40S和60S两个亚基组成，而原核细胞的核糖体由50S和30S两个亚基组成。

（二）寄生虫

寄生虫（parasite）是指失去自身生活能力，长期或暂时寄居于人体内或体表，获取营养，并对机体造成损害的无脊椎动物。

寄生虫属于真核细胞型生物，由单细胞或多细胞组成。细胞由细胞膜、细胞质和细胞核组成，与真核细胞型微生物最大的区别是没有细胞壁。寄生虫包括单细胞的医学原虫和多细胞的医学蠕虫及医学节肢动物。

1. 医学原虫。医学原虫为单细胞的最低等的原生动物，细胞具有完整的生理功能。寄生人体的原虫有40多种，其中致病的主要有溶组织阿米巴原虫、疟原虫、阴道毛滴虫等。

2. 医学蠕虫。医学蠕虫为多细胞的无脊椎动物，身体柔软，借助肌肉伸缩蠕动。寄生人体的蠕虫有160多种，其中常见的有20多种，如蛔虫、钩虫、丝虫、血吸虫、绦虫等。

3. 医学节肢动物。医学节肢动物为多细胞的无脊椎动物中的节肢动物，有的能直接引起疾病，如螨虫；有的与感染性疾病的传播有关，如蚊、蝇、蚤等。

病原生物结构的区别，如图1-1所示。

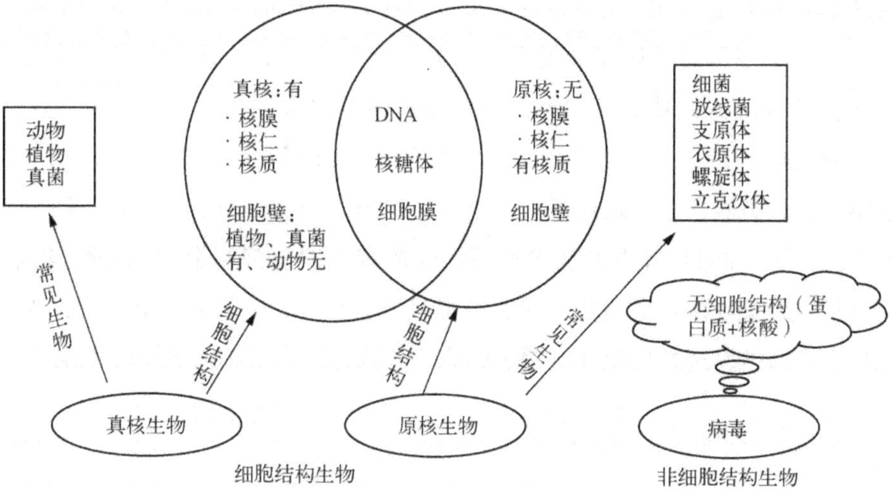

图1-1 生物结构图

二、病原微生物学及其发展

病原微生物学是研究病原微生物的生物学特性、致病性与免疫性、病原学检查方法及防治原则的科学，对控制和消灭感染性疾病有重要意义。

病原微生物学是人类在长期对传染性疾病病原性质的认识和疾病防治过程中总结起来的一门科学，它的发展经历了以下几个时期。

（一）微生物学的经验时期

在古代人类虽未能观察到微生物，但早已将微生物学知识应用于生产和生活中。如用盐腌和糖渍等保存食物，这些方法实际上是通过抑制微生物的生长而防止食物的腐烂变质；将水煮沸后饮用、《本草纲目》中记载的将患者的衣服蒸过后再穿就不会传染上疾病，说明已有消毒的观念。

（二）实验微生物学时期

1976年荷兰人列文虎克（Antory Van Leeuwenhoek）自磨镜片制造了世界上第一架显微镜（放大40~270倍），观察到各种形态的微生物，证实了微生物的存在，为微生物学的发展奠定了基础。1857年法国科学家巴斯德（Luois Pasteur）通过加温防止酒类变质，其实就是沿用至今的酒类和乳类的巴氏消毒法。英国外科医师李斯特（Joseph Lister）用苯酚喷洒手术室和煮沸手术用具，为防腐、消毒以及无菌操作打下基础。德国学者郭霍（Rober Koch）用固体培养液，将细菌从环境或患者排泄物等标本中分离成单一菌落，便于对各种细菌分别研究。同时使用染色方法和感染实验动物进行研究，发现了各种传染病的病原体，确立了细菌与疾病间的关系。到了19世纪后期，大多数细菌性传染病的病原体已被发现并分离培养成功。1882年，俄国学者伊凡诺夫斯基（Iwanovsky）发现了第一种病毒即烟草花叶病毒，为病毒学研究开了先河。1901年美国科学家Walter Reed首次分离成功了第一个人类病毒——黄病毒。1951年英国学者Twort发现了细菌病毒——噬菌体。1929年弗莱明（Fleming）首先发现青霉菌产生的青霉素能抑制金黄色葡萄球菌的生长，青霉素广泛用于感染性疾病的治疗，随后链霉素、氯霉素、金霉素、土霉素、四环素、红霉素等抗生素不断被发现并广泛地应用于临床，有效地治疗了细菌感染性疾病。

（三）现代微生物学时期

随着细胞生物学、分子生物学等学科的发展，以及电子显微镜的发明和各种生物技术的进步，人类得以从分子水平上探讨病原生物的基因结构与功能、致病的物质基础，为快速、灵敏、简便的诊断提供了可能。由于新的病原体不断出现，引起了新的传染病，如2013年我国发现H7N9新型禽流感病毒，确诊感染131人，死亡39人；原有的病原体因变异、耐药等原因而重新发生流行，如2003年在我国发生了由新型冠状病毒引起的SARS的流行。据世界卫生组织报道，近年来全球每年有1 700多万人死于各种传染病。研究出安全有效的减毒活疫苗、亚单位疫苗、基因工程疫苗及核酸疫苗是预防感染性疾病的关键。疫苗的广泛使用将逐渐消灭感染性疾病，如1980年世界卫生组织宣布全球已彻底消灭了天花。

在病原微生物研究领域，我国学者做出了重要贡献。20世纪30年代，黄祯祥研究马脑炎病毒，首创了病毒体外细胞培养新技术。汤飞凡证明病毒是存于宿主细胞内的能自我复制的颗粒，并在1955年首次分离出沙眼衣原体。中国科学院院士朱既明首次将流感病毒裂解为亚单位，提出流感病毒的结构图像。

目前，人类在利用微生物开发和生产药物。从放线菌、细菌、真菌等微生物增殖过程中分离得到抗生素、酶抑制剂、免疫调节剂和抗肿瘤药物，成为现代微生物学研究的新方向，为人类抗击传染病做出了新贡献。

三、人体寄生虫学及其发展

人体寄生虫学（human parasitology）是研究寄生于人体的寄生虫的形态结构、生活史、致病性、免疫性、实验诊断、流行规律和防治原则的科学。人体寄生虫学由医学原虫学、医学蠕虫学和医学节肢动物学三部分内容组成。学习本学科的目的是控制或消灭寄生虫所致疾病，保障人类健康。

在我国，寄生虫病一直是危害人民健康的主要疾病，疟疾、血吸虫病、丝虫病、黑热病和钩虫病曾被称为“五大寄生虫病”。目前，黑热病和丝虫病已基本消灭，血吸虫病在部分地区疫情有所回升，食源性寄生虫病有所上升。因此，寄生虫病的防治仍然是我国的公共卫生中的严重问题。

细胞生物学、分子生物学、各种生物技术的发展，使寄生虫形态结构等生物学特性的研究进入了亚细胞和分子水平。寄生虫学的发展方向主要有：寄生虫致病机制的研究从对某些器官组织的损害发展到研究寄生虫与宿主相互关系的整体水平；研究寄生虫与生态系统中单个要素间的相互关系发展到研究寄生虫生态与流行病学的关系；寄生虫病的防治研究从单一防治措施发展到多种措施、从单种寄生虫病防治发展到综合防治多种寄生虫病，并将寄生虫病与其他传染病的防治相结合。在分子水平上研究寄生虫的发生、发展、致病机制、诊断方法、免疫疫苗等，利用现代信息技术宣传和普及寄生虫学知识、寄生虫病的防治措施，使寄生虫病得以控制甚至消灭。

项目小结

- 病原微生物
  - 非细胞型：病毒
  - 原核细胞型：细菌、放线菌、立克次体、支原体、衣原体、螺旋体
  - 真核细胞型：真菌
- 寄生虫
  - 医学蠕虫
  - 医学原虫
  - 医学节肢动物

（曹　娟）

思考与练习

1．不属于原核细胞型微生物的是（　）

A．衣原体　B．支原体　C．细菌　D．立克次体　E．病毒

2．属于非细胞型微生物的是（　）

A．放线菌　B．病毒　C．衣原体　D．支原体　E．立克次体

3．属于真核细胞型微生物的是（　）

A．病毒　B．放线菌　C．真菌　D．支原体　E．细菌

4．下列关于微生物共同特征的描述错误的是（　）

A．个体微小　B．种类繁多　C．分布广泛　D．繁殖速度快　E．只能在活细胞内生长繁殖

5．人类观察微生物的方式是（　）

A．放大镜　B．肉眼　C．显微镜　D．以上皆是　E．以上皆不是

6．原核与真核细胞型微生物的最大区别是有无（　）

A．细胞壁　B．细胞膜　C．细胞质　D．核膜、核仁　E．核质

7．能为人类提供大量抗生素的微生物是（　）

A．放线菌　B．病毒　C．衣原体　D．支原体　E．立克次体

项目二 免疫学概述

知识目标

1. 掌握免疫概念及功能。
2. 理解免疫分类。
3. 了解免疫学的发展及在医学中的应用。

拓展阅读

你知道为什么吗?

根据我国儿童计划免疫程序，新生儿出生后24 h内接种乙肝疫苗，预防乙型肝炎病毒的感染，免患乙型肝炎；出生后1～2 d接种卡介苗，可以增强宝宝的抵抗力并预防结核杆菌的感染，免患结核病。为什么接种疫苗可预防传染病的发生呢？通过对免疫学的学习，你就能回答这个问题了。

一、免疫概念及功能

免疫（immunity）一词的原意是免除瘟疫。人类观察到患过某些传染性疾病后，对该病具有持久的抵抗力即免疫力，如麻疹；器官移植后出现了排斥现象，证明人的机体有识别和排除非己物质的能力。

细胞新陈代谢时，把人体突变、衰老、死亡和受损的细胞及时识别和清除掉，维持机体内环境的稳定。这些现象说明免疫具有多种功能。因此，现代免疫概念认为免疫是机体识别和清除抗原性异物，维持机体生理平衡和稳定的现象。

免疫通常也被认为是机体识别“自身物质”和“非己物质”，保留“自身物质”而清除“非己物质”（称为抗原），具有维持机体生理平衡和稳定的功能。

在正常情况下，免疫对机体发挥保护作用，如抗感染、抗肿瘤。但在异常情况下，免疫可对机体造成生理功能紊乱或组织损伤，如超敏反应。因此，免疫对机体既有利又有害。

根据免疫清除对象的不同，将免疫功能分为三类，如表2-1所示。

表2-1 免疫三大功能的表现

功能名称	正常表现	异常表现
免疫防御	识别和清除病原生物及其他抗原性异物	超敏反应、易感染、免疫缺陷
免疫稳定	识别和清除损伤、衰老、死亡细胞	自身免疫病

1. 免疫防御

免疫防御是指机体识别和清除病原生物和其他抗原性异物的功能。若此功能过高时，易引起超敏反应；过低时，机体易发生感染甚至出现免疫缺陷。

2. 免疫稳定

免疫稳定是指机体识别和清除体内损伤、衰老、死亡细胞，维持生理平衡与稳定的功能。若此功能紊乱时，可导致自身免疫病。

3. 免疫监视

免疫监视是机体识别和清除体内突变细胞，防止肿瘤发生的功能。若此功能低下，易患肿瘤。

二、免疫分类

免疫因分类依据不同，有不同的类型。根据机体免疫发生的方式和特点的不同，将免疫分为以下两类。

（一）固有性免疫（innate immunity）

固有性免疫是人类在长期种系进化发育过程中逐渐形成的天然防御功能，又称为天然免疫或非特异性免疫。

其特点：先天获得，人人都有，能够遗传，对抗原无针对性，再次接触相同抗原免疫力无增减，是机体阻挡病原生物入侵的第一道防线。

其组成：①屏障结构，如皮肤黏膜屏障、血脑屏障、胎盘屏障等；②固有免疫细胞，如吞噬细胞、NK细胞等可在早期直接发挥吞噬、杀伤作用；③体液中的抗菌物质，如补体、溶菌酶、干扰素等。

（二）适应性免疫（adaptive immunity）

适应性免疫是机体出生后在生活过程中接受抗原物质刺激所产生的针对该种抗原的免疫，又称为获得性免疫或特异性免疫。

其特点：后天获得，不能遗传，有个体差异，只针对某种抗原，再次接触相同抗原免疫力会增强。

根据参与免疫应答的细胞及产生的效应不同，可分为：

（1）体液免疫应答：由B细胞介导，在特异性抗原的刺激下，B细胞活化、增殖、分化为浆细胞，由浆细胞合成、分泌抗体发挥免疫效应。

（2）细胞免疫应答：由T细胞介导，在特异性抗原的刺激下，T细胞活化、增殖、分化为效应性T细胞，通过效应性T细胞产生细胞因子或直接杀伤发挥特异性免疫效应。

三、免疫学的发展及在医学中的应用

（一）免疫学的发展

免疫学是研究机体免疫系统及其他免疫有关成分的组织结构和生理功能、免疫应答的发生机制，以及免疫在疾病诊断与防治中的应用的一门科学。

免疫学的发展可分为免疫学开创期、传统免疫学时期、近代免疫学时期和现代免疫学四个时期。

1. 免疫学开创期（16～17世纪）

16世纪，中国首次用人痘疫苗预防天花。

2. 传统免疫学时期（18～20世纪）

18世纪末，英国医师琴纳发明了用牛痘苗预防天花。1883年，俄国动物学家梅契尼可夫发现了白细胞的吞噬作用，并提出了细胞免疫学说。

1890年，德国医师贝林和日本学者北里研制了白喉抗毒素，并成功应用于治疗白喉病，由此形成了抗原、抗体的概念。

1897年，德国学者欧立希提出了体液免疫和细胞免疫，两种学说争论不休，直到20世纪初赖特（Wright）和道格拉斯（Douglas）发现抗体可促进白细胞吞噬作用，才使两者统一起来。19世纪后期，法国微生物学家巴斯德成功研制了炭疽杆菌减毒疫苗、狂犬病疫苗。

3. 近代免疫学时期（20世纪中叶）

1942年，蔡斯（Chase）通过结核菌素试验证实了特异性细胞免疫的存在。

1958年，澳大利亚学者伯内特（Burnet）提出了克隆选择学说。继1938年泰斯勒斯（Tiselus）和卡巴特（Kabat）证明了抗体是丙种球蛋白后，波特（Porter）和埃德尔曼（Edelman）于1959年阐明了免疫球蛋白的基本结构。

4. 现代免疫学时期（20世纪60年代至今）

由于分子生物学、分子遗传学的进展，将免疫学推向了快速发展阶段，揭示了主要组织相容性复合体及其产物在免疫调节、抗原呈递中的作用，进一步阐明了免疫球蛋白的基因结构及重组规律，发现了人类白细胞抗原。

单克隆抗体、基因工程重组细胞因子、MHC、DNA疫苗及各种免疫标记技术广泛地应用于医学研究和临床相关疾病的防治，对细胞因子的研究成为免疫学中最值得关注的领域。

（二）免疫学在医学中的应用

免疫学的发展及向医学各学科的渗透，产生了许多免疫学分支学科和交叉学科，如免疫病理学、免疫遗传学、免疫药理学、免疫毒理学、神经免疫学、肿瘤免疫学、移植免疫学、生殖免疫学、临床免疫学等，这些分支学科的研究又极大地促进了医学的发展。

免疫学的发展将在恶性肿瘤的防治、器官移植、传染病的防治、免疫性疾病的防治、生殖的控制以及延缓衰老等方面推动医学的进步，并应用于感染性疾病的预防、诊断和治疗中。

1. 免疫学在疾病发生机制和诊断中的应用

免疫学在揭示疾病发生机制及疾病诊断中发挥着重要作用：

（1）揭示了临床许多原因不明的疾病，如全身性红斑狼疮、类风湿性关节炎、1型糖尿病、免疫缺陷病等的发病机制。

（2）阐明了移植排斥反应的发生机制，提高了器官移植的成功率。

（3）建立了多种免疫学检查方法，并被广泛应用于临床多种疾病的诊断和流行病学调查。

2. 免疫学在疾病治疗中的应用

随着免疫学技术的研究与发展，免疫学的成果已应用于临床免疫相关疾病的治疗，如细胞因子治疗、免疫细胞过继治疗、抗体的治疗、分子疫苗治疗等。

3．免疫学在疾病预防中的作用

免疫学对疾病的预防起着至关重要的作用。如使用人痘苗、牛痘苗预防天花，在全球消灭了天花。许多传染病，如结核、白喉、百日咳、破伤风、麻疹、脊髓灰质炎等疫苗的广泛使用，大大地降低了这些病的发病率。随着免疫学的不断发展、新疫苗的不断问世，免疫预防范围将进一步扩大，人类患感染性疾病的机会逐步减少，甚至许多感染性病原体将被消灭。

项目小结

免疫是机体识别和排除抗原性异物，维持自身的生理平衡和稳定的功能。

- 免疫功能
  - 免疫防御
  - 免疫监视
  - 免疫稳定
- 免疫分类
  - 固有性免疫
  - 适应性免疫
    - 细胞免疫
    - 体液免疫

（曹　娟）

思考与练习

一、单项选择题

1．机体识别和清除病原生物及其他抗原性异物的能力称为　（　　）

A．免疫耐受　　B．免疫稳定

C．免疫防御　　D．免疫监视

E．免疫抑制

2．免疫稳定功能异常可出现　（　　）

A．超敏反应　　B．自身免疫性疾病

C．发生肿瘤　　D．免疫缺陷病

E．反复感染

3．免疫监视功能低下时可出现　（　　）

A．超敏反应　　B．自身免疫性疾病

C．易发生肿瘤　　D．免疫缺陷病

E．抗感染

4．下列不属于固有性免疫特点的是 （ ）

A．先天获得
B．能遗传
C．对抗原物质无针对性
D．具有种属差异性
E．再次接触相同抗原免疫力会增强

5．免疫防御功能正常表现为 （ ）

A．超敏反应
B．自身免疫性疾病
C．抗肿瘤
D．免疫缺陷病
E．抗感染

6．下列关于免疫概念的叙述正确的是 （ ）

A．机体免疫系统识别和清除衰老、死亡或损伤细胞的功能
B．机体识别和清除病原生物的能力
C．机体免疫系统识别、清除体内突变细胞的功能
D．机体识别和排除抗原性异物的功能
E．机体抗感染的过程

7．有关免疫的功能正确的是 （ ）

A．抵御病原生物的感染
B．清除衰老细胞
C．清除损伤的细胞
D．清除突变的细胞
E．以上都是

二、名词解释

1．免疫。

2．适应性免疫。

三、问答题

比较免疫功能的正常与异常表现。

项目三 病原生物的生物学特性

任务一 细菌的生物学特性

知识目标

1. 掌握细菌的基本结构和特殊结构及其意义、细菌生长繁殖的条件、速度、规律和生长现象。

2. 理解细菌的形态、大小、代谢产物和细菌的变异现象及其意义。

3. 了解细菌的人工培养、细菌变异的物质基础及变异机制。

细菌是原核细胞型微生物中种类、数量最多的一类微生物，在一定环境下，有相对稳定的形态和结构。学习细菌的形态和结构，对研究细菌的致病性、免疫性，以及鉴别细菌、消毒灭菌、细菌感染性疾病的诊断和防治等具有重要意义。

一、细菌的大小和形态

（一）细菌的大小

细菌个体微小，肉眼不能直接观察到，需用光学显微镜油镜放大百倍至上千倍才能看到，通常以微米（μm）作为测量单位。不同种类的细菌大小不一，同种细菌随菌龄和环境的变化也有所差异。细菌大小一般为0.5 ~ 8 μm。

（二）细菌的形态

细菌的基本形态有球形、杆形和螺形，根据基本形态可将细菌分为球菌、杆菌和螺形菌三大类，如图3-1所示。

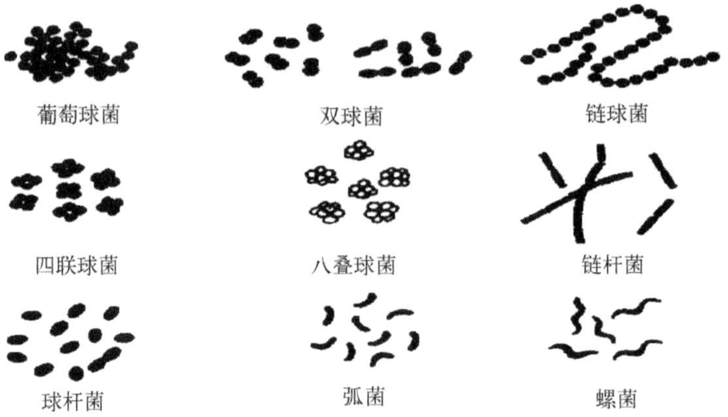

图3-1　细菌的形态与排列

1. 球菌。球菌菌体呈球形或近似球形。按细菌繁殖时细菌细胞分裂平面和分裂后排列方式的不同，可分为以下三类。

（1）双球菌：细菌在一个平面上分裂，分裂后两个菌体成双排列，如脑膜炎奈瑟菌、肺炎链球菌。

（2）链球菌：细菌在一个平面上分裂，分裂后多个菌体相连排列成链状，如溶血性链球菌。

（3）葡萄球菌：细菌在多个不规则的平面上分裂，分裂后菌体无规则地堆积呈葡萄状，如金黄色葡萄球菌。

此外，除上述典型的排列方式外，有时还可看到分散的单个菌体存在。

2. 杆菌。杆菌菌体呈杆形，不同杆菌，其大小、粗细、长短、随种而异，多数呈直杆状，也有的菌体微弯。菌体两端大多呈钝圆形，少数两端平齐，如炭疽芽孢杆菌；有的末端膨大呈棒状，称为棒状杆菌；有的菌体短小似椭圆形，称为球杆菌；有的呈分枝状，称为分枝杆菌；有的末端呈分叉状，称为双歧杆菌；少数杆菌呈链状排列，称为链杆菌。

3. 螺形菌。螺形菌菌体弯曲，可分为以下两类。

（1）弧菌：菌体只有一个弯曲，呈弧形或逗点状，如霍乱弧菌。

（2）螺菌：菌体有数个弯曲，如鼠咬热螺菌。有的菌体细长弯曲呈弧形或螺旋形，称为螺杆菌，如幽门螺旋杆菌。

二、细菌的结构

细菌的结构分为基本结构和特殊结构，如图3-2所示。

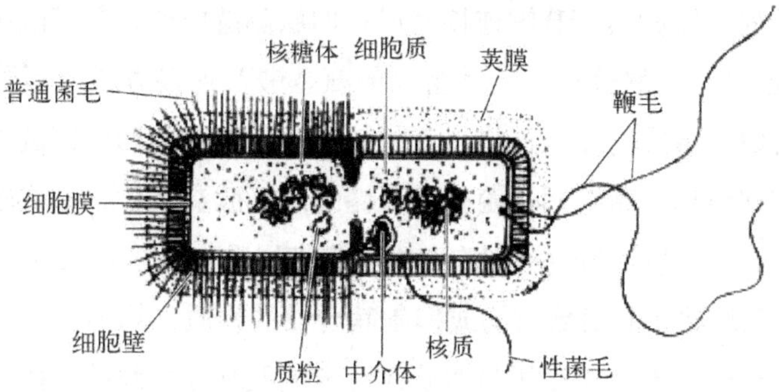

图3-2 细菌的结构

（一）细菌的基本结构

细菌的基本结构是指所有细菌细胞共同具有的结构，它们是维持细菌生命活动所必需的。基本结构由外到内依次为细胞壁、细胞膜、细胞质、核质。

1. 细胞壁。细胞壁是包绕在细菌细胞最外层的一种无色透明、坚韧而富有弹性的膜状结构。

（1）细胞壁的功能：①维持细菌的固有外形，保护细菌抵抗低渗环境，起到屏障作用。②物质交换作用：细胞壁上有许多微孔，参与菌体内外的物质交换。③具有免疫原性：细胞壁上存在有多种抗原决定簇，决定菌体的抗原性。④与致病性有关：革兰阴性菌细胞壁上的脂多糖具有内毒素作用，革兰阳性菌的膜磷壁酸能黏附宿主细胞。

（2）细胞壁的结构与化学组成：细胞壁的化学组成复杂且随不同细菌而异。用革兰染色法可将细菌分为两大类，即革兰阳性菌（G^+菌）和革兰阴性菌（G^-菌）。两类细菌细胞壁的结构和化学组成有明显的差异，如表3-1所示。

表3-1 G^+菌和G^-菌的细胞壁比较

细胞壁	G^+菌	G^-菌
强度	坚韧而致密	较为疏松
肽聚糖层数	可达50层	15层
肽聚糖含量	占细胞壁干重50%～80%	占细胞壁干重10%～20%
磷壁酸	有	无
外膜	无	有

①肽聚糖：又称黏肽，是细胞壁的基本成分，为革兰阳性菌和阴性菌所共有。革兰阳性菌肽聚糖由聚糖骨架、四肽侧链、五肽交联桥组成，聚糖骨架由N-乙酰葡萄糖胺和N-

乙酰胞壁酸交替排列，经β1,4糖苷键连接而成；四肽侧链由四种氨基酸组成的短肽，连接在聚糖骨架的N-乙酰胞壁酸分子上，其组成的氨基酸及连接方式随不同的细菌而异；五肽交联桥由五个甘氨酸组成的短肽，将位于相邻聚糖骨架上的四肽侧链连接起来，组成肽聚糖的三维立体网状结构。革兰阴性菌的肽聚糖缺乏五肽交联桥，形成较为疏松的二维网状结构，如图3-3所示。革兰阳性菌细胞壁中肽聚糖层数多，多达15～50层，占细胞壁干重的50%～80%。凡能破坏肽聚糖结构或抑制其合成的物质，均能损伤细胞壁而使细菌变形或裂解。青霉素能干扰五肽交联桥与四肽侧链末端氨基酸之间的连接，使细胞不能合成完整的细胞壁。溶菌酶能破坏肽聚糖中N-乙酰胞壁酸和N-乙酰葡萄胺之间的β1,4糖苷键，破坏聚糖骨架，引起细菌裂解。故青霉素和溶菌酶对革兰阳性菌有杀菌作用。

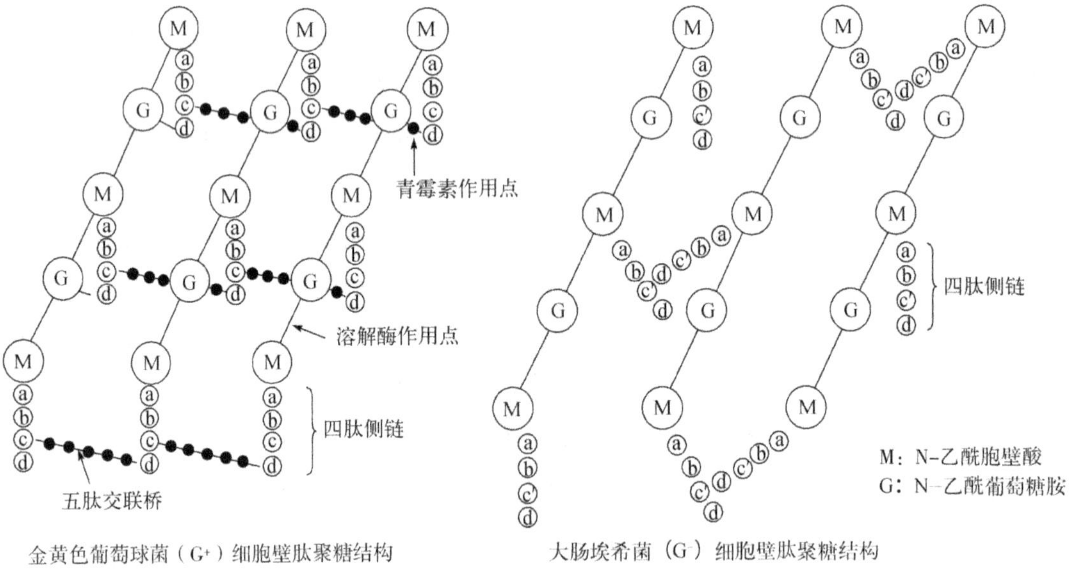

图3-3 细菌细胞壁肽聚糖结构模式

②磷壁酸：革兰阳性菌细胞壁的特有成分，按其结合部位分为壁磷壁酸和膜磷壁酸。磷壁酸是革兰阳性菌的重要表面抗原，膜磷壁酸能黏附在人体细胞表面，与细菌的致病性有关。

③外膜：革兰阴性菌细胞壁的特有成分，革兰阴性菌细胞壁较薄，但结构复杂，在肽聚糖层外还有较厚的外膜结构。外膜是革兰阴性菌细胞壁的主要结构，占细胞壁干重的80%，由内向外依次为脂蛋白、脂质双层和脂多糖（LPS）三层组成，如图3-4所示。脂多糖为革兰阴性菌的内毒素，由O特异性多糖和核心多糖类脂体A两部分组成。

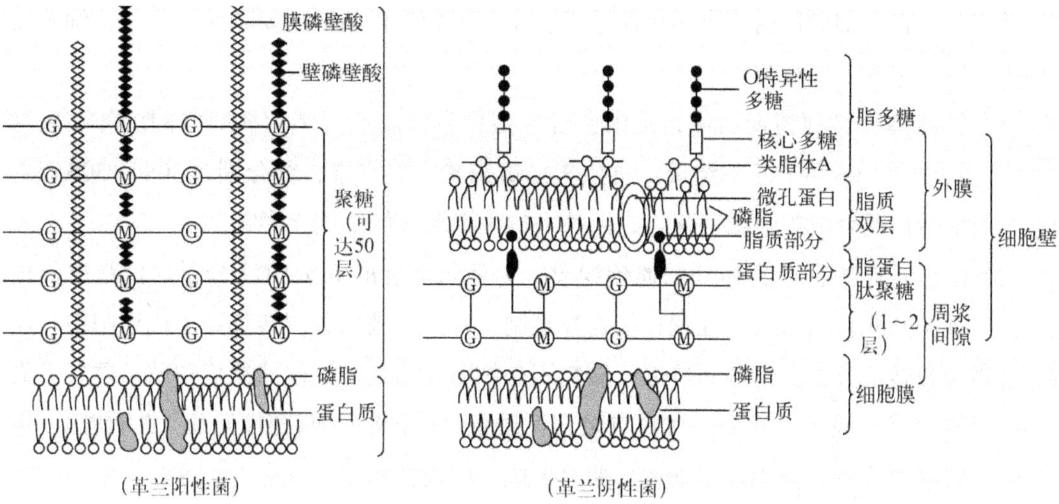

图3-4 细菌细胞壁结构模式

（3）临床意义：革兰阳性菌和革兰阴性菌的细胞壁结构不同，导致两类细菌在染色性、免疫原性、致病性以及对药物的敏感性等方面均有很大差异。如革兰阳性菌肽聚糖含量高，故对青霉素、溶菌酶敏感；革兰阴性菌肽聚糖含量少，且有外膜保护，故对青霉素、溶菌酶不敏感。革兰阴性菌细胞壁中脂多糖为细菌内毒素成分，故与革兰阴性菌致病有关。

知识链接

细胞壁缺陷型细菌（L型细菌）

在临床上细菌细胞壁的肽聚糖结构受到理化或生物因素的直接破坏或合成抑制，这种细胞壁受损的细菌在高渗环境中仍然能存活，称为细胞壁缺陷型细菌。由于该菌首先由英国的Lister研究院发现，故称为细菌L型。细菌L型呈高度多型性，常规培养细菌检查阴性，具有致病作用，在临床上常引起慢性和反复发作的感染，如尿路感染、心内膜炎、骨髓炎等。

2. 细胞膜。细胞膜是位于细胞壁内侧紧包在细胞质外的一层柔软致密、富有弹性的半透性生物膜，占细菌干重的10%～30%，主要化学成分为脂类、蛋白质及少量多糖。细胞膜的主要功能有：①参与细胞内外物质交换；②参与细菌的呼吸；③生物合成作用；④形成中介体。

3. 细胞质。细胞质是由细胞膜包裹的透明胶状物，基本成分是水、无机盐、蛋白质、脂类、核酸及少量的糖。细胞质中核酸（主要为RNA）含量很高，具有较强的嗜碱性，易被碱性染料着色。细胞质内含有多种酶系统，是细菌新陈代谢的主要场所。此外，细胞质中还含有以下多种重要结构。

（1）核糖体：又称核蛋白体，是细菌合成蛋白质的场所。细菌核糖体的沉降系数为70S，它由50S和30S两个亚基组成。抗生素如链霉素、红霉素，能分别与30S和50S亚基结合，干扰蛋白质合成导致细菌死亡，而该类抗生素对人体细胞无影响。

（2）质粒：是细菌染色体外的遗传物质，为环状闭合的双股DNA分子。携带遗传信息，控制细菌某些特定的遗传性状；能自我复制，并随细菌的分裂转移到子代细胞中；还可通过接合或转导方式在细菌间传递；质粒不是细菌生命活动必需的遗传物质，质粒丢失后细菌仍然存活。医学上重要的质粒有致育性质粒（F质粒）、耐药性质粒（R质粒）、毒力质粒（Vi质粒）等，分别决定细菌性菌毛生成、耐药性形成、毒力构成等。

（3）胞质颗粒：细胞质中含有多种颗粒，多数为细菌暂时贮存的营养物质，包括多糖、脂类、多磷酸盐等。嗜碱性强，用特殊染色法显示与菌体不同的颜色，故称异染颗粒。如白喉杆菌的异染颗粒对细菌鉴定有一定的意义。

4\. 核质。核质是由单一闭合环状DNA分子反复回旋卷曲盘绕成的松散网状结构物，多位于菌体的中央，无核膜和核仁，是原核细胞内无定形的原始核，故称为核质或拟核。核质具有细胞核的功能，是细菌生长繁殖、遗传变异的物质基础。

（二）细菌的特殊结构

细菌的特殊结构是指某些细菌细胞在一定情况下才具有的结构，包括荚膜、鞭毛、菌毛和芽孢。

1\. 荚膜。荚膜是某些细菌由菌体内分泌到菌体外的一层较厚的黏液性物质，厚度>0.2 μm，称为荚膜；若厚度小于<0.2 μm，则称为微荚膜。用一般染色法荚膜不易着色，在普通显微镜下只能看到菌体周围有一层透明圈，如图3-5所示，用特殊的荚膜染色法可将荚膜染成与菌体不同的颜色。多数细菌的荚膜化学成分为多糖，如肺炎链球菌；少数为多肽，如炭疽芽孢杆菌。

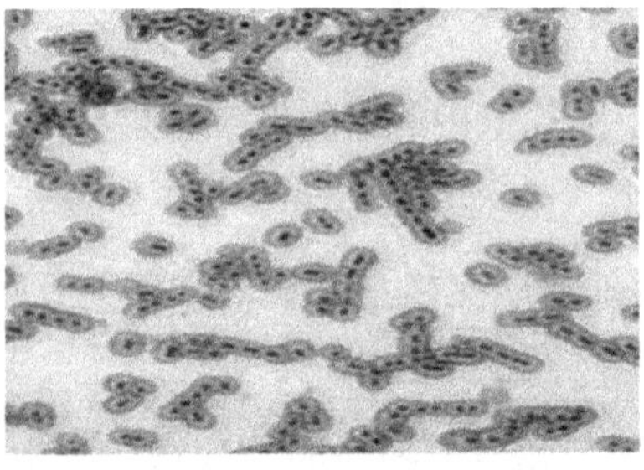

图3-5 细菌的荚膜

荚膜的临床意义：①荚膜具有免疫原性，可作为细菌鉴别和分型的依据；②荚膜具有抗吞噬作用；③荚膜有抗溶菌酶、补体、抗体及抗菌药物等有害物质的损害作用；④荚膜具有黏附作用，是引起感染的重要因素；⑤荚膜具有抗干燥作用：荚膜中潴留着大量水分，可保护细菌免受干燥，在不良环境中维持菌体的代谢。

2. 鞭毛。鞭毛是某些细菌菌体上附着的细长呈波状弯曲的丝状物，经特殊的鞭毛染色后普通光学显微镜下可见。按鞭毛的数目和部位，可将有鞭毛的细菌分成四类（图3-6）：①单毛菌：只有一根鞭毛，位于菌体一端，如霍乱弧菌。②双毛菌：菌体两端各有一根鞭毛，如空肠弯曲菌。③丛毛菌：菌体一端或两端有一丛鞭毛，如铜绿假单胞菌；④周毛菌：菌体周身遍布许多鞭毛，如伤寒沙门菌。

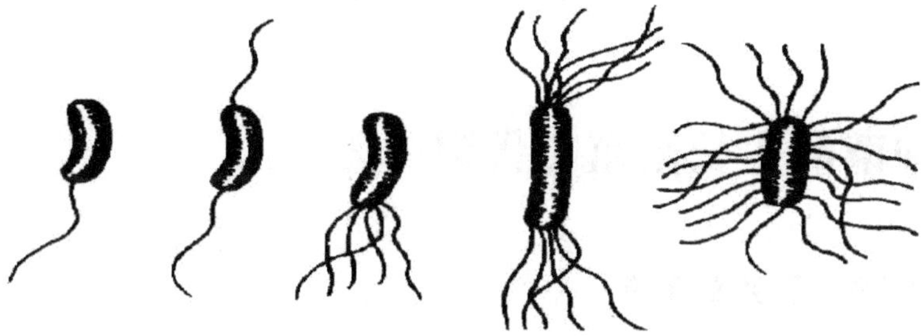

图3-6 细菌鞭毛类型示意图

鞭毛的临床意义：①鞭毛是细菌的运动器官，有鞭毛的细菌能运动；②鞭毛的化学成分主要是蛋白质，具有免疫原性，通常称为H抗原；③有些细菌的鞭毛与致病性有关，如霍乱弧菌借鞭毛的运动穿透小肠黏膜表面的黏液层，使菌体黏附于肠黏膜上皮细胞而导致病变；④鞭毛对细菌的鉴别、分型具有一定意义。

3. 菌毛。菌毛主要存在于许多革兰阴性菌和少数革兰阳性菌菌体表面的比鞭毛细短而直、数目多的丝状物，只能在电镜下观察到。菌毛按其功能可分为：①普通菌毛：是细菌的黏附器官，细菌借此可黏附于呼吸道、消化道、泌尿生殖道黏膜上皮细胞表面，进而侵入黏膜，故普通菌毛与细菌的致病性有关。②性菌毛：数量少，只有1～4根，比普通菌毛长而粗，呈中空管状，仅见于少数革兰阴性菌。通常把有性菌毛的细菌称为雄性菌（F^+菌），无性菌毛的细菌称为雌性菌（F^-菌），性菌毛能将F^+菌的某些遗传物质转移给F^-菌，使F^-菌获得F^+菌的某些性状，如细菌的耐药性、毒力等性状。

4. 芽孢。芽孢是某些细菌（主要是革兰阳性菌）在一定环境条件下，细胞质脱水浓缩后菌体内形成的一个圆形或椭圆形、折光性强的小体。芽孢壁厚，不易着色，经特殊染色后在光学显微镜下才能观察到。芽孢无繁殖能力，是细菌抵抗不良环境的休眠状态。当环境条件适宜时，芽孢可发育成新的菌体，一个细菌只能形成一个芽孢，一个芽孢发芽后只能形成一个菌体。

芽孢形成的临床意义：①鉴别细菌：芽孢的大小、形状和在菌体中的位置随菌种而异，如图3-7所示，可用以鉴别细菌。②灭菌指标：由于芽孢对高温、干燥、化学消毒剂和辐射等理化因素具有很强的抵抗力，故医疗器械、敷料、培养液等进行灭菌时，应以杀灭芽孢为标准。

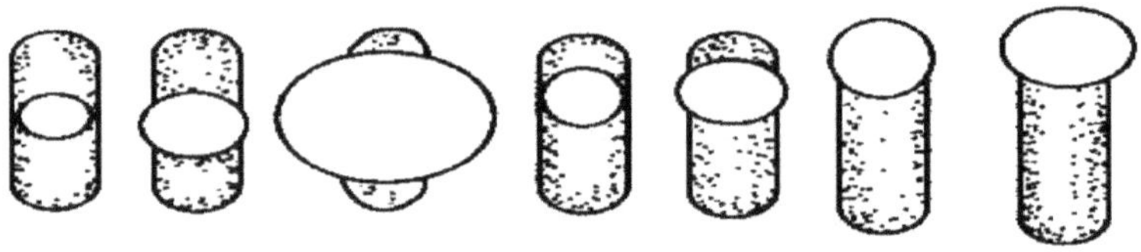

图3-7　细菌芽孢形态模式

三、细菌的生长繁殖与代谢

（一）细菌生长繁殖的条件

细菌的生长繁殖，需要提供合适的环境条件，不同种类的细菌，生长繁殖的条件不完全相同，但其基本条件包括以下几个方面。

1. 营养物质。营养物质是构成菌体成分的原料，也是细菌生命活动所需能量的来源。一般细菌所需营养物质有水、无机盐类、含碳化合物、含氮化合物及少数细菌所需要的生长因子等。

2. 酸碱度。细菌生长繁殖需要合适的酸碱度，大多数病原菌最适宜pH为7.2～7.6，个别细菌如霍乱弧菌在pH为8.4～9.2的碱性条件下生长最好，结核分枝杆菌最适宜pH为6.5～6.8。

3. 温度。各类细菌对温度的要求不同，大多数病原菌生长最适宜温度为37 ℃，与人体正常体温相同。少数如耶尔森菌的最适宜生长温度为28 ℃，空肠弯曲菌则为42 ℃。

4. 气体环境。细菌生长繁殖需要的气体主要是氧和二氧化碳。根据细菌对氧的需要情况，可将细菌分为四类：①专性需氧菌：具有完善的呼吸酶系统，需要分子氧作为受氢体来完成需氧呼吸，在无氧的环境中不能生长，如结核分枝杆菌。②专性厌氧菌：该类细菌缺乏完善的呼吸酶系统，利用氧以外的其他物质作为受氢体，只能在无氧状态下才能生长，如破伤风芽孢梭菌。③兼性厌氧菌：在有氧或无氧环境中均能生长，但在有氧时生长较好，大多数病原菌属此类，如葡萄球菌。④微需氧菌：在低氧压（5%～6%）生长最好，氧压大于10%，对其有抑制作用，如空肠弯曲菌、幽门螺杆菌。一般细菌在代谢过程中自身产生的二氧化碳即可满足需要。某些细菌如脑膜炎奈瑟菌、淋病奈瑟菌在初次分离培养时，必须供给5%～10%的二氧化碳才能生长。

（二）细菌生长繁殖的方式、速度及规律

1. 细菌的繁殖方式与速度。细菌以二分裂方式进行无性繁殖。在适宜条件下，细菌繁殖的速度很快。大多数细菌20～30 min繁殖一代，少数细菌繁殖速度较慢，如结核分枝杆菌需18～20 h繁殖一代。

2. 细菌生长繁殖的规律——生长曲线。在某一环境中，由于营养物质的逐渐消耗，毒性代谢产物的逐渐积累，以及酸碱度的改变，细菌繁殖速度会减慢，死亡细菌数量逐渐增加。将一定量的细菌接种于适宜的液体培养液中，在适宜温度条件下培养，细菌的生长过程具有一定规律性。以培养细菌的时间为横坐标，以细菌数目的对数为纵坐标，可描绘出一条细菌繁殖规律曲线，称为生长曲线，如图3-8所示。生长曲线分为四个时期：

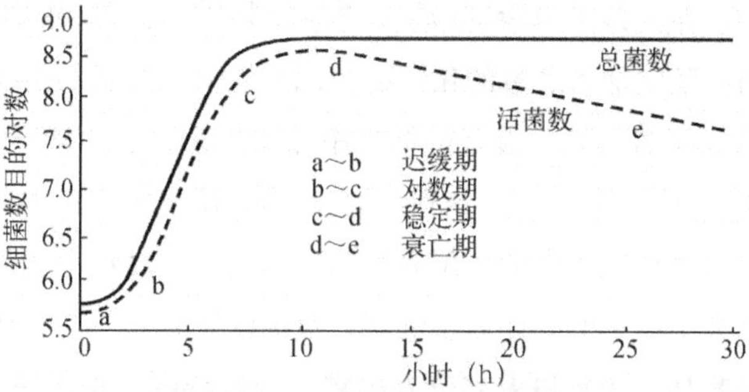

图3-8 细菌生长曲线

（1）迟缓期：为细菌进入新环境的1～4 h。此期细菌体积增大，代谢活跃，但不分裂，主要是合成各种酶、辅酶和代谢产物，为以后增殖准备必要的条件。

（2）对数期：细菌培养至8～18 h，活菌数以几何级数增长，在曲线图上，活菌数直线上升至顶峰。此期细菌的大小形态、染色性、生理特性等都较典型，对抗生素等外界环境的作用也较为敏感。研究细菌的性状及药物敏感实验时应选用此期细菌。

（3）稳定期：由于培养液中营养物质的消耗，毒性代谢产物积聚，pH改变，使细菌的繁殖速度渐趋减慢，死亡数逐步上升。此时，细菌繁殖数与死亡数趋于平衡，活菌数保持稳定。此期细菌形态和生理特性常发生变异，一些细菌的外毒素、抗生素、芽孢多在此期形成。

（4）衰亡期：细菌繁殖速度减慢或停止，死菌数超过活菌数。此期细菌形态显著改变，出现畸形或衰退型等多种形态，有的菌体自溶，难以辨认，代谢活动停滞。

（三）细菌的人工培养

掌握细菌的生长繁殖及新陈代谢的规律，可用人工的方法提供细菌所需的条件，进行细菌的人工培养，以获得大量的菌体及其代谢产物，满足细菌学的研究、感染性疾病的病原学诊断、流行病学调查、制备疫苗等需要。

1. 培养基。用人工的方式配制细菌及其他微生物生长繁殖所需的混合营养物制品，称为培养基。细菌培养基的pH一般为7.2～7.6，少数细菌按生长要求需调整pH偏酸或偏碱。培养基制备好需灭菌处理。

（1）按培养基的物理状态分类：可分为液体、半固体及固体三种培养基。液体培养基要求澄清透明，固体及半固体培养基则需添加一定量的赋形剂使其凝固。

（2）按培养基的性质和用途分类：①基础培养基：含有细菌生长所需要的基本成分，用于普通细菌的培养，同时也是配制其他培养基的基础，如牛肉浸膏培养基。②营养培养基：也称增菌培养基，是在基础培养基中添加一些特殊的营养物质，以满足营养要求较高或有特殊要求的细菌培养，如血琼脂培养基。③选择培养基：是利用不同细菌对化学物质的敏感性不同，在培养基中加入适量的化学物质或抗生素，抑制某些细菌的生长，而有利于目的菌的生长，从而将目的菌从混杂的标本中分离出来，这种培养基称为选择培养基，如培养肠道致病菌的SS琼脂平板。④鉴别培养基：利用不同细菌对糖及蛋白质分解能力不同的原理，在培养基中加入特定的作用底物和指示剂，通过观察细菌生长后对底物的作用情况，以达到鉴别细菌的目的，如糖发酵管、双糖铁培养基。⑤特殊培养基：主要包括厌氧培养基和L型培养基，厌氧培养基营养丰富，含有特殊生长因子，氧化还原电势低，专门用于厌氧菌的分离培养与鉴定，如疱肉培养基、硫乙醇酸盐培养基；L型培养基通常是高渗低琼脂含血清的培养基，内含30～50 g/L NaCl或100～200 g/L蔗糖，同时含10%～20%（v/v）人或马血清，主要用于分离培养缺乏细胞壁的细菌L型。

2. 细菌在培养基中的生长现象

（1）液体培养基中的生长现象：大多数兼性厌氧性细菌在液体培养基中生长繁殖后呈均匀混浊，少数链状细菌呈沉淀生长，专性需氧细菌可浮于液体表面呈菌膜生长。

（2）固体培养基中的生长现象：将标本或培养物画线接种于固体培养基表面，因画线的分散作用，许多原混杂的细菌在固体培养基表面散开，一般18～24 h培养后，单个细菌繁殖成肉眼可见的细菌集团，称为菌落。多个菌落融合成片称为菌苔。各种细菌在培养基上形成的菌落，其大小、形态、颜色、气味、透明度、表面光滑或粗糙、湿润或干燥、边缘整齐与否，以及在血琼脂平板上的溶血情况等均有不同的表现，这些有助于鉴定细菌。

（3）半固体培养基中的生长现象：半固体培养基质地软，黏度低，有鞭毛的细菌能在其中自由运动，沿穿刺线呈羽毛状或云雾状浑浊生长，无鞭毛的细菌只能沿穿刺线呈线状生长。借此可鉴别细菌有无鞭毛。

3. 人工培养细菌的用途及意义

（1）在医学中的应用：取患者的标本进行细菌的分离培养，从标本中分离出病原菌并进行鉴定，是细菌性疾病诊断最可靠的依据；对分离出的病原菌做药物敏感实验，选择敏感的药物，指导临床治疗用药；将分离培养出来的纯种细菌，制成诊断菌液、疫苗、类毒素等以供传染病的诊断和预防。将制备的疫苗或类毒素注入动物体内，获得免疫血清或抗毒素，用于传染病紧急预防和治疗；研究细菌的生物学性状、遗传变异、致病性、免疫性和耐药性等，均需人工培养细菌才能实现。

（2）在工农业生产中的应用：细菌在培养过程中会产生多种代谢产物，将其提纯、精制处理，可制成维生素、抗生素、酒、酱油、味精等产品；用细菌的培养物生产酶制剂，进行石油脱蜡、废水和垃圾处理，制造菌肥和农药等。

（3）在基因工程中的应用：基因工程是将外源性基因的重组DNA转化给受体菌，使其在菌体内获得表达，从而获得大量的基因表达产物。细菌因易培养、操作方便、繁殖快，故常作为基因受体菌。目前应用基因工程技术制备干扰素、乙肝疫苗、胰岛素等均获得成功。

（四）细菌的代谢产物及意义

细菌分解代谢与合成代谢均可生成多种代谢产物，根据其医学上的意义，可分为以下几种。

1. 与致病有关代谢产物

（1）毒素和侵袭性酶：毒素是病原菌在代谢过程中合成的对机体有毒害作用的物质，侵袭性酶类是某些病原菌产生的损伤机体组织，促使细菌侵袭和扩散的致病性物质，如金黄色葡萄球菌产生的血浆凝固酶、化脓性链球菌产生的透明质酸酶等。

（2）热原质：又称致热原，是细菌合成的一种注入人或动物体内能引起发热反应的物质。热原质即革兰阴性菌细胞壁中的脂多糖。热原质耐高温，高压蒸汽灭菌（121.3 ℃，20 min）不被破坏，250 ℃高温干烤才能被破坏。液体中的热原质需用离子交换剂和特殊石棉滤板除去，蒸馏法效果更好。大多数革兰阴性菌都能产生热原质，因此在临床实践中，制备和使用生物制品、注射液、抗生素等过程中应严格无菌操作，防止细菌污染。

2. 与治疗有关的代谢产物

（1）抗生素：某些放线菌、真菌、细菌在代谢过程中产生的一类能抑制或杀死其他微生物和肿瘤细胞的物质称为抗生素，如真菌产生的青霉素、放线菌产生的链霉素、细菌产生的杆菌肽。抗生素可用于细菌感染性疾病与肿瘤的治疗。

（2）维生素：细菌合成某些维生素除供自身需要外，还能分泌到周围环境中。如人体肠道内的大肠埃希菌能合成维生素B、维生素K等，供人体吸收利用。

3. 与鉴别细菌有关的代谢产物。

（1）色素：细菌可产生不同色素，分为水溶性色素和脂溶性色素。对细菌鉴别有一定意义。如金黄色葡萄球菌产生的脂溶性金黄色素使菌落呈金黄色，铜绿假单胞菌产生的水溶性绿色色素使培养液、脓汁呈绿色。

（2）细菌素：是某些细菌产生的仅对近缘菌株有抗菌作用的蛋白质。由于细菌素的抗菌作用范围窄且具有型特异性，无治疗应用价值，多用于细菌的分型鉴定和流行病学调查。

（3）糖及蛋白质的分解产物：不同细菌所含酶类不同，分解糖及蛋白质的产物也不同，利用各种生化反应来检测细菌对糖与蛋白质的分解产物，可以鉴别细菌种类。

四、细菌的遗传与变异

细菌与其他生物一样，可以遗传和变异。遗传是指子代与亲代之间生物性状的相似性，变异是指子代与亲代之间生物性状的差异性。遗传使细菌性状保持其相对的稳定性，以维持种属的繁衍；而变异不断使细菌产生变种或新种，有利于细菌的生存和进化。细菌的变异分为遗传性变异和非遗传性变异。前者是细菌的基因组发生改变，又称基因型变异，变异的性状能稳定传给子代，且不可逆转；后者是细菌在一定的环境条件影响下引起的变异，因基因组未改变，又称表型变异，不能传给子代，常因环境中影响因素去除，变异性状又可逆复原。

（一）细菌常见的变异现象

1. 形态与结构变异。①形态变异：细菌的形态极易受外界环境因素影响，如鼠疫耶尔森菌在含有30～60 g/L的NaCl培养液中，可由卵圆形短杆菌变成哑铃形、球形、球拍形等多种形态。②结构变异：细菌的细胞壁在理化或生物因素的直接破坏或细胞壁肽聚糖合成受抑制，可形成细胞壁缺陷细菌，称为L型细菌。细菌的某些特殊结构，如荚膜、芽孢、鞭毛等也可发生变异。从患者体内分离的肺炎链球菌具有肥厚的荚膜，致病性强，经实验室培养传代后荚膜逐渐消失，致病性也随之减弱；炭疽芽孢杆菌在42 ℃经10～20 d培养后，可失去形成芽孢的能力，毒力也随之减弱；有鞭毛的变形杆菌在含1 g/L苯酚培养液中生长会失去鞭毛，通常把鞭毛从有到无的变异称为HO变异（H代表细菌的鞭毛，O代表失去鞭毛的细菌）。

2. 菌落变异。细菌的菌落也可发生变异。通常从人体内新分离的细菌菌落多为光滑型（S型），菌落表面光滑、湿润、边缘整齐。经多次人工培养后菌落可逐渐变异为粗糙型菌落（R型），菌落表面粗糙、干皱，边缘不整。菌落光滑型与粗糙型之间的变异，称为SR变异。发生SR变异时，常伴有生化反应能力、抗原性、毒力等一系列生物学性状改变。一般而言，S型菌落细菌的致病性强，故从标本分离致病菌时应挑取S型菌落做纯培养。但少数细菌例外，如结核分枝杆菌、炭疽芽孢杆菌的R型菌致病性强。

3. 毒力变异。细菌毒力变异表现为毒力减弱或增强。有毒株经长期实验室培养或在培养液中加入少量对其生长不利的化学药品或免疫血清，细菌的毒力可减弱或消失。如Calmette和Guerin将有毒牛型结核分枝杆菌在含胆汁、甘油和马铃薯的培养液中经13年连续传230代后获得毒力减弱而保留免疫原性的变异株，即现在广泛使用的减毒活疫苗——卡介苗（BCG），用于结核病的预防；无毒力的白喉棒状杆菌，当感染了β状杆菌噬菌体后获得产生白喉毒素的能力，变为有毒株，能引起白喉。

4. 耐药性变异。细菌对某种抗菌药物由敏感变为耐药的变异称为耐药性变异。自从抗生素等药物广泛应用以来，耐药菌株逐年增多。如金黄色葡萄球菌耐青霉素菌株，已从1946年的14%上升至目前的90%以上。有些细菌表现为同时对多种抗菌药物耐药，称为多重耐药菌；甚至还有的细菌变异后产生对药物的依赖性，如志贺菌链霉素依赖株，该菌离开链霉素则不能生长。细菌耐药性变异给临床治疗带来很多麻烦，为减少耐药菌株的出现，用药前应尽量做药物敏感试验，并根据药敏实验结果选择用药。

（二）细菌遗传变异的物质基础

细菌的遗传物质是DNA，DNA分子是基因的载体，携带细菌各种遗传信息。决定细菌遗传性状的物质包括细菌的染色体、质粒、转位因子等。

1. 染色体。染色体是细菌生命活动所必需的遗传物质，存在于核质中，为环状闭合双股DNA，不含组蛋白，无核膜包裹。DNA的复制按碱基配对原则进行，复制过程中子代DNA碱基若发生变化，则可能使子代发生变异而出现新性状。

2. 质粒。质粒是细菌染色体外的遗传物质，存在于细胞质中，为环状闭合双股DNA。

（1）细菌的质粒具有以下基本特性：①具有自我复制能力：质粒可独立于细菌的染色体外自我复制，并随细菌的分裂传入子代细菌。②赋予细菌特殊性状：质粒基因编码的产物赋予细菌某些特殊性状，如耐药性、致育性、致病性等。③质粒不是细菌生命存在所必需的：可自行丢失或消除，细菌质粒丢失后即失去其控制的生物学性状，但细菌仍然存活。④质粒可转移：质粒可通过转化、接合、转导的方式在细菌间转移。⑤质粒具有相容性和不相容性：相容性质粒是指两种不同的质粒可同时共存于同一细菌细胞内，不相容性质粒是指两种结构相似、密切相关的质粒不能稳定地共存于同一细菌细胞内的现象。

（2）医学上重要的质粒：F质粒、R质粒、Col质粒、Vi质粒，分别编码细菌的性菌毛、耐药性、大肠菌素及毒力因子产生。

3. 转位因子。转位因子是存在于细菌染色体或质粒DNA分子上的，能从一个基因组转移到另一个基因组中的独特核苷酸序列片段。它通过在DNA分子位置的移动改变细菌的遗传性状，与细菌的变异有密切的关系。转位因子主要有三类：插入序列、转座子、转座噬菌体。

知识链接

噬菌体

噬菌体是寄生于细菌、真菌、放线菌、螺旋体等微生物的病毒。因其能引起宿主菌的裂解，故称为噬菌体。它具有一定的形态结构和严格的宿主特异性，通常需要在易感的活细胞内增殖。有的噬菌体感染宿主菌后，导致宿主菌裂解，称为毒性噬菌体；有的噬菌体感染宿主菌后，并不直接增殖，而是将其基因整合到宿主菌的染色体中，随宿主菌染色体的复制而复制，并随宿主菌的分裂传给后代，这种噬菌体称为温和噬菌体。温和噬菌体可赋予宿主菌某些生物学性状，其遗传物质可在感染的宿主菌之间及宿主菌与噬菌体之间传递。温和噬菌体在基因工程技术中常作为基因的载体。

（三）细菌变异的机制

1. 基因突变。突变是细菌基因结构发生突然而稳定的改变，导致细菌性状的改变。突变有两种类型，即小突变和大突变。小突变又称为点突变，是由于细菌DNA上个别碱基的置换、插入或丢失而引起；大突变又称染色体畸变，是由于大段的DNA发生易位、缺失、重复等变化，此种突变常导致细菌死亡。突变可自然发生也可人工诱导产生。细菌自发突变率为$10^{-9}\sim10^{-6}$，用高温、紫外线、X射线、烷化剂、亚硝酸盐等理化因素去诱导细菌突变，可使诱导突变率提高10～1 000倍。

2. 基因转移与重组。细菌从外源取得DNA，并与自身染色体DNA进行重组，引起细菌原有基因组的改变，导致细菌遗传性状的改变，称为基因的转移与重组。在基因转移中，提供DNA的细菌称为供体菌，接受DNA的细菌称为受体菌。基因转移与重组的方式有转化、转导、接合和溶原性转换等。

（1）转化：受体菌直接摄取供体菌游离的DNA片段，并与自身DNA进行整合重组，使受体菌的性状发生变异的过程称为转化。如Ⅱ型无荚膜、无毒力的肺炎双球菌摄取Ⅲ型有荚膜、有毒力的肺炎双球菌DNA后，即转化为Ⅲ型有荚膜、有毒力的肺炎链球菌。

（2）转导：以温和噬菌体为载体，将供体菌的一段DNA转移到受体菌内，使受体菌获得新的遗传性状称为转导。

（3）接合：供体菌通过性菌毛将其质粒转移给受体菌，使受体菌获得新的遗传性状称为接合，常见的有F质粒的接合和R质粒的接合。

（4）溶原性转换：当温和噬菌体感染细菌时，噬菌体DNA整合到宿主菌染色体上，使宿主菌获得新的遗传性状称为溶原性转换。例如，不产毒的白喉杆菌一旦感染了β棒状噬菌体，就变成了产毒株。

（四）细菌变异的实际意义

1. 在细菌性疾病诊断中的应用。细菌的变异可发生在形态结构、生化反应、抗原性和毒力等方面，造成性状不典型，常给细菌鉴定工作带来困难，故掌握细菌变异的规律，对细菌感染的患者做出正确的诊断尤为重要。

2. 在细菌感染性疾病治疗中的应用。由于抗生素的广泛使用，临床分离的细菌中耐药菌株日益增多，给疾病的抗感染治疗带来很大的困难。为了提高抗菌药物的疗效，在治疗前应从患者体内分离致病菌，并做细菌的药物敏感性实验，根据实验结果选用敏感药物。

3. 在细菌性疾病预防中的应用。人类将毒力减弱而保持抗原性的细菌制成减毒活疫苗，已成功地用于某些传染病的预防。如目前预防结核病的卡介苗，就是用有毒的结核分枝杆菌的减毒变异株制成的。

4. 在基因工程方面的应用。基因工程是根据遗传变异中细菌基因可转移重组而获得新性状的原理，从供体细胞DNA上切取所需要的目的基因，然后结合到载体（质粒或噬菌体）上，再将此基因转移到受体细菌内，此细菌经表达并扩增就能得到大量的目的基因产物。目前通过基因工程已能大量生产胰岛素、干扰素、生长激素、乙肝疫苗等生物制品。随着医学和生命科学的发展，基因工程技术必将得到更广泛的应用。

任务小结

- 细菌形态
  - 球形
  - 杆形
  - 旋形螺
- 细菌基本结构
  - 细胞壁
  - 细胞膜
  - 细胞质
  - 核质
- 细菌特殊结构
  - 荚膜
  - 鞭毛
  - 菌毛
  - 芽孢
- 细菌代谢产物
  - 治疗作用：抗生素、维生素
  - 致病作用：热原质、毒素和侵袭性酶
  - 鉴别作用：糖及蛋白质的分解产物、细菌素、色素

细菌变异
- 形态与结构
- 菌落
- 毒力
- 耐药

细菌生长繁殖条件
- 营养物质
- 酸碱度
- 温度
- 气体

（曹　娟）

思考与练习

一、单项选择题

1. 细菌的运动器官是　（　　）

A. 细胞壁　B. 荚膜　C. 芽孢　D. 鞭毛　E. 菌毛

2. 内毒素的主要毒性成分是　（　　）

A. 核心多糖　B. 脂多糖　C. 脂质A　D. 特异性多糖　E. 脂蛋白

3. 细菌生长繁殖的基本条件不包括　（　　）

A. 合适的营养物质　B. 适宜的酸碱度

C. 适宜的温度　D. 适宜的气体环境

E. 适宜的光线

4. 临床灭菌的标准是杀灭细菌的　（　　）

A. 核质　B. 荚膜　C. 芽孢　D. 菌毛　E. 鞭毛

5. 革兰阴性菌对青霉素不敏感的原因是　（　　）

A. 细胞壁含肽聚糖少，其外侧还有复杂的外膜层保护　B. 细胞壁含脂多糖多

C. 细胞壁缺乏磷壁酸　D. 细胞壁含脂质A

E. 以上均不是

6. 药敏试验应选哪期的细菌　（　　）

A. 稳定期　B. 对数期

C. 迟缓期　D. 衰退期

E. 以上各期均可

7. 某患者输入青霉素后出现发热反应，所输的液体可能含有　（　　）

A. 侵袭性酶　B. 外毒素

C. 色素　D. 细菌素

E. 热原质

8. BCG是根据细菌的哪种变异获得的　（　　）

A. 形态变异　B. 毒力变异

C.结构变异　　　　D.抗原性变异

E.菌落变异

9．供体菌直接获得受体菌游离的DNA片段而导致遗传性状的改变过程，称为　（　）

A.突变　　B.转化　　C.转导　　D.接合　　E.溶源性转换

二、名词解释

1．荚膜。

2．质粒。

3．接合。

4．转导。

三、问答题

1．简述细胞壁的组成差别及意义。

2．简述细菌的特殊结构及临床意义。

3．简述细菌的代谢产物及意义。

任务二　其他原核细胞型微生物的基本特性

知识目标

1. 掌握其他原核细胞型微生物的主要特性。
2. 了解其他原核细胞型微生物的基本特性。

除细菌、病毒、真菌三大类病原微生物外，还有五类病原微生物，它们都是单细胞的原核细胞型微生物，具备细菌的一些特征：①细胞壁主要成分是肽聚糖；②以二分裂方式繁殖；③含有DNA和RNA两种核酸；④细胞质内含有核蛋白体；⑤对多种抗生素敏感。观察这五种微生物一般不作革兰染色，而是采用其他染色法。

一、螺旋体

螺旋体是一类细长、柔软、弯曲呈螺旋状，运动活泼，介于细菌与原虫之间的原核细胞型微生物。其与细菌类似的：有细胞壁、核质，以二分裂方式繁殖，对抗生素敏感；与原虫相似的：体态柔软、运动活泼。革兰染色大多为阴性但不易着色，常用Fontana镀银染色法染色，用暗视野显微镜观察。螺旋体广泛分布于自然界和动物体内，多数不致病，对人和动物致病的有以下三个属。

1. 疏螺旋体属。疏螺旋体属有3～10个稀疏而不规则螺旋，菌体呈波纹状，对人致病的主要有伯氏疏螺旋体、回归热螺旋体、奋森螺旋体等。

2. 密螺旋体属。密螺旋体属有8～14个细密而规则的螺旋，菌体两端较尖细，对人致病的主要有梅毒螺旋体、雅司螺旋体、品他密螺旋体等。

3. 钩端螺旋体属。钩端螺旋体属螺旋数目比密螺旋体多，螺旋更细密而规则，菌体一端或两端弯曲呈钩状；其中部分可感染人类和动物，引起人类钩端螺旋体病。

二、支原体

支原体是一类无细胞壁、高度多形性，可通过滤菌器，在无生命培养基中生长繁殖的最小的原核细胞型微生物。革兰染色阴性但不易着色，常用吉姆萨染色呈淡紫色。细胞膜含高浓度的胆固醇，对维持细胞膜的完整性具有一定作用。人工培养营养要求高，常用含10%～20%（v/v）血清培养基培养，以提供胆固醇和长链脂肪酸，主要以二分裂方式繁殖，也可见出芽、分枝等方式。生长缓慢，3～4 h才繁殖一代，培养2～3 d后，在固体培养基上形成细小的油煎蛋样菌落。对理化因素的抵抗力较弱，因缺乏细胞壁，对青霉素类抗生素不敏感。

支原体广泛分布于自然界，也存在于人和动物体内，大多对人不致病，对人致病的支原体主要有以下几种。

1. 肺炎支原体。肺炎支原体主要经呼吸道飞沫传播，引起原发性非典型肺炎，症状轻重不一，临床主要表现为发热、头痛、咳嗽、咽喉痛等呼吸道症状，X线检查肺部有明显浸润；有时并发支气管肺炎，个别患者还可引起肺外器官或组织病变，如心血管、神经系统和皮疹症状。

2. 溶脲脲原体。溶脲脲原体主要经性接触传播，引起泌尿生殖道感染；还可通过胎盘感染，引起早产、流产和新生儿呼吸道感染；也可黏附精子表面，造成精子的免疫损伤，导致不育。

3. 人型支原体、生殖器支原体和穿透支原体。人型支原体、生殖器支原体和穿透支原体也主要是通过泌尿生殖道感染，引起非淋菌性尿道炎等。

三、立克次体

立克次体是一类由节肢动物传播，严格活细胞内寄生的原核细胞型微生物。其生物学特性介于细菌与病毒之间，形体微小，具有多形性；革兰染色阴性但不易着色，常用吉姆萨染色后呈紫色，以二分裂繁殖；通常用细胞培养、动物接种、鸡胚卵黄囊接种法进行人工培养。节肢动物既是立克次体的储存宿主，又是传播媒介，多引起自然疫源性疾病。立克次体对高温、常用消毒剂敏感，但对低温、干燥的抵抗力强，对多种抗生素敏感，但磺胺类药物不能抑制立克次体生长，反而会促进其生长繁殖。

立克次体的致病物质主要为内毒素和磷脂A。人类主要经蜱、螨、虱、蚤叮咬或其粪便经伤口等途径侵入机体而感染。

立克次体侵入机体后，直接破坏其所寄生的血管内皮细胞，致使细胞肿胀破损、血管阻塞出现血栓，引发凝血机制障碍、DIC病变。病后机体以细胞免疫为主，特异性预防可接种死疫苗，四环素、氯霉素等对其敏感。

我国致病的立克次体主要有以下几种。

1. 普氏立克次体。普氏立克次体是流行性斑疹伤寒的病原体，患者是唯一的传染源，人虱为传播媒介。

2. 斑疹伤寒立克次体。斑疹伤寒立克次体又名莫氏立克次体，是地方性斑疹伤寒或鼠型斑疹伤寒的病原体。鼠是天然储存宿主，传播媒介是鼠蚤和鼠虱。

3. 恙虫病立克次体。恙虫病立克次体是恙虫病的病原体。恙虫病是一种自然疫源性疾病，啮齿类动物、兔类、鸟类为传染源，恙螨的第二代幼虫为传播媒介。

四、衣原体

衣原体是一类有独特发育周期，严格活细胞内寄生，能通过滤菌器的原核细胞型微生物，呈圆形或椭圆形，革兰染色阴性，常用吉姆萨染色呈紫色或用Macchiavello染色呈红色或蓝色；细胞壁不含肽聚糖，有独特发育周期——原体和始体。原体为球形或梨形，有细胞壁，无繁殖能力，但感染性强，能吸附于易感细胞表面，经吞饮作用进入胞内。始体为大而疏松的网状结构，由原体在宿主细胞内逐渐发育、增大而形成，无细胞壁，无感染性，但有繁殖能力，以二分裂方式繁殖，繁殖而成的子代原体成熟后即从感染细胞中释出，再感染其他易感细胞。

衣原体耐冷不耐热，在-60 ℃以下保藏可保持感染性达5年以上，加热60 ℃ 5 ~ 10 min可杀死衣原体，对多种抗生素敏感。它广泛寄生于人类、哺乳动物、禽类，仅少数致病。

引起人类疾病的衣原体有以下几种。

1. 沙眼衣原体。沙眼衣原体以手、毛巾、脸盆等为媒介，从眼至眼在人群中传播，引起沙眼；也可经性接触手眼或游泳池水间接接触或经产道，引起包涵体结膜炎；还可经性接触引起泌尿生殖道感染和性病淋巴肉芽肿。

2. 肺炎衣原体。肺炎衣原体主要经呼吸道传播，引起衣原体肺炎、心包炎、心肌炎和心内膜炎。

3. 鹦鹉热衣原体。鹦鹉热衣原体首先从鹦鹉体内分离到，自然宿主是鸟类和除人类以外的哺乳动物，人类感染主要是密切接触带菌鸟或病鸟，引起肺炎，也称为鹦鹉热或鸟疫。

五、放线菌

放线菌是一类介于细菌和真菌之间的呈分枝生长的原核细胞型微生物，革兰染色阳性，二分裂方式繁殖，人工培养常形成分枝状无隔营养菌丝。

放线菌种类很多，广泛分布于土壤、空气和水中，尤其是土壤中。迄今已报到的8 000多种抗生素中80%是由放线菌产生，如链霉素、庆大霉素、四环素等。

放线菌大多对人不致病，对人致病的主要有衣氏放线菌、星形诺卡菌等。衣氏放线菌为机会致病菌，多引起慢性化脓性炎症。星形诺卡菌为外源性感染，常侵入肺部引起化脓性炎症与坏死，重者可扩散引起脑膜炎及脑脓肿。

任务小结

螺旋体是一类细长、柔软、弯曲呈螺旋状，运动活泼，介于细菌与原虫之间的原核细胞型微生物。

支原体是一类无细胞壁、高度多形性，可通过滤菌器，在无生命培养基中生长繁殖的最小的原核细胞型微生物。

立克次体是一类由节肢动物传播，严格活细胞内寄生的原核细胞型微生物。

衣原体是一类具有独特发育周期，严格活细胞内寄生，能通过滤菌器的原核细胞型微生物。

放线菌是一类介于细菌和真菌之间的呈分枝生长的原核细胞型微生物，是抗生素的主要来源。

（曹　娟）

思考与练习

一、单项选择题

1．能在无生命培养基上繁殖的最小的微生物是 （ ）

A．支原体　　B．衣原体

C．螺旋体　　D．立克次体

E．放线菌

2．与节肢动物关系密切的微生物是 （ ）

A．支原体　　B．衣原体

C．螺旋体　　D．立克次体

E．放线菌

3．有独特发育周期、能通过细菌的过滤器的是 （ ）

A．支原体　　B．衣原体

C．螺旋体　　D．立克次体

E．放线菌

4．生物学特性介于细菌与原虫之间的是 （ ）

A．支原体　　B．衣原体

C．螺旋体　　D．立克次体

E．放线菌

二、名词解释

1．支原体。

2．衣原体。

任务三 病毒的生物学特性

知识目标

1. 掌握病毒的概念、大小、结构与化学组成及抵抗力。
2. 理解病毒的增殖和变异现象。
3. 了解病毒的形态。

病毒（virus）是一类体积微小、结构简单、只含单一核酸（DNA / RNA）、在易感活细胞内寄生并以复制方式增殖的非细胞型微生物。

一、病毒的大小与形态

（一）病毒的大小

一个完整成熟的病毒颗粒称为病毒体，病毒体个体微小，须用电子显微镜才能观察到，以纳米（nm，1 nm=1/1 000 μm）为测量单位。各种病毒体的大小相差很大，但一般都介于20 ~ 250 nm，其中绝大多数病毒体大小约100 nm。较大的病毒体如痘病毒为300 nm，小的病毒体直径为20 ~ 30 nm。

（二）病毒的形态

感染人和动物的病毒体多数呈球状或近似球状，少数为杆状、丝状或子弹状，痘病毒呈砖块状，细菌病毒（噬菌体）则大多呈蝌蚪状，如图3-9、图3-10所示。

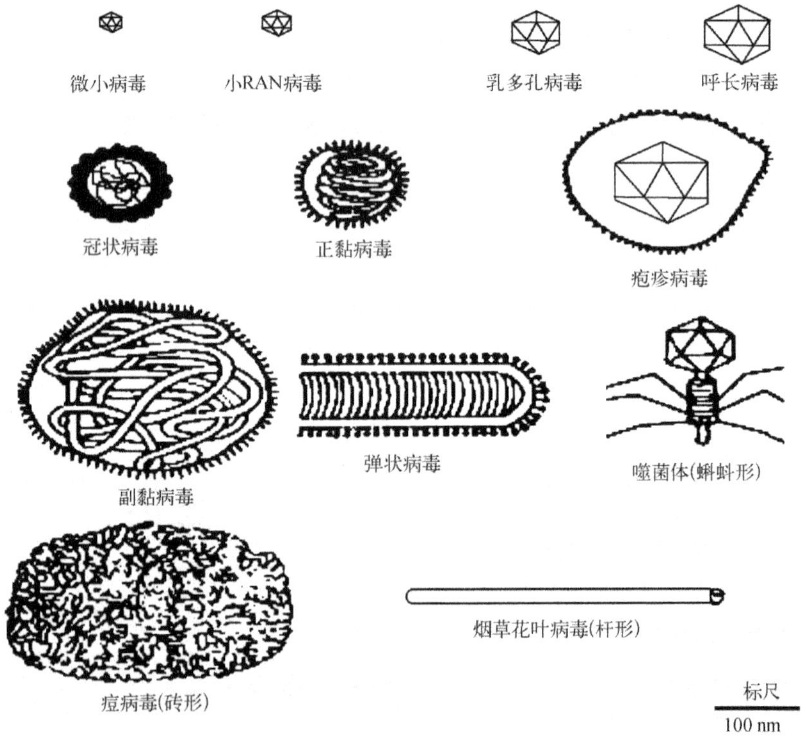

图3-9　病毒的大小与形态

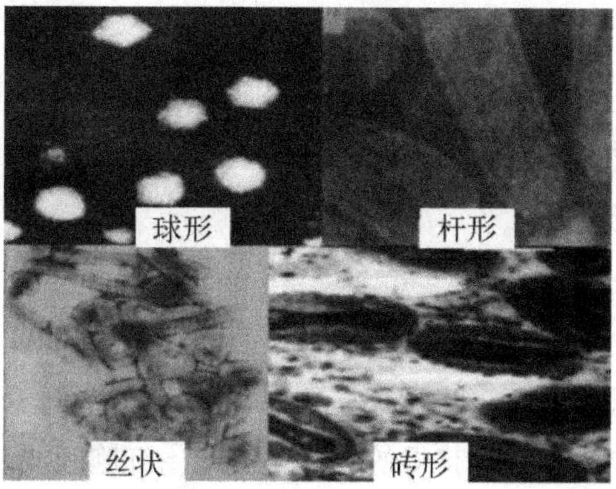

图3-10 病毒形态（电镜负染）

二、病毒的结构与化学组成

（一）核心

核心位于病毒体的中心，化学成分为核酸（DNA或RNA），构成病毒的基因组，是病毒体复制、遗传和变异及感染的物质基础。某些病毒体的核心还有少量功能蛋白，如核酸多聚酶、逆转录酶等。病毒结构模式，如图3-11所示。

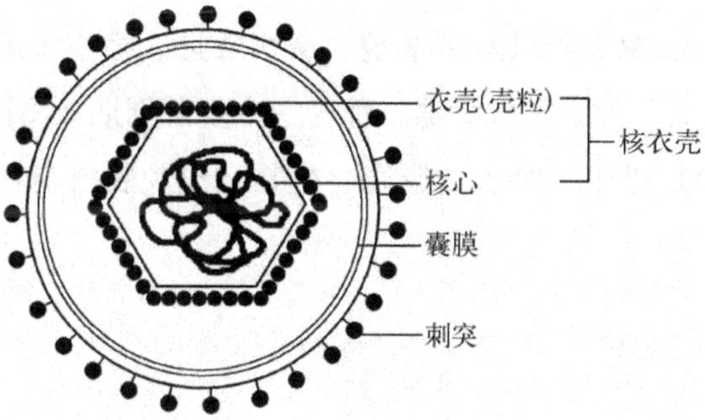

图3-11 病毒结构模式

（二）衣壳

衣壳是包绕在核心外，由一定数量的蛋白壳粒组成，化学成分为蛋白质，不同病毒体的壳粒数量、形态及排列方式有所不同，可作为鉴别病毒及病毒分类的依据。

1. 病毒衣壳对称类型。①螺旋对称型：是壳粒沿着盘旋的病毒体核酸呈螺旋形对称排列。②20面体对称型：为病毒体核酸聚集在一起形成球状或近似球状结构，衣壳围绕在外，壳粒排列成20面体对称形式。③复合对称型：是指既有螺旋对称，又有20面立体对称，如噬菌体。

2. 病毒衣壳的作用。①保护病毒体核酸免遭环境中核酸酶和其他理化因素的破坏。②介导病毒体的吸附、穿入，与病毒体的致病性有关。③具有抗原性，是病毒体的主要抗原，可刺激机体产生免疫应答。

（三）包膜

包膜是包绕在病毒核衣壳外面的脂质双层膜，是某些病毒在成熟的过程中穿过宿主细胞以出芽方式向宿主细胞外释放时获得的，故含有宿主细胞膜或核膜的化学成分。其主要成分有脂类、多糖。有些包膜表面还有钉状突起，称为包膜子粒或刺突。包膜的主要功能有：①保护病毒的核衣壳，维护病毒体结构的完整性；②与病毒体的感染有关，包膜中的脂类与宿主细胞膜的脂类成分同源，易于病毒的吸附和穿入，辅助病毒感染宿主细胞；③具有免疫原性，病毒包膜含有脂蛋白或糖蛋白，可作为病毒分类的依据。

无包膜的病毒，核衣壳就是病毒体，称为裸露病毒。有包膜的病毒体称为包膜病毒，包膜上有脂质，故脂溶剂可除去包膜，使病毒体失去感染性，可用脂溶剂处理，鉴别病毒体有无包膜。对人和动物致病的病毒体多数具有包膜。

三、病毒的增殖

病毒只能在易感的活细胞内以复制增殖。从病毒进入宿主细胞开始，经过基因组复制、蛋白质合成，到最后释放出子代病毒，称为一个复制周期。不同病毒复制的方式不完全相同，但基本过程包括吸附、穿入、脱壳、生物合成及装配与释放等步骤，如图3–12所示。

（一）病毒的复制周期

1. 吸附。病毒体必须首先吸附在易感细胞上，然后才能穿入易感细胞内。吸附分两个阶段：①病毒与细胞的静电结合，这种结合是非特异的、可逆的；②宿主细胞表面受体与病毒表面结构成分的特异结合，是决定病毒感染的真正开始，是特异的、不可逆的。吸附过程可在几分钟到几十分钟内完成。

2. 穿入。病毒体吸附在易感细胞膜后，主要是通过吞饮或融合方式穿入细胞内。①吞饮：即病毒与细胞表面结合后，细胞膜内陷形成类似吞噬泡，病毒原封不动地进入细胞质内。无包膜的病毒多以吞饮形式进入易感细胞内。②融合：是指病毒包膜与细胞膜融合，将病毒的核衣壳释放至细胞质内，多见于有包膜的病毒。

3. 脱壳。病毒体必须脱去蛋白质衣壳后，核酸才能发挥作用。脱壳是决定病毒体能否在细胞内复制的关键步骤。多数病毒体穿入细胞后，随即由细胞溶酶体作用，使衣壳蛋白质水解，释放出核酸。

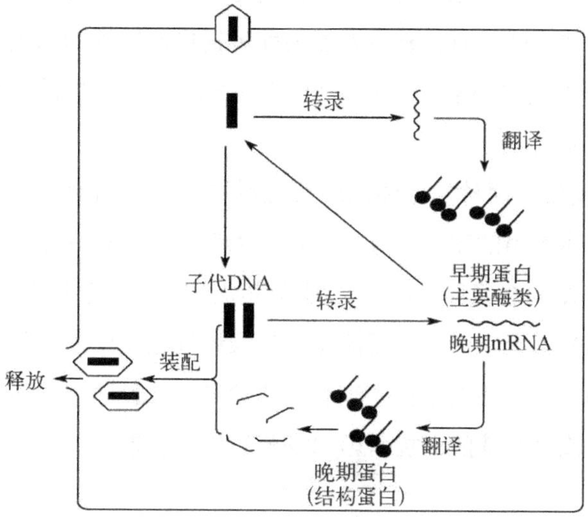

图3-12 DNA病毒复制示意图

4. 生物合成。病毒体基因组一旦从衣壳中释放，就进入病毒体复制的生物合成阶段，即病毒体利用宿主细胞提供的低分子物质合成大量病毒核酸和结构蛋白。此阶段主要合成病毒子代的核酸和蛋白质，一般检测不到完整的病毒颗粒，故又称为隐蔽期。

5. 装配、成熟和释放。病毒核酸与蛋白质合成后，进行装配，病毒的种类不同，在宿主细胞装配的部位及方式也不同。除痘病毒外，DNA病毒均在细胞核内组装，RNA病毒与痘病毒则在细胞质内组装。病毒装配完成后，释放的方式有：①破胞释放：裸露病毒和无包膜的RNA病毒，在组装完成后，随宿主细胞破裂而把病毒全部释放到周围环境中。②出芽释放：有包膜的DNA病毒和RNA病毒，则以出芽的方式释放到细胞外，宿主细胞通常不死亡。③通过细胞间桥或细胞融合释放：有些病毒，如巨细胞病毒，很少释放到细胞外，而是通过细胞间桥或细胞融合，在细胞之间传播，形成多核巨细胞。

（二）病毒的异常增殖与干扰现象

1. 病毒的异常增殖。病毒在宿主细胞内复制时并非所有的病毒成分都能组装成完整的病毒体，而常有异常增殖现象。

（1）顿挫感染：病毒体进入宿主细胞后，如细胞不能为病毒体增殖提供所需要的酶、能量及必要的成分，则病毒体在其中不能合成自身成分，或者虽合成部分或全部病毒成分，但不能装配和释放出完整具有感染性的病毒体，称为顿挫感染。这类不能为病毒体复制提供必要条件的细胞称为非容纳细胞（permissive cell）。如人腺病毒感染人胚肾细胞能正常增殖，若感染猴肾细胞，则发生顿挫感染。

（2）缺陷病毒：是指病毒体进入宿主细胞后，因病毒体基因组不完整或因某一位点改变，不能复制出完整具有感染性的病毒体，此病毒称为缺陷病毒，如丁型肝炎病毒。当缺陷病毒与另一种病毒共同感染时，若后者能为前者提供所缺乏的物质，能使缺陷病毒完成正常增殖。如丁型肝炎病毒只有与其他嗜肝DNA病毒（如乙型肝炎病毒）共同感染细胞时，才能完成复制周期。

2. 病毒的干扰现象。两种病毒体同时或先后感染同一细胞时，可发生一种病毒体的增殖抑制另一种病毒体增殖的现象，这种现象称为病毒的干扰现象。干扰现象可发生在不同种病毒之间，也可发生在同种、同型、同株病毒之间，甚至灭活病毒也能干扰活病毒。病毒干扰现象的机制尚不完全清楚，可能是与病毒诱导宿主细胞产生干扰素有关，也可能因为病毒的吸附受到干扰或改变了宿主细胞代谢途径。在预防接种病毒疫苗时，应避免由于疫苗病毒间的干扰或野毒株的干扰而影响疫苗的免疫效果。

四、病毒的抵抗力

病毒受理化因素作用后失去感染性，称为灭活。灭活后的病毒仍保留其免疫原性、红细胞吸附、血凝和细胞融合等特性。

（一）物理因素

1. 温度。大多数病毒耐冷不耐热，在0 ℃以下的温度，特别是在干冰（−70 ℃）和液氮温度（−196 ℃）下，可长期保持其感染性。大多数病毒50～60 ℃ 30 min被灭活，但有些病毒如乙型肝炎病毒耐热，加热100 ℃ 10 min以上才被灭活。

2. pH。大多数病毒pH在5.0～9.0的范围内比较稳定，而pH在5.0以下或9.0以上迅速灭活，但有些病毒如肠道病毒pH在2时感染性可保持24 h，包膜病毒pH在8时也可保持稳定。所以，可利用病毒对pH的稳定性来鉴别病毒。

3. 射线。γ射线和X射线以及紫外线都能使病毒灭活。有些病毒（如脊髓灰质炎病毒）经紫外线灭活后，若再用可见光照射，因激活酶的原因，可使灭活的病毒复活，故不能用紫外线来制备灭活病毒疫苗。

（二）化学因素

病毒对化学因素的抵抗力较一般细菌强，可能是由于病毒缺乏酶的缘故。

1. 脂溶剂。包膜病毒的包膜含脂质成分，易被乙醚、氯仿等脂溶剂溶解。因此，包膜病毒进入人体消化道后，即被胆汁破坏。在脂溶剂中，乙醚对病毒包膜的破坏作用最大，故可用乙醚灭活实验鉴别病毒有无包膜。

2. 酚类。酚及其衍生物可使蛋白变性，故可用以灭活病毒。

3. 氧化剂、卤素及其化合物。大多数病毒易被过氧乙酸、高锰酸钾、碘等灭活。

4. 对甘油抵抗力强。常用50%（v/v）甘油盐水保存送检的病毒材料。

（三）抗生素和中草药

现有的抗生素对病毒无抑制作用，但可以抑制待检标本中的细菌，有利于分离病毒。近年来研究证明，有些中草药如板蓝根、大青叶、大黄、贯仲等对某些病毒有抑制作用。

（四）干扰素

干扰素具有广谱抗病毒作用，如IFN-α对肝炎病毒、单纯疱疹病毒、人乳头瘤病毒有抗感染作用。

五、病毒的变异

病毒的变异与其他微生物一样，可自然发生，亦可人工诱导。当病毒基因组发生改变或基因组重组时，病毒则表现为变异。外界环境发生一定改变（如宿主种类和细胞变化）或理化因素作用（如温度、紫外线等）可增加病毒的突变率。病毒的变异可表现在多方面，在医学实践中重要的有以下两种。

（一）抗原性变异

在自然界中，有些病毒易发生抗原性变异，如甲型流感病毒的血凝素和神经氨酸酶均较容易发生变异，每一次大的变异都引起一次流感的大流行；而有些病毒如麻疹病毒和腮腺炎病毒等，迄今为止未发现有明显变异。

（二）毒力变异

毒力变异指的是病毒对宿主致病性的变化，从强毒株变为无毒株，或从无毒株变为强毒株。在自然条件下或用人工方法将某种病毒通过一定的动物体或组织培养后，可使毒力下降，如从自然感染动物新分离出的狂犬病病毒（野毒株），对人和犬的致病力强，经过在家兔体内连续传代后，其对人和犬的致病力减弱，不再引起人和犬发病，依据此原理来制备狂犬病疫苗。而有的病毒在人群中传播引起流行病时，致病力往往由弱变强，以致引起广泛流行。

任务小结

完整成熟的病毒颗粒称为病毒体。

病毒体以nm为测量单位，其结构包括核心、衣壳、包膜。病毒体衣壳的对称类型有螺旋对称型、20面体对称型、复合对称型。

病毒体的增殖方式是复制，其基本过程包括吸附、穿入、脱壳、生物合成及装配与释放等步骤。

病毒体的异常增殖有顿挫感染和缺陷病毒。

病毒耐冷不耐热，对现有的抗生素不敏感，而干扰素具有广谱抗病毒作用。

（曹　娟）

思考与练习

一、单项选择题

1. 病毒感染细胞的关键物质是（　　）

A. 核衣壳　B. 核酸　C. 衣壳　D. 刺突　E. 包膜

2. 病毒的增殖方式是（　　）

A. 复制　B. 二分裂　C. 芽生　D. 裂殖　E. 减数分裂繁殖

3. 下列关于病毒的叙述错误的是（　　）

A. 无包膜的病毒是裸病毒　B. 可用脂溶剂鉴别病毒有无包膜

C. 病毒耐冷不耐热　D. 病毒对抗生素敏感

E. 紫外线可灭活病毒

4. 病毒的干扰现象是指（　　）

A. 病毒与宿主细胞　B. 病毒与细菌

C. 病毒与干扰素　D. 病毒与病毒

E. 干扰素与宿主细胞

5. 病毒的灭活是指（　　）

A. 病毒失去抗原性　B. 病毒失去干扰现象

C. 病毒失去血凝性　D. 病毒失去包膜

E. 病毒失去感染性

6. 病毒的特征不包括 （ ）

A. 无细胞结构

B. 可诱导细胞产生干扰素

C. 光学显微镜可观察病毒

D. 严格活细胞寄生

E. 只含一种核酸

二、名词解释

1. 顿挫感染。
2. 缺陷病毒。
3. 干扰现象。

三、问答题

1. 叙述病毒的结构及化学组成。
2. 叙述病毒的抵抗力。

任务四 真菌的生物学特性

知识目标

1. 掌握真菌的基本特性、抵抗力。
2. 理解真菌的形态与结构。
3. 了解真菌的培养特性。

真菌（fungus）是一类细胞具有完整的细胞器，但无根、茎、叶分化和不含叶绿体的真核细胞型生物，大多数为多细胞组成，少数为单细胞组成。

真菌在自然界分布广泛，种类繁多，有10万多种，多数对人类有益，如用于制酱、酿酒，生产抗生素、酶类等；少数可引起人类疾病，称为病原性真菌。近年来，由于临床滥用抗生素引起菌群失调，经常应用激素、免疫抑制剂以及抗癌药物导致免疫力下降而引起条件致病性真菌感染较多见，使真菌病发病率有明显上升趋势，应引起足够的重视。

一、真菌的形态与结构

真菌比细菌大几倍至几十倍，在放大几百倍的光学显微镜下清晰可见。

（一）真菌的形态

1. 单细胞真菌。形态较为简单，呈圆形或卵圆形，常见于酵母菌和类酵母菌，对人类致病的主要有白假丝酵母菌和新生隐球菌，这类真菌以出芽方式繁殖，不产生菌丝。

2. 多细胞真菌。由菌丝和孢子组成，菌丝伸长并分支，交织成团，称为丝状菌或霉菌。多细胞真菌的菌丝和孢子随真菌种类不同而异，是鉴别真菌的重要标志。

（1）菌丝：真菌的孢子以出芽方式繁殖。在适宜的环境中，由孢子长出芽管，逐渐延长呈丝状，称为菌丝。菌丝可长出许多分支并交织成团，称菌丝体。

菌丝按功能可分为：①营养菌丝：菌丝向下生长，深入被寄生的物体或培养液中，吸收与合成营养。②气生菌丝：菌丝在空气中生长。③生殖菌丝：为能产生孢子的气生菌丝。

菌丝按结构可分为两类：①无隔菌丝：菌丝中无横隔分段，整条菌丝就是一个细胞，在一个细胞内含有许多核，是一个多核单细胞。②有隔菌丝：大部分真菌的菌丝在一定间距形成横隔，称为隔膜，将菌丝分成一连串的细胞。隔膜中有小孔，可允许胞质流通。

菌丝有各种形态，如螺旋体状、球拍状、结节状、鹿角状和梳状等。不同种类的真菌有不同形态的菌丝，故菌丝形态有助于鉴别菌种，如图3-13所示。

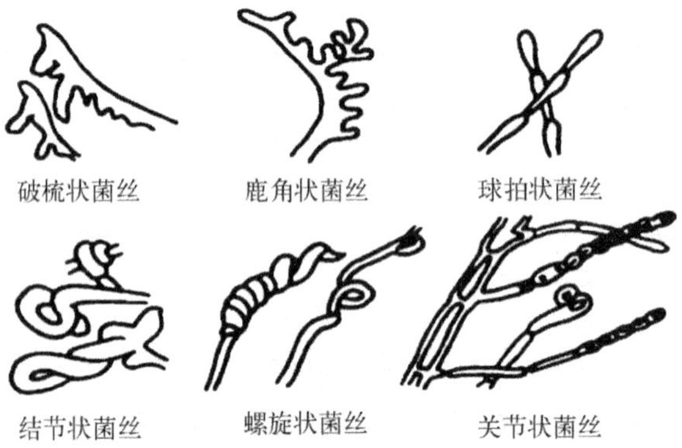

图3-13 真菌的各种菌丝

（2）孢子：孢子是真菌的繁殖结构，一条菌丝上可长出多个孢子。在适宜的环境下，孢子又可发芽形成菌丝，并发育成菌丝体。真菌孢子与细菌芽孢不同，它抵抗力不强，加热60～70 ℃，可将其杀死。真菌孢子分有性孢子与无性孢子两类，有性孢子由两个细胞融合而成，无性孢子直接由菌丝上的细胞分化生成。病原性真菌多为无性孢子。无性孢子根据形态可分为叶状孢子、分生孢子和孢子囊孢子，叶状孢子分为芽生孢子、厚膜孢子和关节孢子，分生孢子分为大分生孢子与小分生孢子，如图3-14所示。

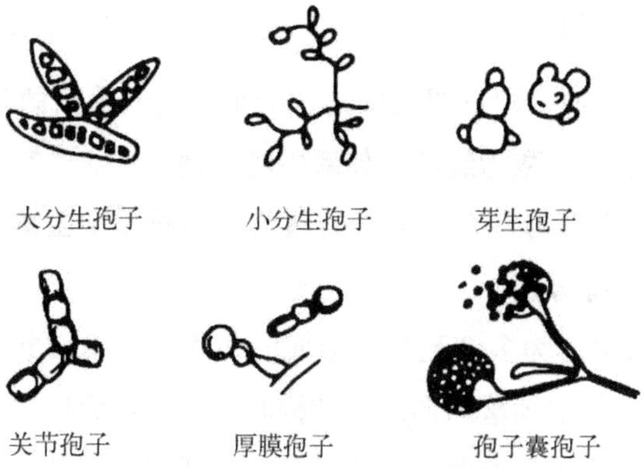

图3-14 真菌的无性孢子

（二）真菌的结构

真菌的细胞结构比较复杂，具有典型的真核细胞结构。但也有一些有别于其他真核细胞的特征性结构，如含有特殊成分的细胞壁以及特殊的隔膜。

1. 细胞壁。细胞壁位于细胞膜外层具有保持营养，维持真菌形态和保护真菌细胞免受外界渗透压的影响。但真菌的细胞壁不同于细菌的细胞壁，它不含肽聚糖。真菌的细胞壁主要成分是多糖（占干重的80%～90%）、少量的蛋白质、脂质和无机盐。细胞壁是真菌的抗原成分。

2. 隔膜。隔膜位于菌丝或细胞间，是真菌进化过程中适应陆地环境的异种进化表现，可调节两侧细胞质的流动。不同真菌的隔膜结构不同，也是真菌分类的依据之一。

3. 细胞核。细胞核与其他真核细胞相比，真菌的细胞核小而圆，一个细胞或菌丝节段可含1～2个，甚至20～30个细胞核。核仁位于中心，核仁与核膜在细胞分裂期仍然存在。

二、真菌的培养特性

（一）真菌的培养条件

真菌营养要求不高，容易人工培养，实验室常用沙保培养基进行分离培养，主要含蛋白胨、葡萄糖（或麦芽糖）和琼脂。最适pH为4～6，最适温度浅部真菌为22～28 ℃，但深部感染真菌则在37 ℃生长最好。多数病原性真菌生长缓慢，特别是丝状菌，需培养1～4周才能形成典型菌落，故常在培养液中加入一定量的抗生素抑制细菌生长，防止污染。酵母型真菌生长较快，一般经24～48 h可形成肉眼可见的菌落。

（二）真菌的菌落特征

1. 酵母型菌落。酵母型真菌形成的菌落，与细菌的光滑型菌落相似，直径2～4 mm，表面呈蜡状，多为乳白色，少数为红色，如新生隐球菌。

2. 类酵母型菌落。类酵母型真菌形成的菌落，与酵母型菌落类似，但可见到假菌丝长入培养基中，如白假丝酵母菌。

3. 丝状菌落。丝状菌落为多细胞真菌形成的菌落，呈棉絮状、绒毛状、粉末状，有白、黄、红等不同颜色。丝状菌落的形态、结构和颜色常作为鉴定真菌的依据之一。

真菌以出芽、产生孢子、形成菌丝、菌丝分支与断裂等多种方式进行繁殖。

三、抵抗力

真菌对干燥、日光、紫外线及一般消毒剂均有较强的抵抗力。对热抵抗力不强，60～70 ℃ 1 h可被杀死。对2.5%（v/v）碘酒、2%（v/v）结晶紫及10%（v/v）甲醛等比较敏感。对常用抗生素如青霉素、链霉素、磺胺类等药物不敏感。灰黄霉素、制霉菌素、克霉唑、酮康唑、两性霉素B等对多种真菌有抑制作用。

任务小结

真菌（fungus）是一类细胞具有完整的细胞器，但无根、茎、叶分化和不含叶绿体的真核细胞型生物。对常用抗生素如青霉素、链霉素、磺胺类等药物不敏感，灰黄霉素、制霉菌素、克霉唑、酮康唑、两性霉素B等对多种真菌有抑制作用。

真菌
- 单细胞
- 多细胞真菌
  - 菌丝
  - 孢子

（曹　娟）

思考与练习

一、单项选择题

1．真菌的细胞壁不含有的成分是　　（　　）

A．肽聚糖　　B．葡聚糖

C．蛋白质　　D．脂质

E．无机盐

2．对抗生素不敏感的微生物是　　（　　）

A．支原体　　B．钩端螺旋体

C．真菌　　D．金黄色葡萄球菌

E．衣原体

3．下列关于真菌的叙述，不正确的是　　（　　）

A．单细胞真菌由一个菌细胞构成　　B．多细胞真菌由菌丝和孢子构成

C．常用沙保培养基培养　　D．对干燥、日光、热抵抗力较强

E．孢子是真菌的繁殖结构

二、问答题

简述真菌的抵抗力。

任务五　医学寄生虫的生物学特性

知识目标

1. 掌握寄生虫学基本概念和寄生虫与宿主的相互作用。
2. 理解寄生虫的流行因素和预防原则。
3. 了解寄生虫病的流行状况。

医学寄生虫学主要研究与人体健康有关的寄生虫的形态结构、生活史、致病作用、实验诊断、流行因素及防治原则的一门科学，其内容包括医学蠕虫、医学原虫和医学节肢动物三部分。医学寄生虫学作为病原生物学的重要内容，几乎涉及预防医学和临床护理各学科，因此学好这门课能为日后学习其他基础医学课程及临床课程奠定基础。

一、寄生虫学的基本概念

（一）寄生生活

两种生物共同生活，其中一方受益，另一方受害，这种生活方式称为寄生生活。在寄生关系中，受益者称为寄生物，受害者称为宿主。例如，蛔虫寄生于人体小肠，从肠腔中获取营养并损害人体，蛔虫受益，人体受害。在寄生生活中，宿主为寄生物提供所需营养物质及居住场所。

（二）寄生虫（parasite）

寄生虫是指长期或暂时地生活在其他生物体内或体表，获取营养和（或）居住场所，并使对方受其损害的单细胞原生生物和多细胞无脊椎动物。寄生于人体的寄生虫称为人体寄生虫或医学寄生虫。寄生于宿主体内器官或组织细胞内的寄生虫称为体内寄生虫，如蛔虫寄生于人体肠道、疟原虫寄生于人体的肝细胞和红细胞内。寄生于宿主体表的寄生虫称为体表寄生虫，如蚊、虱、蚤等，这些节肢动物在刺吸宿主血液时与宿主体表接触，吸血后便离开，因此体表寄生虫又称为暂时性寄生虫。

（三）宿主（host）

被寄生虫寄生并遭受其损害的人或动物称为宿主。寄生虫在其生活史过程中所需宿主的数目不尽相同，有的只需一个宿主，有的则需两个或两个以上宿主。根据寄生虫不同发育阶段所寄居的宿主，将宿主分为以下几种。①终宿主：是指寄生虫成虫或有性生殖阶段所寄生的宿主。例如，蛔虫成虫寄生于人体小肠，故人是蛔虫的终宿主。②中间宿主：是指寄生虫的幼虫或无性生殖阶段所寄生的宿主。有两个以上中间宿主的寄生虫，按其寄生顺序依次称为第一、第二中间宿主。如华支睾吸虫，某些淡水螺为第一中间宿主，淡水鱼虾为第二中间宿主。③保虫宿主或储存宿主：是人体寄生虫病传染来源的受寄生虫感染的其他脊椎动物。在流行病学上，保虫宿主是重要的传染源。例如，血吸虫成虫既可寄生于人，又可寄生于牛，牛为其保虫宿主或储存宿主。

（四）生活史

寄生虫完成一代生长、发育和繁殖的全过程及其所需的外界环境称为寄生虫的生活史。不同寄生虫生活史各不相同，有的比较简单，有的比较复杂，了解和掌握寄生虫的生活史，不仅可以认识人体是如何感染某种寄生虫的，而且还可针对生活史的不同发育阶段采取有效的防治措施，达到控制或消灭寄生虫病的目的。

（五）感染阶段

在寄生虫生活史中具有感染人体能力的某一特定发育阶段，称为寄生虫的感染阶段。例如，血吸虫生活史中有虫卵、毛蚴、尾蚴及成虫等发育阶段，只有尾蚴具有感染人体能力，因此尾蚴是血吸虫的感染阶段。

二、寄生虫与宿主的相互作用

（一）寄生虫对宿主的损害

1. 夺取营养。寄生虫在宿主体内生长、发育及繁殖所需的营养物质均来自宿主，如蛔虫寄生在宿主肠道，以宿主半消化的食物为营养而引起宿主营养不良；钩虫附于肠壁吸食血液引起宿主贫血。

2. 机械性损伤。寄生虫在宿主体内移行和定居均可造成宿主组织损伤破坏、压迫、阻塞等机械性损伤，如蛔虫阻塞胆管或肠腔而引起胆管或肠梗阻，布氏姜片吸虫发达的吸盘造成肠壁损伤，猪囊尾蚴压迫脑组织或眼底等引起癫痫或视力下降。

3. 毒性及免疫损伤。寄生虫的排泄物、分泌物及虫体、虫卵死亡的崩解物等对宿主均有毒性及免疫损害，如溶组织内阿米巴分泌的溶组织酶可溶解破坏肠黏膜及黏膜下层组织，引起肠壁溃疡；钩虫成虫能分泌抗凝素，使受损肠黏膜伤口流血不止。

（二）宿主对寄生虫的作用

1. 固有性免疫。固有性免疫主要表现为皮肤黏膜的屏障作用、单核吞噬细胞的吞噬作用、体液因素（主要是补体的溶细胞作用）的杀灭作用等。

2. 适应性免疫。适应性免疫由寄生虫抗原刺激宿主免疫系统产生的免疫应答。当宿主再次接触或不断接触这些特定的寄生虫时，其免疫应答的强度则有所增强，对同种寄生虫再感染有一定的免疫力。由于寄生虫抗原比微生物复杂，有虫体抗原、代谢抗原、分泌抗原和表面抗原等，故抗寄生虫免疫的效应远不如抗微生物免疫显著，可分为消除性免疫和非消除性免疫两种类型。

（1）消除性免疫：是指宿主感染寄生虫后所产生的免疫能清除体内寄生虫，并对再感染产生完全的抵抗力，如热带利什曼原虫引起的皮肤利什曼病，患者痊愈后对同种病原体的再感染具有牢固的免疫力。这是寄生虫感染中很少见的一种免疫状态。

（2）非消除性免疫：是指寄生虫感染后虽可诱导宿主对再感染产生一定的免疫力，但对体内已有的寄生虫不能完全消除，大多数寄生虫感染的免疫属于此类。宿主感染某些寄生虫后，对同种寄生虫再感染具有一定的免疫，并随寄生虫的消失而减弱或消失，这种免疫称为带虫免疫，如抗疟原虫的免疫。宿主感染某些蠕虫后，仅对同种寄生虫幼虫的再感染具有一定的免疫，这种免疫称为伴随免疫，如抗血吸虫的免疫。

3. 超敏反应。宿主对寄生虫感染所产生的免疫效应，既可表现为对宿主的保护性免疫，又可诱导宿主发生超敏反应，引起宿主组织损伤和（或）生理功能紊乱，如蛔虫的幼虫引起的哮喘属于Ⅰ型超敏反应、日本血吸虫卵引起虫卵性肉芽肿则属于Ⅳ型超敏反应等。

三、寄生虫病的流行与防治原则

（一）寄生虫病流行的基本环节

1. 传染源。传染源是指感染了寄生虫的人和动物，包括患者、带虫者和保虫宿主。

2. 传播途径。传播途径是指寄生虫从传染源排出，借助某种传播因素侵入易感宿主的全过程。人体寄生虫常见的传播途径如下：

（1）经口感染：感染阶段的寄生虫通过食物、饮水等经口食入而感染，是寄生虫感染中最常见的途径，如食入感染期蛔虫卵后可感染蛔虫。

（2）经皮肤感染：感染阶段的寄生虫经皮肤侵入宿主体内，如钩虫的丝状蚴和血吸虫的尾蚴均可经皮肤侵入人体引起相应的感染。

（3）经媒介节肢动物感染：某些寄生虫需在媒介节肢动物体内发育至感染阶段，然后通过叮刺吸血的方式侵入宿主体内，如疟原虫、丝虫均由蚊虫叮咬感染。

（4）经接触感染：某些寄生虫通过直接或间接接触方式感染宿主，如阴道毛滴虫通过性接触传播、疥螨可因皮肤接触传播。

（5）经胎盘感染：某些寄生虫感染孕妇后，可通过胎盘侵入胎儿体内，引起胎儿先天感染，如弓形虫的感染。

寄生虫感染除了上述较常见的传播途径外，尚有其他传播途径，如疟原虫除经蚊虫叮咬感染外，还可经输血感染；蛲虫卵可由空气吸入后经吞咽入消化道感染等。

3. 易感者。易感者是指对某种寄生虫缺乏免疫力或免疫力低下的人。人体对寄生虫感染的免疫力多属带虫免疫，因此人对人体寄生虫普遍易感。处于带虫免疫状态的人，当其体内的寄生虫因药物驱虫而被清除后，这种免疫力也会逐渐消失，重新处于易感状态。人体对寄生虫的易感性还与其年龄有关。在流行区，儿童以及从非流行区进入流行区的人群尤其易感。此外，人们的生活习惯与生产方式也会影响其对寄生虫的易感性。如喜食生鱼片的人，易感华支睾吸虫；从事旱地种植业的人，因接触疫土而易感钩虫。

寄生虫病的流行除了与上述三个流行环节有关外，还受自然因素（如地理环境和气候）、生物因素（如宿主的分布或传播媒介的存在）和社会因素（如社会制度、经济状况、科学水平、文化教育、医疗卫生、生产方式和生活习惯）等的影响。

（二）寄生虫病的防治原则

根据寄生虫病的流行环节和因素，对寄生虫病采取综合性的防治措施，才能有效地控制和消灭寄生虫病。

1. 控制或消灭传染源。在流行区，普查普治寄生虫病患者、带虫者及保虫宿主是防治的重要措施。在非流行区，监测和控制流行区传染源输入和扩散是做好防治工作的必要手段。

2. 切断传播途径。加强粪便和水源的管理，搞好环境和个人卫生，控制和杀灭媒介节肢动物及中间宿主是切断寄生虫病传播途径的重要方法。

3. 保护易感者。加强健康教育，改变不良的饮食习惯和行为方式，提高人群的自我保护意识，均能有效地保护易感者。必要时，可进行预防服药、皮肤涂抹驱避剂或防护剂等。

任务小结

寄生虫是指长期或暂时地生活在其他生物体内或体表，获取营养和（或）居住场所，并使对方受损害的单细胞原生生物和多细胞无脊椎动物。

宿主是被寄生虫寄生并遭受其损害的人或动物。

寄生虫对宿主危害
- 夺取营养
- 机械性损伤
- 毒性及免疫损伤

寄生虫病流行环节
- 传染源
- 传播途径
- 易感人群

寄生虫病防治原则
- 控制或消灭传染源
- 切断传播途径
- 保护易感者

（曹　娟）

思考与练习

一、单项选择题

1．寄生虫对宿主的机械损害是　　（　　）

A．破坏组织细胞　　B．压迫组织细胞及器官

C．阻塞腔道　　D．吸附

E．以上均是

2．寄生虫的幼虫或无性阶段寄生的宿主，称为　（　）

A．终宿主　　B．中间宿主

C．保虫宿主　　D．转续宿主

E．非适宜宿主

3．寄生虫的成虫或有性阶段寄生的宿主，称为　（　）

A．终宿主　　B．中间宿主

C．保虫宿主　　D．转续宿主

E．非适宜宿主

4．寄生虫病的传染源不包括　（　）

A．患者　　B．带虫者

C．中间宿主　　D．保虫宿主

E．患者

二、名词解释

1．宿主。

2．感染阶段。

3．生活史。

三、问答题

1．叙述寄生虫对宿主的损害。

2．叙述寄生虫病流行的基本环节。

项目四 病原生物的致病性与感染

知识目标

1. 掌握感染的概念及途径、细菌的致病因素和病毒的致病作用。
2. 理解真菌及寄生虫的致病性。
3. 了解感染的来源、类型。

任务一 细菌的致病性

知识链接

休 克

男性，20岁，因腹痛伴呕吐半天就诊，诊断为急性胃肠炎，给予输液治疗2 d，治疗过程中腹痛症状一直没消失。第3天出现皮肤苍白、口唇和甲床轻度发绀、肢端湿冷。随后，患者显著烦躁、意识不清，心音低钝，脉搏细速，呼吸浅快，血压下降，收缩压降至10.6 kPa，尿量少，经抢救无效死亡。经医疗鉴定为：急性阑尾炎穿孔、感染性休克。

思考题：引起感染性休克的细菌有哪些？该患者发生休克的机制是什么？

细菌的致病性是指细菌能引起感染或引起宿主疾病的性能，包含两方面的含义：一是细菌可引起宿主某种疾病的特性，如结核分枝杆菌能致结核病、伤寒沙门菌能引起伤寒，这是由细菌种属特性所决定的，是细菌的致病性质；二是细菌引起宿主疾病的能力，不同种类的细菌、同种细菌的不同型或株，其致病力可有强弱差异，这种致病能力的强弱程度称为毒力，是细菌致病性的强弱。细菌的毒力常用半数致死量（LD50）或半数感染量（ID50）表示，即在一定时间内，通过一定的接种途径，能使一定体重或年龄的某种实验动物半数死亡或感染所需要的最少细菌数或细菌毒素量。

一、细菌的毒力

构成细菌毒力的物质基础主要包括侵袭力、细菌的毒素。

（一）侵袭力

侵袭力是指病原菌突破机体的防御功能，并在体内定植、繁殖和扩散的能力。构成细菌侵袭力的要素有菌体的表面结构和侵袭性酶类。

1. 菌体表面结构

（1）黏附素：细菌只有牢固黏附于宿主体表或呼吸道、消化道、泌尿生殖道等黏膜上，抵抗纤毛运动、肠蠕动和尿液的冲刷等清除作用，才能在局部生长繁殖、积聚毒素或继续侵入组织细胞引起感染。具有黏附作用的细菌特殊结构统称为黏附因子或黏附素。黏附素是位于细菌细胞表面的特殊蛋白质，包括菌毛黏附素和非菌毛黏附素两类。如大肠埃希菌Ⅰ型、淋病奈瑟菌的菌毛可分泌出菌毛黏附素；非菌毛黏附素是细菌表面的蛋白质或其他物质，如A群链球菌的脂磷壁酸。

（2）荚膜：细菌的荚膜具有抗吞噬和抵抗体液中杀菌物质的作用，使病原菌在宿主体内不易被杀灭和清除，从而大量生长繁殖引起疾病。有荚膜的细菌失去荚膜后其致病力随之减弱，如有荚膜的肺炎链球菌只需数个即可杀死一只小鼠，而失去荚膜后则需数亿个才能产生同样的效果。

2. 侵袭性酶

某些致病菌在代谢过程中能产生一种或多种胞外酶，它们可协助细菌抗吞噬或利于细菌在组织中扩散，这些胞外酶被称为侵袭性酶。但这些物质本身并不直接损伤组织细胞。其主要有：①血浆凝固酶：由金黄色葡萄球菌产生，能使血浆中的液态纤维蛋白原变成固态的纤维蛋白围绕在细菌表面，从而抵抗宿主吞噬细胞的吞噬作用。②透明质酸酶：主要由A群链球菌产生，可分解细胞间质的透明质酸，有利于细菌在组织中扩散。③胶原酶：主要由产气荚膜梭菌产生，可分解结缔组织中的胶原纤维，有利于细菌的扩散。④IgA蛋白分解酶：主要由淋病奈瑟菌产生，能降低宿主的特异性免疫功能。

（二）细菌的毒素

有些细菌在生长繁殖与代谢过程中可合成和释放多种有毒性作用的物质，称为细菌的毒素。按其来源、性质和作用等不同，可分为以下两类。

1. 外毒素。外毒素是细菌在繁殖过程中合成并分泌到菌体外的毒性物质。产生外毒素的致病菌主要是革兰阳性菌，少数革兰阴性菌如霍乱弧菌、产毒性大肠埃希菌、鼠疫耶氏菌等也能产生外毒素。外毒素的化学成分为蛋白质，性质不稳定，不耐热，易被热、酸、蛋白酶分解破坏。外毒素的毒性极强，极少量即可使易感动物死亡，如1 mg纯化肉毒梭菌外毒素能杀死2亿只小鼠，其毒性比氰化钾强1万倍，是目前已知毒性最剧烈的毒物。外毒素免疫原性强，经0.3%～0.4%（v/v）甲醛作用后，可失去毒性而保留免疫原性，成为类毒素。类毒素可用于人工自动免疫，刺激机体产生具有中和外毒素作用的抗毒素。不同细菌产生的外毒素对组织器官的作用有高度选择性，引起特殊临床症状，如肉毒毒素能抑制胆碱能运动神经末梢释放乙酰胆碱，引起肌肉松弛性麻痹；破伤风痉挛毒素能阻断神经元之间正常抑制性冲动的传递，引起骨骼肌强直性痉挛收缩。外毒素的种类繁多，在功能或作用机制上复杂多样。根据外毒素对宿主细胞的亲和性及作用机制不同，分为神经毒素、细胞毒素和肠毒素三大类，如表4-1所示。

表4-1　常见的细菌外毒素及其作用特点

类别	外毒素及其产生的细菌	作用机制	症状和体征
神经毒素	肉毒毒素（肉毒梭菌）	抑制胆碱能运动神经释放乙酰胆碱	肌肉松弛性麻痹
	痉挛毒素（破伤风梭菌）	阻断神经元之间正常抑制性冲动的传递	骨骼肌强直性痉挛
细胞毒素	白喉毒素（白喉棒状杆菌）	抑制细胞蛋白质合成	肾上腺出血、心肌坏死
	杀白细胞素（葡萄球菌）	损伤细胞膜	白细胞溶解
	致热外毒素（A群链球菌）	破坏毛细血管内皮细胞	猩红热皮疹
肠毒素	肠毒素（金黄色葡萄球菌）	刺激呕吐中枢及肠壁	呕吐、腹泻
	肠毒素（霍乱弧菌）	使cAMP水平升高	呕吐、腹泻
	肠毒素（产毒性大肠埃希菌）	同霍乱弧菌肠毒素	呕吐、腹泻
	肠毒素（产气荚膜梭菌）	同霍乱弧菌肠毒素	呕吐、腹泻

2. 内毒素。内毒素存在于革兰阴性菌细胞壁的外层结构中，只有当细菌死亡裂解或人工破坏菌体后才能释放出来。内毒素的化学成分为脂多糖，性质稳定，耐热，加热60 ℃数小时不被破坏，160 ℃作用2～4 h或用强碱、强酸或强氧化剂煮沸30 min才能破坏。内毒素免疫原性弱，用甲醛处理后不能成为类毒素。内毒素的毒性作用相对较弱，对

机体没有组织选择性作用，各种细菌产生的内毒素致病作用基本相同，引起大致相似的病理变化和临床表现如下：①发热反应：内毒素作为外源性致热原，可使白细胞释放内源性致热原，刺激下丘脑体温调节中枢引起发热反应。②白细胞反应：内毒素能使外周血液中白细胞增多，但伤寒沙门菌内毒素例外，它始终使血循环中白细胞总数减少，机制尚不清楚。③内毒素血症与内毒素休克（又称为感染性休克）：当大量内毒素入血时，即可导致内毒素血症，严重时发展为以微循环衰竭和低血压为特征的内毒素休克。④弥散性血管内凝血（DIC）：是革兰阴性菌败血症的一种常见综合征，表现为皮肤、黏膜出血点及瘀斑，甚至导致内脏广泛出血，严重者可致死亡。细菌外毒素与内毒素的主要区别，如表4-2所示。

表4-2 外毒素与内毒素的主要区别

区别要点	外毒素	内毒素
来　源	革兰阳性菌及部分革兰阴性菌	革兰阴性菌
存在部位	由活菌分泌，少数由菌体溶解后释放	细胞壁成分菌体裂解后释放
化学成分	蛋白质	脂多糖
稳定性	不稳定，加热60 ℃ 30 min被破坏	稳定，160 ℃ 2～4 h被破坏
免疫原性	强，经甲醛处理可制成类毒素，刺激机体可产生抗毒素	较弱，经甲醛处理后不能成为类毒素

二、细菌侵入的数量和途径

病原菌入侵机体引起感染，除具有一定的毒力外，还需要足够的数量和进入机体适宜途径。引起感染所需病原菌数量多少与其毒力强弱和机体免疫力的状况有关，一般是病原菌毒力愈强，引起感染所需的数量越少；反之，则需的数量越多。如毒力强的鼠疫耶尔森菌，在无特异性免疫力的机体中，只需几个细菌侵入就可发生感染；而毒力弱的沙门菌，则需摄入数亿个细菌才能引起急性胃肠炎。多数病原体进入机体具有特定的入侵门户，如破伤风梭菌必须侵入缺氧的深部创口才能致病；志贺菌需经口侵入肠道后增殖引起痢疾；少数细菌可经过多种侵入途径，如结核分枝杆菌可经呼吸道、消化道、皮肤创伤等途径侵入引起感染。

（曹　娟）

任务二 病毒的致病性

病毒感染能否引起临床疾病，取决于病毒和细胞之间、病毒与机体之间力量的较量和相互作用方式。

（一）病毒对宿主细胞的直接致病作用

1. 杀细胞效应。某些无包膜病毒体如脊髓灰质炎病毒、腺病毒等侵入细胞后，在细胞内复制完毕，可在短时间内一次释放大量的子代病毒，使宿主细胞裂解死亡。其机制是病毒在增殖过程中，可阻断宿主细胞核酸复制及蛋白质合成，使细胞新陈代谢功能紊乱，从而导致细胞病变死亡。

2. 稳定状态感染。稳定状态感染多见于包膜病毒体引起的感染，如流感病毒、疱疹病毒等进入细胞后能够复制，但不引起细胞立即裂解死亡。这种不具有杀细胞效应的病毒所引起的感染称为稳定性感染。①细胞融合：稳定性感染可使感染细胞膜改变，导致感染细胞与邻近的细胞融合，引起病毒的扩散。②细胞膜表面出现病毒基因编码的抗原：病毒感染细胞后，细胞膜上常出现病毒基因编码的新抗原。稳定状态感染的细胞，因不断大量释放子代病毒以及机体免疫细胞和抗体的作用最终仍会死亡。

3. 包涵体形成。某些病毒可在感染细胞的胞质或胞核内形成光镜下可见的圆形或椭圆形、嗜酸性或嗜碱性的斑块状结构，称为包涵体。通过显微镜观察感染细胞内包涵体的染色性、位置和形状，有助于病毒感染的诊断。如狂犬病毒感染可在脑细胞质内形成嗜酸性包涵体，称为内基小体（Negri body），具有诊断意义。包涵体破坏细胞的正常结构和功能，有时引起宿主细胞死亡。

4. 基因整合与细胞转化。某些DNA病毒（如乙型肝炎病毒、EB病毒）和反转录病毒在感染中可将基因整合于宿主细胞基因组中，使细胞的遗传性状发生较大改变，导致细胞转化，转化细胞增殖变快，失去细胞间接触抑制。临床可表现为持续性感染和肿瘤形成。

小贴士

与癌相关的病毒

与癌相关的病毒有乙肝病毒（HBV）——肝癌，人乳头瘤病毒（HPV）——宫颈癌，单纯疱疹病毒Ⅱ型（HSVⅡ）——宫颈癌，EB病毒（EBV）——鼻咽癌、非洲儿童恶性淋巴瘤，人类嗜T淋巴病毒（HTLV）——人类T细胞白血病、淋巴瘤。

5. 细胞凋亡。细胞凋亡是一种由基因控制的程序性细胞死亡，属正常的生物现象。病毒感染可导致宿主细胞发生凋亡，如HIV感染Th细胞后，可直接或间接启动凋亡基因，引起细胞核浓缩、染色体降解等，导致细胞死亡。

（二）病毒对感染机体的致病作用

1. 病毒对组织细胞的亲嗜性与组织器官的损伤

病毒侵入机体感染细胞有一定选择性，即病毒对机体特定的细胞易感，并在一定种类细胞内寄生，称为病毒对细胞的亲嗜性。病毒的亲嗜性主要取决于病毒表面蛋白和细胞表面受体结合，以及细胞是否适合病毒增殖。如流行性乙型脑炎病毒和脊髓灰质炎病毒对神经组织的亲嗜性、肝炎病毒对肝细胞的亲嗜性等。病毒感染细胞并在细胞内复制造成细胞结构和功能损伤，进而影响整个组织器官的结构与功能，造成了病毒对特定组织器官的损伤，在临床上表现为不同系统的疾病。

2. 病毒感染的免疫病理损伤

由于病毒的专性细胞内寄生，因此机体免疫系统在清除病毒时不可避免地会伤及细胞。其免疫病理损伤机制涉及Ⅱ、Ⅲ、Ⅳ型超敏反应和炎症反应。

（1）体液免疫的损伤作用：病毒感染细胞表面出现的病毒抗原和暴露的隐蔽抗原均可诱导机体产生特异性抗体并与之结合，通过激活补体或结合巨噬细胞导致Ⅱ型超敏反应，引起感染细胞的溶解。病毒游离抗原和抗体形成的免疫复合物可长期存在于血液循环中，并在沉积部位引发Ⅲ型超敏反应，形成局部炎症，导致组织细胞损伤。

（2）细胞免疫的损伤作用：被病毒抗原或自身抗原致敏的特异性细胞毒性T细胞（CTL）和Th细胞，可识别感染细胞表面的新抗原，通过释放穿孔素直接杀伤靶细胞，或释放细胞因子如TNF、IFNγ等，通过炎症反应引起组织细胞的损伤。

3. 病毒对免疫系统的致病作用

（1）免疫抑制作用：许多病毒感染可暂时抑制机体的免疫功能，降低机体的免疫应答反应，如麻疹病毒、脊髓灰质炎病毒、疱疹病毒等，都可损伤巨噬细胞的吞噬功能，抑制B细胞产生抗体。

（2）杀伤免疫活性细胞：人类免疫缺陷病毒（HIV）感染的靶细胞为$CD4^+$Th细胞和巨噬细胞，HIV对Th细胞具有较强的杀伤作用，可造成机体免疫功能极度下降，导致获得性免疫缺陷。

（曹　娟）

任务三 真菌的致病性

真菌的致病力比细菌弱，但真菌也可通过多种方式致病，其致病机制尚不完全清楚。不同种类真菌的致病不同，大致有以下几种。

1. 致病性真菌感染。致病性真菌感染主要为外源性真菌感染，是由真菌侵入机体而致病的，可引起皮肤、皮下和全身真菌感染。浅部真菌感染后，真菌在局部大量繁殖，通过机械性刺激和代谢产物的作用，引起局部炎症和病变；深部真菌感染后，真菌被吞噬并在吞噬细胞内繁殖，引起组织慢性肉芽肿性炎症和坏死。

2. 机会致病性真菌感染。机会致病性真菌感染主要为内源性真菌感染，与机体抵抗力降低及菌群失调有关，如肿瘤、糖尿病、各种营养不良及先天或获得性免疫缺陷患者，或长期使用广谱抗生素、皮质激素、免疫抑制剂、放射治疗等过程中易于伴发这类真菌感染。

3. 真菌超敏反应性疾病。过敏体质者通过呼吸道、消化道或皮肤黏膜接触真菌孢子、菌丝或代谢产物而引起各种类型的超敏反应，引起过敏性鼻炎、支气管哮喘、荨麻疹等。

4. 真菌性中毒症。真菌性中毒症包括真菌中毒和真菌毒素中毒，如食用毒菇或霉变的食物可引起急性中毒。真菌毒素还可导致肝、肾、心、脑等器官受损，甚至影响神经系统功能。

5. 真菌毒素与肿瘤。现已证实有的真菌毒素与肿瘤的发生有关，如黄曲霉毒素与肝癌。

（曹　娟）

任务四 寄生虫的致病性

寄生虫进入宿主机体后，如能抵御宿主的防御功能，在其移行、到达寄生部位生长发育的过程中，可以多种方式对宿主造成不同程度的损伤和毒害。

1. 夺取营养。寄生虫在宿主体内生长、发育及繁殖所需要的营养，主要来自宿主。如链状带绦虫及蛔虫等摄取宿主肠道中的半消化食物，使宿主营养损耗，引起人体营养不良；钩虫叮咬在人体肠壁吸血为食，可引起宿主贫血。

2. 机械性损伤。寄生虫在侵入宿主以及在宿主体内移行、定居等，均可对宿主造成局部组织破坏、压迫或阻塞等机械性损伤。如钩虫丝状蚴侵入人体时引起的钩蚴性皮炎；蛔虫大量寄生时可导致肠梗阻，钻入胆管等引起阻塞；猪囊尾蚴寄生于脑组织，可压迫脑组织诱发引起癫痫；疟原虫等寄生在红细胞并繁殖，可导致红细胞的破坏。

3. 化学毒性作用。寄生虫在宿主体内生长、发育及繁殖的过程中，所产生的分泌物、排泄物、虫体或虫卵的裂解产物等均对人体组织有毒性作用。如溶组织内阿米巴分泌溶组织蛋白水解酶，可溶解肠黏膜及黏膜下层组织，形成溃疡。

4. 变应原作用。寄生虫及其排泄分泌物和其他代谢产物都具有免疫原性，其中某些抗原可作为变应原，引起宿主的超敏反应，产生局部或全身的免疫病理损害，如钩虫丝状蚴所致的钩蚴性皮炎、日本血吸虫卵所致的肉芽肿、棘球蚴液外渗所致的过敏性休克、疟原虫免疫复合物所致的疟性肾等。

（曹 娟）

任务五 病原生物的感染

感染（infection）是指病原生物在一定条件下，突破机体的防御功能侵入机体，与机体相互作用，所引起不同程度的病理过程，又称为传染。但两者的含义并不完全相同，传染是指病原体通过一定的传播方式或途径由一个宿主侵入另一个宿主，引起新的感染，而感染不一定具有传染性。感染能否发生，取决于病原生物的致病性与宿主防御功能之间的相互作用。

一、感染的来源

感染的来源也称为传染源，是指体内有病原生物生长繁殖，并能将病原生物排出体外的人和动物。

（一）外源性感染

外源性感染是指感染来源于宿主体外的，包括患者、带病原体者、患病或带病原体动物。

（二）内源性感染

内源性感染是指感染来自患者自身体内或体表的，多属于体内正常菌群。当机体大量使用广谱抗生素导致菌群失调或因某种原因，如肿瘤患者晚期、艾滋病患者、长期应用免疫抑制剂等，导致机体免疫功能下降，均易发生内源性感染。

二、感染的方式与途径

（一）水平感染

水平感染是指病原体在人群不同个体之间的传播，或从动物到动物再到人的传播。

1. 呼吸道感染。患者或带病原体者在咳嗽、喷嚏或大声说话时，将带有病原体的飞沫散布到周围空气中，经呼吸道途径感染他人。此外，吸入带有病原体的尘埃或气溶胶微粒也可以引起感染，如肺炎链球菌、结核分枝杆菌、流感病毒等的感染。

2. 消化道感染。消化道感染主要通过进食含有病原体或其毒素污染的食物及水引起的感染，如伤寒沙门菌、痢疾志贺菌、霍乱弧菌、甲肝病毒、蛔虫等的感染。

3. 泌尿生殖道感染。泌尿生殖道感染主要是通过性接触或泌尿生殖道损伤而感染，如淋病奈瑟菌、梅毒螺旋体、人类免疫缺陷病毒、阴道毛滴虫等的感染。

4. 经皮肤黏膜创伤感染。经皮肤黏膜创伤感染是通过皮肤黏膜的细微损伤或创口引起的感染，如葡萄球菌、破伤风梭菌、狂犬病毒等的感染。

5. 血液感染。血液感染主要是通过输血、注射、针刺以及器官移植等引起的感染，如HIV、HBV、HCV、疟原虫、弓形虫等的感染。

6. 媒介节肢动物感染。有的病原生物经蚊、蚤、虱、蜱、螨等吸血节肢动物的叮咬而引起的感染，如鼠疫耶尔森菌、立克次体、脑炎病毒、疟原虫、丝虫等的感染。

（二）垂直感染

垂直感染又称母婴感染，是指病原体由宿主的亲代传给子代的传播方式，主要经胎盘或产道感染，如淋病奈瑟菌、梅毒螺旋体、风疹病毒、人类免疫缺陷病毒、乙型肝炎病毒、人巨细胞病毒等的感染。

三、感染的类型

（一）病原生物的感染

病原生物感染的发生、发展和结局是机体与病原生物在一定条件下相互作用的复杂过程，根据双方力量的对比和作用的结果，可出现以下几种感染类型。

1. 隐性感染。隐性感染是指机体抗感染的免疫力较强或侵入的致病生物数量不多、毒力较弱，对机体的损害较轻，不出现或仅出现不明显临床症状的感染，又称为亚临床感染。在大多数传染病流行中，隐性感染者一般约占人群的90%或更多。隐性感染后机体可获得特异性免疫力，能抵御同种病原生物的再次感染，如结核分枝杆菌可引起隐性感染。

2. 显性感染。显性感染是指机体抗感染免疫力较弱或侵入的致病生物数量较多、毒力较强，对机体的组织细胞损害较严重，生理功能发生改变，并出现一系列临床症状的感染。显性感染又可分为以下几种类型。

（1）根据病情缓急、病程长短不同，显性感染分为：

①急性感染：发作突然、症状明显、病程较短，一般为数日至数周。病愈后，病原菌从体内消失，如脑膜炎奈瑟菌、霍乱弧菌等的感染。

②慢性感染：起病缓慢、病程长，可持续数月至数年。引起慢性感染的病原生物多为胞内寄生，如结核分枝杆菌、乙型肝炎病毒等。

（2）根据感染的部位和性质不同，显性感染分为：

①局部感染：病原生物侵入机体后，局限在某一部位生长繁殖，引起局部病变，如金黄色葡萄球菌引起的疖、痈等。

②全身感染：是指感染发生后，病原生物及其毒性代谢产物向全身扩散，引起全身症状。其临床上有以下几种情况。

毒血症：病原菌侵入机体，在局部组织生长繁殖，不侵入血流，只有其产生的外毒素进入血流，引起特殊的临床症状，称为毒血症，如白喉、破伤风等。

菌血症：病原菌侵入机体，由原发部位一时或间断性进入血流，在血流中不繁殖，称为菌血症，如伤寒早期的菌血症。

败血症：病原菌侵入血流并在其中大量繁殖，产生毒素，引起严重的全身中毒症状，如高热、白细胞增多、皮肤和黏膜瘀斑、肝脾大等，称为败血症，如化脓性链球菌引起的败血症。

脓毒血症：化脓性细菌引起败血症时，由于细菌随血流播散，在全身多种器官引起新的化脓病灶，称为脓毒血症。如金黄色葡萄球菌引起的脓毒血症，常导致多发性肝脓肿、皮下或肾脓肿等。

3. 带菌状态。在隐性感染或显性感染后病原体未被及时消灭而是在机体内继续存在，与人体免疫力处于相对平衡状态，并不断向体外排出病原体，称带菌（虫）状态，处于带菌（虫）状态的人，称为带菌（虫）者。带菌（虫）者经常或间歇性排出病原体，是重要的传染源之一。

（二）病毒感染的特点

病毒感染因病毒的种类、毒力和机体的免疫力等不同，可呈现不同的感染。根据感染持续时间长短，其可分为以下几种。

1. 急性病毒感染。急性病毒感染是指病毒感染机体后，潜伏期短、发病急，病程数日或数周，恢复后机体内一般不再有病毒，机体常常获得特异性免疫力，如流感、甲肝等。

2. 持续性病毒感染。持续性病毒感染是病毒感染后可在机体内持续存在数月、数年，甚至终生。持续性感染又可分为：

（1）潜伏感染：是指经初次急性或隐性感染后，病毒基因组长期潜伏在体内某种组织细胞内，但不复制，体内无病毒排出，也不引起临床症状，常规检查方法检测不到病毒体。潜伏在体内的病毒在某些条件（如机体抵抗力降低）下可被激活进行增殖复制，引起急性临床症状。如HSV Ⅰ原发感染后可潜伏在三叉神经节，遇机体抵抗力降低时病毒复制增殖，引起急性发作的口唇单纯疱疹。

（2）慢性感染：是指病毒经急性或隐性感染后持续存在体内并经常或间歇排出体外。其临床表现潜伏期长、症状可轻可重，或仅表现为抗原携带状态，或表现为症状迁延不愈，如乙肝病毒的感染。

（3）慢发病毒感染：较少见但后果严重。病毒感染后有很长的潜伏期（数年或数十年），其间既不能分离出病毒也没有症状，一旦发作，呈亚急性、进行性，常导致死亡，如HIV引起的AIDS、朊粒引起的人克雅病（CJD）和库鲁（Kuru）病等。

（4）急性病毒感染的迟发并发症：是指在病毒急性感染后1年或数年，发生致死性病毒病称为急性病毒感染的迟发并发症，如儿童期感染麻疹病毒后，经过10余年可发生亚急性硬化性全脑炎（SSPE）。

（三）真菌感染的特点

按其发病部位的不同，可将病原性真菌感染分为以下两种。

1. 浅部真菌感染。浅部真菌感染是指寄生或腐生于皮肤角质层、毛发和指趾甲板角蛋白以及皮下组织的真菌感染，所以浅部真菌感染又可分为皮肤感染和皮下组织感染。皮肤感染主要是由皮肤癣菌引起的体癣、股癣、手癣和足癣等。皮下组织感染主要由孢子丝菌和着色真菌引起，多经机体的创伤部位侵入皮下组织，可蔓延至周围组织，但一般不累及内脏器官。

2. 深部真菌感染。深部真菌感染是由致病性真菌（如组织胞浆菌、粗球孢子菌等）和条件致病性真菌（如白假丝酵母菌、新生隐球菌、卡氏肺孢菌等）引起的感染。深部真菌感染对人体健康的危害比浅部真菌感染严重，尤其近年深部真菌感染的发病率日益增加，应引起足够的重视。

（四）寄生虫感染的特点

1. 寄生虫的带虫者、慢性感染和隐性感染。带虫者是感染寄生虫后并不出现明显的临床症状和体征的人。慢性感染是指人体感染寄生虫后没有明显的临床症状和体征，或在临床上出现一些症状后，未经治疗或治疗不彻底，而逐渐转入慢性持续感染阶段。在慢性感染期，往往伴有组织损伤与修复。隐性感染是指寄生虫侵入人体并能长期或暂时在人体内生存，而不引起明显临床表现，又不易用常规方法检获病原体的一种寄生现象。但隐性感染者当机体免疫力下降或免疫缺陷时，体内的寄生虫增殖力和致病力增强，从而出现明显的临床症状和体征。

2. 幼虫移行症与异位寄生。有些蠕虫的幼虫侵入非正常宿主后，不能发育成虫，但这些幼虫可在体内长期存活并移行，引起局部或全身病变，称为幼虫移行症。有的寄生虫在常见寄生部位以外的组织或器官寄生，这种寄生现象称异位寄生，由异位寄生引起的损害称异位损害。了解寄生虫的幼虫移行症和异位寄生对疾病的诊断和鉴别诊断至关重要。

3. 多寄生现象。同时感染两种或两种以上的寄生虫时，称多寄生现象。不同虫种在同一宿主体内生活，可能会相互促进或相互制约，增加或减少它们的致病作用，从而影响临床表现。

项目小结

细菌的致病性
- 毒力：侵袭力，内、外毒素
- 侵入数量
- 侵入途径

病毒的致病机制
- 杀细胞效应及细胞凋亡
- 包涵体形成
- 基因整合与细胞转化
- 稳定状态感染
- 免疫病理损伤

真菌的致病机制
- 致病性真菌感染
- 机会致病性真菌感染
- 真菌性中毒症
- 超敏反应性疾病
- 毒素与肿瘤

寄生虫的致病机制
- 夺取营养
- 机械性损伤
- 化学毒性
- 免疫病理损伤

病原生物感染途径
- 呼吸道
- 消化道
- 创伤
- 接触
- 节肢动物
- 母婴

全身感染类型
- 毒血症
- 菌血症
- 败血症
- 脓毒血症

（曹　娟）

思考与练习

一、单项选择题

1．下列病原体不能通过垂直传播的是　（　）

A．淋病奈瑟菌　B．梅毒螺旋体

C．风疹病毒　D．HIV

E．HCV

2．病原菌在机体局部繁殖，产生的外毒素进入血液引起中毒症状，称为　（　）

A．菌血症　B．败血症

C．毒血症　D．脓毒血症

E．带菌状态

3. 病毒侵入细胞，但不能大量增殖，不出现临床症状，常规检查也无法检测到病毒体，此类感染被称为 ( )

A. 慢性感染
B. 潜伏感染
C. 慢发病毒感染
D. 隐性感染
E. 亚急性感染

4. 病毒侵入宿主细胞内复制增殖后，直接侵入邻近细胞形成多核巨细胞，此种感染状态为 ( )

A. 溶细胞感染
B. 慢性感染
C. 细胞转化
D. 稳定状态感染
E. 细胞凋亡

5. 与细菌侵袭力无关的是 ( )

A. 菌毛
B. 荚膜
C. 芽孢
D. 血浆凝固酶
E. 透明质酸酶

6. 细菌的毒力取决于细菌的 ( )

A. 侵入机体的数量与途径
B. 基本结构
C. 特殊结构
D. 侵袭力和毒素
E. 分解代谢产物

7. 有利于细菌在体内扩散的物质是 ( )

A. 荚膜
B. 透明质酸酶
C. 菌毛
D. 血浆凝固酶
E. M蛋白

8. 关于外毒素的叙述错误的是 ( )

A. 多由革兰阳性菌产生
B. 化学成分是蛋白质
C. 性质稳定，高压蒸汽灭菌不能破坏
D. 可刺激机体产生抗毒素
E. 经甲醛处理可制成类毒素

9. 内毒素不具有的毒性作用是 ( )

A. 发热
B. 白细胞反应
C. 内毒素休克
D. 食物中毒
E. DIC

10. 以神经毒素致病的细菌是 ( )

A. 霍乱弧菌
B. 乙型溶血性链球菌
C. 肉毒梭菌
D. 大肠埃希菌
E. 白喉杆菌

11. 关于内毒素的叙述不正确的是 ( )

A. 来源于革兰阴性菌
B. 化学成分是脂多糖

C．免疫原性强，可制成类毒素　　D．由细菌死亡裂解后释放

E．性状稳定、耐热

12．带菌者是指　（　）

A．体内带有正常菌群的人

B．病原菌潜伏在体内，不向体外排菌的人

C．体内带有条件致病菌的人

D．感染后，临床症状明显，并可传染他人的人

E．感染后临床症状消失，但体内病原菌未被彻底清除，又不断向体外排菌的人

13．病毒对宿主细胞的直接致病作用不包括　（　）

A．杀细胞效应　　B．稳定状态感染

C．包涵体形成　　D．细胞转化

E．免疫性损伤

14．下列关于真菌的致病性错误的是　（　）

A．致病性真菌感染多为外源性

B．有的真菌会产生毒素导致中毒

C．过敏体质者吸入真菌孢子会引起的过敏性鼻炎

D．黄曲霉毒素与肝癌有关

E．免疫功能正常者常常导致条件致病性真菌感染

15．寄生虫对宿主的致病作用包括　（　）

A．夺取营养　　B．机械性损伤

C．毒性作用　　D．免疫性损伤

E．以上均是

二、名词解释

1．水平感染。

2．败血症。

3．潜伏感染。

4．包涵体。

三、问答题

1．叙述细菌外毒素与内毒素的特性。

2．叙述细菌感染的类型。

3．叙述病毒的致病性。

项目五 消毒与灭菌

知识目标

1. 掌握消毒、灭菌、无菌、无菌操作和防腐的概念及湿热灭菌法。
2. 理解常用化学消毒剂的用途和影响消毒效果的因素。
3. 了解其他物理消毒灭菌法。

细菌的生命活动与环境密切相关。适宜的环境，能促进细菌的生长繁殖；不适宜的环境，则可抑制细菌生长，引起细菌变异甚至死亡。因此，掌握细菌与外界环境的关系，利用对细菌的不利因素进行消毒灭菌，是非常重要的。以下术语常用来表示物理或化学方法对微生物的杀灭程度。

1. 消毒。消毒是指杀死物体上病原微生物，并不一定能杀死细菌芽孢或非病原微生物的方法。用于消毒的化学药品称为消毒剂。一般消毒剂的常用浓度只对细菌的繁殖体有效，要杀灭细菌芽孢则需要提高消毒剂的浓度和延长消毒时间。

2. 灭菌。灭菌是指杀灭物体上所有微生物（包括病原微生物、非病原微生物的繁殖体及芽孢）的方法。经过灭菌的物品称为“无菌物品”。凡需进入人体内部，包括血液、组织、体腔的医用器材，如手术器械、注射用具等，都必须是无菌物品。在实验室，培养液和相关的试剂、器材也需要灭菌。

3. 防腐。防腐是指防止或抑制微生物生长繁殖的方法。用于防腐的化学药物称为防腐剂。它在医学中常用于延长生物制品及口服制品的保存期。许多化学制剂在低浓度时是防腐剂，在高浓度时则为消毒剂。防腐剂的选择要安全和有效，常用的有醇类、碘仿、氯己定等。

4. 无菌及无菌操作。无菌是指物体上无活的微生物存在。无菌操作是防止微生物进入机体或物体的操作技术。进行外科手术、医疗技术操作及微生物学实验过程等，均需进行严格的无菌操作。

5. 卫生清理。卫生清理是指将微生物污染了的无生命物体表面还原为安全水平的处理过程，如患者的衣物换洗，用具、房间的卫生处理等。

知识链接

生物安全

生物安全（biosafety）是指防范、处理危险生物因子对人体危害的综合措施。能引起生物危害的生物因子主要包括病原微生物及其代谢产物。生物危害主要来自生物实验室及生物恐怖活动。实验室的生物安全是指在从事病原微生物实验活动的实验室中避免病原体对工作人员和相关人员的危害，避免对环境的污染和对公众的危害，为了保证实验研究的科学性，还要保护被实验因子免受污染。生物恐怖活动是指利用强致病力细菌、病毒等微生物攻击人群，对社会公众及环境造成严重危害的一种活动。

（冯　梅）

任务一　物理消毒灭菌法

一、热力消毒灭菌法

高温能破坏细菌的蛋白质和核酸，使菌体蛋白质变性凝固、核酸解链而死亡，因而最常用于消毒和灭菌。热力消毒灭菌法分湿热法和干热法两类。在同一温度下湿热的灭菌效果比干热好，其原因是：①湿热比干热穿透力强，能较快提高灭菌物品内部的温度；②湿热中细菌易吸收水分，使菌体蛋白质易于凝固变性；③湿热蒸汽接触被灭菌物品时变为液态可释放出大量的潜热，能迅速提高灭菌物品的温度。

（一）湿热消毒灭菌法

1. 高压蒸汽灭菌法。高压蒸汽灭菌法是一种最常用、最有效的灭菌方法。利用密闭的蒸汽锅，加热产生蒸汽，容器内随着蒸汽压力的不断增加，温度也会随之升高。通常压力在103.4 kPa（1.05 kg/cm^2）时，容器内温度可达121.3 ℃，经15～30 min，可杀死所有的细菌繁殖体和芽孢。凡耐高温、不怕潮湿的物品，如手术器械、敷料和一般培养液等，均可用此法灭菌。灭菌时，必须将锅内冷空气排尽，并应注意放置的物品不宜过于紧密，否则会影响灭菌效果。由于高压蒸汽灭菌所需时间较长，近年来，在此基础上又研发了一种新型的预真空压力蒸汽灭菌器。即先将灭菌器内空气抽出约98%，再送入蒸汽，灭菌时间可缩短至3～4 min，特别适用于周转快的物品。

2. 煮沸法。在1个大气压下，煮沸100 ℃ 5 min可杀死细菌繁殖体，常用于消毒饮水、食具、刀剪、玻璃注射器等，杀灭细菌芽孢需煮沸1～3 h。若水中加入20 g/L碳酸氢钠，可提高沸点105 ℃，既可促进杀灭芽孢，又能防止金属器械生锈。

3. 流通蒸汽法。流通蒸汽法利用蒸笼或阿诺蒸锅进行消毒。流通蒸汽法温度不超过100 ℃，经15～30 min可杀死细菌繁殖体，如果把流通蒸汽加热的物品放置37 ℃孵箱过夜，使其中芽孢发育成繁殖体，次日再经流通蒸汽加热，如此重复3次，可达到灭菌的目的，称为间歇灭菌法。此法常用于不耐高温的含糖、牛奶的培养基的灭菌。

4. 巴氏消毒法。巴氏消毒法是用较低温度杀灭液体中的病原菌或特定微生物，可延长食品的贮存时间，并且不影响被消毒物品的营养成分及香味。其加热温度为61.1～62.8 ℃ 30 min、71.7 ℃ 15～30 s，现广泛采用后者，常用于不耐高温食品，如牛奶、酒类、饮料等的消毒。

（二）干热消毒灭菌法

干热消毒灭菌法的杀菌作用是通过脱水、干燥以及大分子变性从而杀灭微生物，常用方法有以下几种。

1. 焚烧。焚烧是指直接燃烧或在焚烧炉内焚烧，是一种彻底的灭菌方法，用于废弃的物品或死于传染病的患者或动物尸体等。

2. 烧灼。烧灼是指直接在火焰上燃烧的方法，适用于微生物学实验室的接种环、试管口、瓶口等灭菌。

3. 干烤。干烤是指利用电热干烤箱灭菌，通常加热至171℃ 1 h或160 ℃ 1 h或121℃ 16 h，可达到灭菌的目的，适用于高温下不变质、不损坏、不蒸发的物品，如玻璃器皿、瓷器、玻璃注射器及金属器械等的灭菌。

二、辐射杀菌法

（一）日光与紫外线

日光的杀菌作用主要靠紫外线。紫外线的波长在200～300 nm时，具有杀菌作用，其中265～266 nm杀菌力最强，此波长与DNA吸收波峰一致，易被细菌DNA吸收，使一条DNA链上相邻的两个胸腺嘧啶共价结合形成二聚体，干扰DNA的复制与转录，导致细菌的死亡或变异。紫外线穿透力弱，玻璃、纸张、尘埃均能阻挡紫外线，故只适用于手术室、病房、实验室的空气消毒及物品表面消毒。应用人工紫外线灯进行空气消毒时，有效距离为2～3 m，照射时间1～2 h。杀菌波长的紫外线对人体皮肤、眼睛有损伤作用，使用时应注意防护。

（二）电离辐射

电离辐射包括高速电子、X射线和γ射线等。电离辐射因有较高的能量和穿透力，在足够剂量时，对各种细菌均有致死作用。其机制是产生游离基，破坏细菌的DNA，常用于一次性医用塑料制品的消毒，亦可用于食品的消毒，而不破坏其营养成分。

三、滤过除菌法

滤过除菌法是用物理阻留的方法除去液体或空气中的细菌、真菌，以达到无菌目的，但不能除去病毒、支原体、衣原体、细菌L型。液体除菌所用的器具是滤菌器，滤菌器含有微细小孔，只允许液体通过，而大于孔径的细菌、真菌等颗粒不能通过。滤过法主要用于一些不耐高温的血清、抗毒素、抗生素的除菌。滤菌器的种类很多，目前常用的有薄膜滤菌器、玻璃滤菌器、石棉滤菌器、素陶瓷滤菌器等。

四、干燥与低温抑菌法

有些细菌的繁殖体在空气中干燥时会很快死亡，如脑膜炎奈瑟菌、淋病奈瑟菌、霍乱弧菌等。但有些细菌的抗干燥能力较强，如结核分枝杆菌在干痰中数月不死亡。细菌芽孢的抵抗力更强，如炭疽芽孢杆菌的芽孢耐干燥20余年。干燥法常用于保存食物，高盐或高糖食品可使细菌体内水分溢出，造成生理性干燥，使细菌的生命活动停止，从而防止食物变质。低温可使细菌的新陈代谢减慢，故常用作保存细菌菌种。当温度回升至适宜范围时，又能恢复生长繁殖。为避免解冻时对细菌的损伤，可在低温状态下真空抽去水分，此方法称为冷冻真空干燥法。该法是目前保存菌种的最好方法，一般可保存微生物数年至数十年。

（冯 梅）

任务二 化学消毒灭菌法

许多化学药物能影响细菌的化学组成、结构与生理活动，从而发挥防腐、消毒甚至灭菌的作用。常用化学药物的种类很多。

一、消毒剂

用于消毒的化学制剂，称为消毒剂。消毒剂对人体组织细胞都有一定的毒性，故只能外用不能内服，所以主要用于人体体表和医疗器械及周围环境的消毒。

（一）常用消毒剂的作用机制

消毒剂种类甚多，其作用机制也各不相同，主要通过以下几个方面发挥作用。

（1）使菌体蛋白质变性或凝固，如高浓度重金属盐类、醇类、醛类、酸、碱、氧化剂等。

（2）干扰或破坏细菌的酶系统和代谢，如某些氧化剂、低浓度重金属盐类与细菌代谢酶蛋白中的巯基（SH）结合，使其失去活性，引起细菌代谢障碍。

（3）改变细菌细胞壁或细胞膜的通透性，使胞质内重要代谢物质逸出，导致细菌死亡，如低浓度酚类、脂溶剂、阳离子表面活性剂等。

（二）常用消毒剂的种类、性质与用途（表5-1）

表5-1 常用消毒剂的种类、性质与用途

种类	常用消毒剂及使用浓度	用途
酚类	30～50 g/L苯酚	器械、排泄物消毒
醇类	70%～75%（v/v）乙醇	皮肤、体温计消毒
重金属盐类	10 g/L硝酸银	新生儿滴眼，预防淋球菌感染

续表

种类	常用消毒剂及使用浓度	用途
氧化剂	1 g/L高锰酸钾	皮肤、水果、蔬菜消毒
	30 g/L过氧化氢	创口、皮肤、黏膜消毒
	1～5 g/L过氧乙酸	塑料、玻璃器皿消毒
卤素	20～25 g/L碘附	皮肤消毒
表面活性剂	0.5～1 g/L苯扎溴铵	外科手术洗手，皮肤黏膜消毒，浸泡手术器械
醛类	10%（v/v）甲醛	浸泡物品，空气消毒
烷化剂	50 mg/L环氧乙烷	手术器械、敷料消毒
酸碱类	5～10 mL/m^3醋酸加等量水蒸发	空气消毒

化学消毒剂按其杀菌能力可分为以下三级。

1. 高效消毒剂。高效消毒剂可杀灭包括细菌芽孢在内的所有微生物，如次氯酸钠、过氧化氢、过氧乙酸、戊二醛、甲醛等；适用于不能耐受热力灭菌，但要进入人体内部的物品，如内镜、塑料外科器材等的消毒。

2. 中效消毒剂。中效消毒剂不能杀灭细菌芽孢，但能杀灭细菌繁殖体（包括结核分枝杆菌）、真菌和大多数病毒，如乙醇、异丙醇、碘酊、碘附、苯酚、来苏水等，适用于纤维内镜、喉镜、阴道窥器、麻醉器材等。

3. 低效消毒剂。低效消毒剂可杀灭多数细菌繁殖体，不能杀灭细菌芽孢、结核分枝杆菌及某些抵抗力较强的真菌和病毒，如苯扎溴铵、高锰酸钾、氯己定等。该类消毒剂刺激性、腐蚀性均较小，常用于器械、皮肤伤口及口腔、阴道、尿道、膀胱等黏膜组织的消毒。

（三）影响消毒剂杀菌效果的因素

1. 消毒剂的性质、浓度和作用时间。各种消毒剂的理化性质不同，对微生物的作用大小也有差异。同一种消毒剂的浓度不同，其消毒效果也不同。一般而言，消毒剂的浓度越大（乙醇例外），作用时间越长，杀菌效果越好。

2. 细菌的种类、数量与状态。不同的细菌对消毒剂抵抗力不同。细菌的芽孢比繁殖体抵抗力强；有荚膜的细菌抵抗力强；幼龄菌比老龄菌对消毒剂敏感；细菌数量越大，所需消毒时间越长。

3. 环境因素的影响。环境中有机物的存在，能影响消毒剂的消毒效果。病原菌常同排泄物、分泌物一起存在，这些物质对细菌有保护作用，并与消毒剂发生化学反应，因而影响消毒效果。故消毒皮肤和器械时，须洗净后再消毒，对痰、粪便等的消毒，宜选择受有机物影响较小的消毒剂，如漂白粉及酚类化合物等，也可使用高浓度的消毒剂或适当延长消毒时间。

4. 温度和酸碱度。升高温度可提高消毒剂的杀菌效果，如金黄色葡萄球菌在酚类消毒剂中，20 ℃时比在10 ℃时的杀菌时间缩短5倍。另外，消毒剂的杀菌效果还受pH的影响，如新洁尔灭在碱性溶液中杀菌作用强，酚类在酸性溶液中杀菌效果较好。

二、防腐剂

某些低浓度的消毒剂可用作防腐剂。在生物制品中，如疫苗、类毒素等，常加入防腐剂，以防杂菌生长。常用的防腐剂有0.1 g/L硫柳汞、5 g/L苯酚和0.1%～0.2%（v/v）甲醛等。

三、化学疗剂

用于治疗的化学药物称为化学疗剂。其特点是能选择性地干扰病原体新陈代谢的某些环节，导致病原体死亡，一般对人体的毒性很小或无毒性，可内服或注射。常用的化学疗剂有磺胺类药、呋喃类药、异烟肼等。

任务小结

消毒是指杀死物体上病原微生物的方法。

灭菌是指杀灭物体上所有微生物（包括微生物和芽孢）的方法。

无菌是指物体上无任何活的微生物存在。

无菌操作是指防止微生物进入机体或物体的操作技术。

物理消毒灭菌方法有热力、辐射、滤过等。

湿热灭菌法：高压蒸汽灭菌法、煮沸法、间歇灭菌法、巴氏消毒法。高压蒸汽灭菌法是最常用、最有效的灭菌法。

消毒剂杀菌原理：使菌体蛋白质变性或凝固，干扰或破坏细菌的酶系统和代谢，改变细菌细胞壁或细胞膜的通透性等机制杀菌。

影响消毒剂杀菌效果的因素有消毒剂的性质、浓度和作用时间，细菌的种类、数量与状态，环境因素及温度和酸碱度等。

（冯　梅）

思考与练习

一、单项选择题

1. 杀灭物体上所有微生物的方法称为 （ ）

A. 消毒 B. 灭菌 C. 无菌 D. 无菌操作 E. 防腐

2. 外科手术器械、敷料采用的灭菌方法是 （ ）

A. 煮沸法 B. 高压蒸汽灭菌法

C. 巴氏消毒法 D. 间歇灭菌法

E. 流通蒸汽法

3. 紫外线杀菌的机制是 （ ）

A. 使菌体蛋白变性凝固 B. 使细菌核糖体破坏

C. 干扰细菌DNA复制和转录 D. 破坏细菌DNA

E. 干扰细菌酶系统

4. 血清、抗毒素的消毒采用的方法是 （ ）

A. 高压蒸汽灭菌法 B. 紫外线杀菌法

C. 煮沸法 D. 巴氏消毒法

E. 滤过除菌法

5. 物体上无活的微生物存在是 （ ）

A. 消毒 B. 灭菌 C. 无菌 D. 无菌操作 E. 卫生清理

6. 对化学消毒剂杀菌效果影响最不重要的因素是 （ ）

A. 消毒剂的浓度 B. 细菌的种类和数量

C. 环境中有机物 D. 温度和酸碱度

E. 盐类物质的存在

7. 下列为高效类消毒剂的是 （ ）

A. 30 g/L过氧化氢 B. 75% (v/v) 乙醇

C. 20 g/L碘酊 D. 2% (v/v) 来苏水

E. 0.5~1 g/L苯扎溴铵

二、名词解释

1. 消毒。
2. 灭菌。
3. 无菌及无菌操作。

三、问答题

1．叙述热力消毒灭菌的方法及用途。

2．叙述化学消毒剂的杀菌机制及影响因素。

任务三 细菌的分布与医院感染

知识目标

1. 掌握正常菌群、条件致病菌、菌群失调的概念，细菌在正常人体的分布及医院感染的预防和控制措施。

2. 理解正常菌群的生理意义及正常菌群转变为条件致病菌的条件。

3. 了解医院感染的概念及特点。

种类繁多的细菌广泛分布在自然界及正常人体的体表和与外界相通的腔道，它们与外界环境及宿主一起构成相对平衡的生态体系，大多数细菌对人体是无害的，但有些细菌侵入人体或因某些原因导致人体内微生态平衡失调时，可以引起疾病。因此，了解细菌在自然环境及正常人体的分布，认识正常菌群的作用及微生态平衡与失调的关系，对加强无菌观念，正确使用消毒灭菌的方法，防止医院感染、传染病及菌群失调的发生均有十分重要的意义。

一、细菌的分布

（一）细菌在自然界的分布

1. 细菌在土壤中的分布。土壤富含各种细菌生长繁殖的基本条件，因此细菌的种类和数量较多，一般离地面 10～20 cm 的土壤中，细菌含量最多。土壤中的细菌多数为非病原菌，在自然界的物质循环中起着重要的作用。土壤中的病原菌可来自人和动物的排泄物，以及死于传染病的人畜尸体，多数病原菌在土壤中容易死亡。但有一些能形成芽孢的细菌，如破伤风梭菌、产气荚膜梭菌、炭疽芽孢杆菌等，它们在土壤中可存活几年或几十年，并能通过伤口感染人体，因此当伤口被泥土污染时，应采取必要的措施进行预防和治疗。

2. 细菌在水中的分布。水也是细菌生存的天然环境，水中的细菌主要来自土壤和人、动物的排泄物等，水中细菌的数量通常地面水多于地下水，静止水多于流动水。水中可含有伤寒沙门菌、痢疾志贺菌、霍乱弧菌等病原菌。水源被污染可引起多种消化系统传染病的流行，因此保护水源，加强水和粪便的管理，是预防和控制消化道传染病的重要环节。

3. 细菌在空气中的分布。空气中可存在不同种类的细菌，常见的病原菌有金黄色葡萄球菌、链球菌、结核分枝杆菌、白喉杆菌及脑膜炎奈瑟菌等，可引起伤口或呼吸道感染。此外，空气中的非病原菌，常可造成生物制品、药物制剂及培养液的污染。因此，医院的手术室、病房、制剂室、实验室等要经常进行空气消毒，并应严格按照有关制度进行消毒隔离和无菌操作，以防止病原菌的传播及手术后的感染。

（二）细菌在正常人体的分布

1. 分布概况。人的体表及其与外界相通的腔道（如口腔、鼻咽腔、肠道、泌尿生殖道等），都寄居着不同种类和数量的微生物，如表5-2所示。

表5-2 正常人体各部位常见微生物群

部位	主要微生物群
皮肤	葡萄球菌、类白喉棒状杆菌、铜绿假单胞菌、非结核分枝杆菌、短棒状杆菌、白假丝酵母菌
口腔	表皮葡萄球菌、甲型和丙型链球菌、肺炎链球菌、奈瑟菌、乳杆菌、类白喉棒状杆菌、梭杆菌、螺旋体、白假丝酵母菌、放线菌、类杆菌
鼻咽腔	葡萄球菌、甲型和丙型链球菌、肺炎链球菌、奈瑟菌、类杆菌、梭杆菌、腺病毒、真菌、支原体
外耳道	葡萄球菌、类白喉棒状杆菌、铜绿假单胞菌、非结核分枝杆菌
眼结膜	葡萄球菌、结膜干燥杆菌
肠道	大肠埃希菌、产气肠杆菌、变形杆菌、铜绿假单胞菌、葡萄球菌、粪链球菌、类杆菌、产气荚膜梭菌、破伤风梭菌、双枝杆菌、乳杆菌、白假丝酵母菌、腺病毒
前尿道	葡萄球菌、棒状杆菌、非结核分枝杆菌、白假丝酵母菌
阴道	乳酸杆菌、大肠埃希菌、类杆菌、白假丝酵母菌

2. 人体正常菌群及其意义

（1）正常菌群的概念：正常人体的体表以及与外界相通的腔道黏膜上存在着不同种类和一定数量的微生物，这些微生物通常对人体是无害的，有些对人还有利，称为正常微生物群，通常称为正常菌群（normalflora）。

（2）正常菌群的生理意义：正常情况下，人体与正常菌群之间以及正常菌群中多种微生物之间，互相制约、互相依存，构成一种生态平衡，主要生理作用有几个方面：①生物拮抗作用：致病菌侵袭宿主，首先要突破皮肤和黏膜第一道生理屏障防线，而寄居在此的正常菌群可通过受体竞争、营养竞争和产生代谢产物等方式发挥生物屏障作用，拮抗致病菌的侵入。②营养作用：正常菌群参与机体的物质代谢、营养转化和合成，有的菌群还能合成宿主所必需的维生素，如大肠埃希菌能合成维生素B、维生素K等，供机体利用；双歧杆菌产酸造成酸性环境，可促进机体对维生素D和钙、铁的吸收。③免疫作用：正常菌群能促进机体免疫系统的发育成熟，也能刺激机体产生免疫应答，产生的免疫物质如SIgA、效应T细胞等既限制了正常菌群本身对宿主的危害，又能抑制或杀灭具有交叉抗原的病原菌。④抗衰老和抗肿瘤作用：肠道正常菌群中双歧杆菌、乳杆菌等许多细菌具有抗衰老作用，可能与其产生超氧化物歧化酶（superoxide dismutase，SOD）有关。SOD是一种抗氧化损伤的生物酶，能催化自由基（O^{-2}）歧化，以清除O^{-2}的毒性，保护组织细胞免受其损伤。此外，正常菌群还有一定的抗癌作用，其机制可能是与激活巨噬细胞，促进其吞噬作用和降解某些致癌物质（如亚硝氨基胍）有关。

3. 条件致病菌

（1）条件致病菌的概念：寄居在人体一定部位的正常菌群相对稳定，但在特定条件下，正常菌群与宿主之间，正常菌群中的各种细菌之间的生态平衡可被破坏而使机体致病。这类在正常条件下不致病，在特殊情况下能引起疾病的细菌，称为条件致病菌或机会致病菌。机会感染是指由正常菌群在机体免疫功能低下、寄居部位改变或菌群失调等特定条件下而引起的宿主感染，又称为条件致病菌感染。

（2）正常菌群转化为条件致病菌的条件：①寄居部位发生变迁：如外伤或手术、留置导尿管等医疗措施的介入，使细菌进入腹腔、泌尿道或血液等可引起相应病症。②机体免疫功能低下：如大面积烧伤患者，慢性消耗性疾病以及使用大剂量的皮质激素、抗肿瘤药物等而造成机体免疫功能低下时正常菌群中的某些细菌可引起自身感染而出现各种疾病。③菌群失调：由于某种原因使正常菌群的种类、数量和比例发生较大幅度的改变，导致微生态失去平衡称为菌群失调。由于严重菌群失调而使宿主表现一系列临床症状，称为菌群失调症。由于菌群失调症往往是在抗菌药物等治疗原有感染性疾病过程中产生的另一种新感染，故临床上又称为二重感染。若发生二重感染，应停用原来的抗生素，选用合适的敏感药物，同时，亦可使用有关的微生态制剂，协助调整菌群，以恢复正常菌群的生态平衡。

小贴士

常见的机会致病菌

常见的机会致病菌有大肠埃希菌、铜绿假单胞菌、产气肠杆菌、肺炎克雷伯菌、葡萄球菌、变形杆菌、阴沟肠杆菌、白假丝酵母菌等。

二、医院内感染

医院是一个人口密集、人口流动性大且疾病种类多的公共场所，患者、带菌者和健康人之间密切接触，因此医院又是一个容易发生污染的特殊环境，很容易造成病原体在人群中播散。可以说医院感染是伴随着医院建立而发生的新问题，其感染率和病死率居高不下，影响医疗质量，加重患者和国家的经济负担。医院感染已成为当今医院面临的突出公共卫生问题之一。从医学微生物学的角度出发，提出对医院感染的监测、预防和控制措施，有着重要的临床实际意义。

（一）医院感染的概念及特点

1. 医院感染的概念。医院感染又称医院内感染或医院获得性感染，主要是指患者在住院期间发生的感染和医院内获得而在出院后发生的感染，或患者入院时已发生的直接与前次住院有关的感染。医院工作人员在医院内获得的感染也属医院感染。若患者在入院前已发生感染或已处于感染的潜伏期，则不属于医院感染。

2. 医院感染的基本特点

（1）感染发生的地点和时间：感染发生的地点必须在医院内，感染发生的时间指患者在医院期间和出院后不久出现的感染。

（2）感染来源：以内源性感染为主，外源性感染少见。

（3）感染的对象：在医院内活动的人群，主要为住院患者。

（4）传播方式与途径：以密切接触为主，如侵入性诊疗技术等。

（5）分离的病原菌：主要是机会致病菌，多为耐药菌株。

（二）医院感染的分类

根据感染的微生物来源不同，医院感染分为以下几种。

1. 内源性医院感染。内源性医院感染亦称自身感染，是指患者自身体内的微生物（正常微生物群和潜伏的致病性微生物）大量繁殖而导致的感染。

2. 外源性医院感染。外源性医院感染是指微生物来自于自身体外的感染，如患者、携带者（探视者、医护人员或动物）及周围环境。根据感染的来源和方式，其又可分为：①交叉感染：由患者之间及患者与医护人员之间通过密切接触而发生的直接感染，或通过生活用品等发生的间接感染。②环境感染：因使用消毒不严或污染的医护用品、诊疗设备，以及通过外环境如微生物气溶胶而获得的感染。

（三）医院感染的微生物及其特点

1. 医院感染常见的微生物。细菌是引起医院感染的主要微生物，占90%以上，以革兰阴性杆菌为主。除了细菌外，还有病毒、真菌、衣原体、支原体和原虫等病原生物，如表5-3所示。

表5-3 医院感染常见的微生物

感染类型	常见微生物
泌尿道感染	大肠埃希菌、克雷伯菌、沙门菌、变形杆菌、铜绿假单胞菌、肠球菌、白假丝酵母菌等
呼吸道感染	流感嗜血杆菌、肺炎链球菌、分枝杆菌、呼吸道病毒等
伤口和皮肤感染	金黄色葡萄球菌、链球菌、变形杆菌、厌氧菌、凝固酶阴性葡萄球菌
胃肠道感染	沙门菌、宋内志贺菌、病毒等

2. 医院感染微生物的特点

（1）主要为机会致病性微生物：常为内源性感染，以条件致病菌为主，少数是致病性或非致病性微生物引起的外源性感染。

（2）常具有耐药性：从医院感染的患者分离的细菌，大多数具有耐药性，部分还是多重耐药菌株，如铜绿假单胞菌、肺炎克雷伯菌、金黄色葡萄球菌、白假丝酵母菌等。

（3）常发生种类的变迁：医院感染的微生物种类随着抗菌药物品种及其使用年代的不同而发生变迁。在20世纪50～60年代，世界范围内医院感染的主要病原菌为革兰阳性球菌；70～80年代以后，国内外医院感染微生物均以革兰阴性杆菌为主。

（4）适应性强：医院感染的微生物适应性较强，如革兰阴性杆菌即使在无养料的液体中或潮湿的环境中亦可繁殖并长期存活；革兰阳性球菌在外界环境中虽不能繁殖也能存活较长时间，因此可保留较长的传染性，增加了医院感染的机会。

（四）医院感染的对象和方式

1. 医院感染的对象

（1）老年人和婴幼儿易发生医院感染：老人随着年龄的增长、器官老化、功能衰退，免疫功能也随之降低，而且常伴有慢性疾病。婴幼儿因免疫器官发育欠成熟，功能尚未健全，从母亲获得的被动免疫力（IgG）逐渐消失。因此，这两类人群较易感染。

（2）患有免疫功能缺陷、免疫功能紊乱疾病或其他基础疾病的患者易发生医院感染：疾病种类虽然不同，但均具有机体免疫功能下降、易发生感染的共同特点，如内分泌功能失调、恶性肿瘤、尿毒症等疾病。

2. 医院感染的方式。医院感染既具有普通感染性疾病流行的相似规律，又有其自身的特点，包括以下三个基本因素。

（1）传染源：

患者：是最重要的传染源。在疾病的潜伏期一直到恢复期内都有大量病原微生物排出体外，所排出的病原微生物常具有毒力和耐药性都较强的特性。

病原携带者：隐性感染者或恢复期携带者排出的病原微生物可感染他人。携带者是一个重要的传染源，因无明显临床症状，不易被人们防范。

环境传染源：医院是各种微生物高度集中的场所，可通过污染空气、医疗设备和物品、食品、水等将微生物传播给易感人群。

动物传染源：通过患病或带病原微生物的动物传播，以鼠类的危害性最大。医院内鼠类较多，它是某些病原微生物的重要宿主和传播媒介。

（2）传播途径：

接触传播：是医院感染最常见也是最重要的传播方式之一，可分为直接接触传播、间接接触传播。

空气传播：以空气为媒介通过微生物气溶胶而发生的传播。

媒介物传播：根据媒介不同分为经水、食物、血及血制品、药物制品和医疗器具传播，经上述媒介传播是医院感染传播的重要特点。

动物、昆虫传播：医院内常有鼠类、蚊、蚤、蝇、蟑螂等动物、昆虫存在，它们是某些病原体的储存宿主或中间宿主，可通过叮咬或机械性传递而传播。

（3）易感者：病原体传播到宿主后，是否引起感染取决于病原体的毒力和宿主的易感性。宿主的易感性由病原体的寄居部位和机体的免疫防御机能所决定。由于临床上的部分医疗技术在不同程度上抑制和破坏了患者原有的防御功能和微生态平衡，因此医院感染率逐渐上升。

（五）医院感染的预防和控制

消毒灭菌、隔离预防、合理使用抗菌药物和医院感染的监测等是控制医院感染的有效措施。

1. 消毒灭菌。消毒灭菌是预防感染、切断传播途径的基本措施之一。

（1）进入人体组织或无菌器官的医疗用品必须灭菌，接触皮肤黏膜的器械和用品必须消毒，提倡使用一次性注射器、输液器和血管内导管。

（2）污染医疗器材和物品均应先消毒后清洗，再消毒或灭菌。

（3）连续使用中的氧气湿化瓶、雾化器、呼吸机及其管道等，应定期消毒；湿化液应每日更换灭菌水；用毕需消毒，干燥保存。

（4）消毒灭菌后应进行效果监测。

（5）强调经常洗手，注意手部皮肤清洁和消毒。

2. 隔离预防。隔离预防是防止病原微生物从患者或带病原者传给其他人群的一种保护性措施。医院感染的隔离预防应以切断感染的传播途径作为制定措施的依据，同时考虑病原微生物和宿主因素的特点。

3. 合理使用抗菌药物。抗菌药物是医院内应用最广泛的一类药物。抗菌药物使用不当是造成医院感染的重要原因，合理使用抗菌药物是降低医院感染率的有效手段。

4. 医院感染的监测。医院感染的监测是控制医院感染的首要措施，其目的是减少各种感染的危险因素，降低感染的发生率。对医院重点部门，如急诊室、重症监护室、治疗室、婴儿室、手术室、检验科、供应室等密切监测和预报，定期对住院患者进行随机检测以掌握医院感染的流行情况，采取监控措施，防止疾病蔓延。

项目小结

正常菌群是存在于正常人体的体表以及与外界相通的腔道黏膜上不同种类和一定数量对人体无害的微生物。其生理作用有生物拮抗作用、营养作用、免疫作用、抗衰老和抗肿瘤作用。

正常菌群寄居部位发生变迁、机体免疫功能低下、菌群失调等条件下会转化为条件致病菌。

医院感染的对象主要是老年人，婴幼儿，患有免疫功能缺陷、免疫功能紊乱疾病或其他基础疾病的患者。

消毒灭菌、隔离预防、合理使用抗菌药物和医院感染的监测等是控制医院感染的有效措施。

（冯　梅）

思考与练习

一、单项选择题

1．水源污染易引起的传染病是（　　）

A．呼吸道传染病　　B．消化道传染病

C.皮肤感染 D.泌尿道感染
E.创伤感染

2. 正常人体无菌的部位是 ( )
A.皮肤 B.肠道 C.口腔 D.阴道 E.膀胱

3. 正常菌群的生理意义不包括 ( )
A.营养作用 B.免疫作用
C.生物拮抗作用 D.促进消化器官的发育成熟
E.抗衰老、抗癌作用

4. 长期使用大量广谱抗生素易引起 ( )
A.免疫力下降 B.菌群失调症
C.药物中毒 D.免疫缺陷病
E.自身免疫病

5. 医院感染微生物的特点不包括 ( )
A.多为外源性感染 B.感染菌常具有耐药性
C.感染微生物种类常发生种类的变迁 D.感染微生物适应性强
E.主要为机会致病性微生物

二、名词解释

1. 正常菌群。
2. 机会感染。
3. 菌群失调。

三、问答题

1. 叙述正常菌群转化为条件致病菌的条件。
2. 叙述医院感染的预防和控制措施。

项目六 病原学检测技术

知识目标

1. 掌握：标本的采集与送检原则。
2. 熟悉：细菌、病毒、真菌和寄生虫检测的一般程序。
3. 了解：细菌、病毒、真菌及寄生虫感染常用临床检测技术。

病原生物引起临床感染疾病十分常见，病原学检查可查明标本中的病原生物并对其进行种属鉴定，必要时进行药物敏感实验和毒力检查等，从而协助医生对感染性疾病进行病因学诊断，指导合理用药或观察治疗效果。

一、标本采集与送检原则

1. 标本采集。标本的采集与送检是病原学检查的第一步，该操作的规范化直接影响病原体检测结果，因此应遵守以下原则。

（1）无菌及无菌操作：采集标本时应无菌操作，盛放标本的容器和培养基应为无菌，并贴好标签。

（2）采集典型标本：应选择感染部位或病变明显的部位采集标本，避免杂菌污染。例如，怀疑细菌性痢疾时，应采集有黏液脓血的粪便。

（3）采集时间：根据病原体在不同时期的体内分布和排出部位，选择在最佳时间采集适宜标本。例如，可疑伤寒的患者，在病程的1～2周内取血液，2～3周时则取粪便或尿液送检，病程全程可取骨髓送检。

（4）采集前准备和检测前处理：对于怀疑细菌感染的标本，尽量在抗生素使用前采集，特别是对抗生素敏感的病原体，如乙型溶血性链球菌。用于病毒分离培养的标本可加入抗生素，避免病毒培养过程中的细菌污染。

2. 标本保存及送检。标本采集后应及时送检。大多数细菌标本应冷藏送检，但某些细菌，如脑膜炎奈瑟菌对低温极其敏感，应注意保温，尽量床旁接种，并预温相应的培养基。病毒在室温中易于灭活，应立即接种；如需运送，以4 ℃为宜；若需保存较长时间，加入适当的保护剂如甘油或二甲基亚砜后，放入-70 ℃保存。

二、细菌感染的实验室检查技术

1. 细菌形态学检查。细菌形态学检查在细菌学诊断中意义重大，常用不染色标本检查或染色标本检查。

细菌不染色标本主要用于观察细菌动力，如镜下发现流星样运动的细菌，可对霍乱弧菌进行初步诊断。细菌常用的染色法有革兰染色和抗酸染色等：①革兰染色法（Gram stain）：是目前对细菌进行分类鉴别、形态观察的最常用染色法。②抗酸染色法（acidfast stain）：是鉴定分枝杆菌属的重要方法。若在痰液中检出抗酸染色阳性杆状细菌，可怀疑是结核分枝杆菌。③特殊的染色方法：可将细菌的特殊结构进行染色，如细菌鞭毛、荚膜染色法等。

2. 病原菌的分离培养。对含病原菌标本进行分离培养，获得单个菌落，根据菌落的形态、颜色、透明度及溶血性等特征对细菌做出初步的识别。

3. 生化反应。得到纯培养细菌后，采用糖发酵、吲哚实验等生化实验对细菌进行鉴定。

4. 血清学实验。血清学实验是根据抗原与相应的抗体在适宜的条件下，能在体外发生特异性结合的原理，用已知抗体或抗原来检测未知抗原或抗体。体外的抗原抗体反应亦称为血清学实验。血清学实验包括：①血清学鉴定：即用含已知特异性抗体的免疫血清去检测患者标本中的未知细菌或细菌抗原，以确定病原菌的种型。②血清学诊断：是指用已知抗原检测患者血清中的相应抗体，以诊断感染性疾病的方法。抗原抗体反应包括凝集反应、沉淀反应和免疫标记技术等。

5. 细菌核酸的检测。检测病原菌核酸，不但有助于感染性疾病的确诊，还能确定病原菌的基因型，用于检测不能在体外培养或培养不敏感、成本高、耗时长的病原体。其方法有核酸杂交和PCR技术。

6. 药物敏感实验。在确定病原菌后，临床使用抗生素前必须进行药物敏感实验，从而指导临床用药。其常用方法包括纸片琼脂扩散法（KB法）、稀释法等。

三、病毒学检测技术

1. 形态学检查。电子显微镜能观察病毒颗粒的形态和大小，对含有高浓度的病毒颗粒（≥10^7/mL）的样品，可直接用电镜进行观察；对病毒含量少的样品，可用免疫电镜法进行观察。

光学显微镜能观察病毒感染细胞内的病理变化，如包涵体或多核巨细胞等。有些病毒感染细胞后，在细胞质或胞核内会出现用光学显微镜可观察到的圆形或椭圆形的斑块，称为包涵体（inclusion body）。包涵体的位置（胞质内或核内）和Giemsa染色后表现出的嗜酸性或嗜碱性的不同，对某些病毒性疾病的诊断有重要意义。如狂犬病病毒感染后可在脑神经细胞浆中检出嗜酸性包涵体，称为内基小体（Negri body），如图6-1所示，可辅助诊断狂犬病。

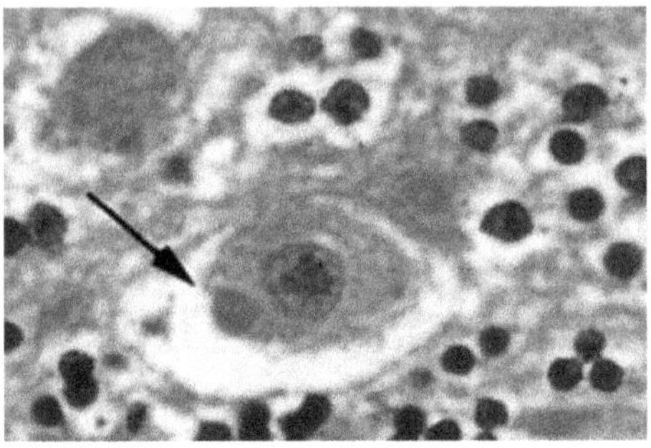

图6-1 内基小体(Giemsa染色)

2. 分离培养。病毒必须在活细胞内增殖，应使用易感的活细胞对病毒进行分离培养和鉴定，包括动物接种、鸡胚培养和组织培养。①动物接种：是最原始的病毒分离培养方法，常用动物有小鼠、豚鼠、兔和猴等，接种途径有皮内、皮下、鼻内、腹腔内等，须根据病毒种类不同选择敏感动物及适宜接种部位。②鸡胚培养：可用于多种病毒的培养，一般采用孵化9～14 d的鸡胚，按病毒种类接种于不同的部位，如绒毛尿囊膜接种常用于痘病毒和单纯疱疹病毒的培养，卵黄囊用于某些嗜神经病毒及衣原体的培养，羊膜腔接种用于流感病毒初次分离培养。鸡胚接种是培养流感病毒最敏感、最特异的方法。③组织培养：包括三种类型，即器官培养、组织培养和细胞培养，常用的是细胞培养。

3. 血清学实验

（1）病毒抗原的检测：用已知特异性抗体检测标本中相应的病毒抗原，如HBV抗原的检测。

（2）病毒抗体的检测：用已知病毒抗原检测患者血清相应抗体，常用方法有中和实验、补体结合实验、血凝抑制实验等技术。

4. 核酸的检测。通过核酸分子杂交和PCR技术，检测病毒核酸，辅助诊断疾病和观察疗效。病毒核酸诊断技术也主要是核酸分子杂交和PCR技术。

四、真菌学检测技术

1. 标本采集。浅部感染可取病变部位皮屑、病发或甲屑，深部感染可取病变部位分泌物、体液、痰液等。

2. 真菌的实验室检查方法

（1）形态学检查：是最简单、最常用的实验室诊断方法，用100 g/L KOH加于标本上，微加温后显微镜观察，如见到菌丝或孢子即可初步诊断为真菌感染。也可对真菌标本进行染色观察，常用染色方法有革兰染色、乳酸酚棉蓝染色、墨汁负染色、瑞特染色等。

（2）真菌培养：对于直接镜检不能确诊的真菌，则需要进行培养鉴定。一般采用沙堡培养液进行培养，培养温度以25 ℃（浅部感染真菌）或37 ℃（深部感染真菌）为主。

（3）组织病理学检查：直接镜检被感染部位组织病理学改变。

（4）血清学实验：是用于检测真菌抗原、抗体及代谢产物的血清学实验，尤其对深部真菌感染的检测，有很好的效果。其常用的方法有酶联免疫实验、荧光免疫测定、对流免疫电泳等。

（5）核酸的检查：常用PCR扩增方法检测真菌的核酸。该方法操作简便，极大地缩短了检测时间，具有极高的特异性和敏感性。

五、寄生虫检测技术

寄生虫检测，常根据感染部位选择不同标本进行检测，各种标本检测方法也不相同。常见的标本检测如下：

（一）粪便检查

粪便检查是临床诊断寄生虫病常用的方法。为取得准确的结果，粪便标本必须新鲜，送检时间一般不宜超过24 h。

1. 直接涂片法。直接涂片法用于检查蠕虫卵、原虫包囊和滋养体。该方法操作简便，连续3次涂片，可提高检出率。

（1）蠕虫卵检查：滴一滴生理盐水于载玻片中间，用棉签棍挑取绿豆大小粪块，在生理盐水中涂抹均匀后镜下检查。

（2）原虫检查：

①活滋养体检查：涂片应较薄，方法同查蠕虫卵。检查时应保持适宜温度，必要时需置保温台下观察。

②包囊碘液染色检查：涂片方法同上，以一滴碘液代替生理盐水。若同时需检查活滋养体，可在用生理盐水涂匀的粪滴旁边滴一滴碘液，取少许粪便在碘液中涂匀，再盖上盖片观察。涂片染色的查包囊，未染色的查活滋养体。

2. 厚涂片透明法（改良加藤法）。取约5 mg粪便，置于载玻片上，覆以浸透甘油孔雀绿溶液的玻璃纸片，轻压，使粪便铺开（约20 mm×25 mm），置于30～36 ℃温箱中30 min或25 ℃温箱中1 h，待粪膜稍干即可镜检。

3. 浓聚法

（1）沉淀法：原虫包囊和蠕虫卵比重较大可沉积于水底，有助于提高检出率。但比重较小的钩虫卵和某些原虫包囊其效果较差。

（2）浮聚法：利用比重较大的液体，使原虫包囊和蠕虫卵上浮，集中于液体表面进行检查，常用的方法有以下三种。

①饱和盐水浮聚法：此法用以检查钩虫卵效果最好。用竹签取黄豆粒大小的粪便置于浮聚瓶中，加入饱和盐水调匀，再慢慢加入饱和盐水到液面略高于瓶口，不溢出为止。此时在瓶口覆盖一载玻片，静置15 min后，将载玻片提起并迅速翻转，镜检。

②硫酸锌离心浮聚法：主要用于原虫包囊、蠕虫卵的检查。

③蔗糖离心浮聚法：主要用于粪便中隐孢子虫囊合子的检查。

4. 毛蚴孵化法。血吸虫卵内毛蚴在适宜温度的水中，短时间内可孵出，在水面下呈直线运动。取粪便约30 g，经重力沉淀法浓集处理后将沉渣倒入三角烧瓶内，加清水至瓶口，在20～30 ℃的条件下经4～6 h后肉眼或放大镜观察，如见水面下有白色点状物做直线来往游动，即是毛蚴。

5. 肛门拭子检查法。其主要用于在肛周产卵的蛲虫或常在肛门附近发现虫卵的带绦虫的检查，包括棉签拭子法和透明胶纸法。

（二）血液检查

血液检查是诊断疟疾、丝虫病的基本方法。涂制血膜用的载玻片用前须经洗涤液处理，自来水、蒸馏水冲洗，在95%（v/v）乙醇中浸泡，擦干或烤干后使用。

1. 疟原虫检查。用薄血膜或厚血膜涂片法，涂片干燥后用无水乙醇固定，瑞氏染色后进行镜下观察。

2. 微丝蚴检查。在低倍镜下观察新鲜血片，发现游动的幼虫后进行瑞氏染色，镜下观察微丝蚴以确定虫种。

（三）排泄物与分泌物等的检查

1. 痰液。痰液可查见肺吸虫卵、溶组织内阿米巴滋养体、棘球蚴原头蚴、粪类圆线虫幼虫、蛔蚴、钩蚴等。

2. 阴道分泌物。阴道分泌物主要用于检查阴道毛滴虫，方法为直接涂片法。用消毒棉签在受检查者阴道后穹隆、子宫颈及阴道壁上取分泌物，在有1～2滴生理盐水的玻片上做涂片镜检，可发现活动的虫体。天气寒冷时，应注意保温保湿。

（四）其他器官组织检查

1. 骨髓。骨髓主要用于杜氏利什曼原虫无鞭毛体的检查。

2. 淋巴结。淋巴结主要用于利什曼原虫和丝虫成虫的检查，利什曼原虫检出率低于骨髓穿刺。

3. 肌肉活检。肌肉活检主要用于旋毛虫幼虫和猪囊尾蚴的检查。

4. 皮肤。皮肤主要用于疥螨、蠕形螨等检查。

项目小结

一、标本采集原则

无菌及无菌操作，采集典型标本，采集时间，采集前准备和检测前处理，标本保存及送检。

二、细菌感染的微生物学检查法

形态学检查，分离培养，生化反应，血清学试验，细菌核酸检测，药物敏感试验。

三、病毒感染的微生物学检查法

形态学检查，分离培养，血清学试验，核酸的检测。

四、真菌感染的微生物学检查法

形态学检查，真菌培养，组织病理学检查，血清学试验，核酸的检查。

五、寄生虫检测技术

粪便检查，血液检查，排泄物与分泌物等的检查，其他器官组织检查。

（何　源）

思考与练习

一、单项选择题

1. 细菌染色标本在光学显微镜下不能看到的是 (　　)

A. 细菌的形态　B. 芽孢　C. 异染颗粒　D. 荚膜　E. 菌毛

2. 内基小体有助于哪种疾病的诊断 (　　)

A. 腺病毒感染　B. 麻疹　C. 鹦鹉热　D. 狂犬病　E. 巨细胞病毒病

3. 关于细菌的生化反应，下列正确的是 (　　)

A. 主要用于检测细菌的合成代谢产物

B. 甲基红试验的结果判断，指示剂呈红色为阴性，橘黄色为阳性

C. IMVIC试验中包含硫化氢实验

D. 通过细菌的生化反应，能判断细菌的抗原

E. 乳糖发酵试验常用于判断肠道细菌是否为致病菌

4. 下列微生物染色方法错误的是 (　　)

A. 新型隐球菌——墨汁负染色　B. 钩端螺旋体——镀银染色

C. 结核分枝杆菌——抗酸染色　D. 立克次体——Giemsa染色

E. 支原体——革兰染色

5. 关于抗“O”试验，叙述错误的是 (　　)

A. 测定的是血清中链球菌溶血素“O”抗体的含量

B. 患者血清中抗“O”抗体超过40单位，具有诊断意义

C. 抗“O”试验用于风湿热、肾小球肾炎等的辅助诊断

D. 常用乳胶凝集反应的方法检查

E. 试验标本为血清

6. 微生物学检查，标本采集正确的是 (　　)

A. 因为检查的是标本中的微生物，所以采集标本不需要无菌操作

B. 为了防止杂菌对标本的污染，任何标本采集后都加入抗生素

C. 可疑伤寒的患者，病程全程可取骨髓标本

D. 可疑霍乱的患者，应采取黏液脓血便

E. 尿液细菌计数，可取前段尿

7. 确诊蛔虫病最简易的方法是 (　　)

A. 粪便直接涂片法　B. 饱和盐水浮聚法

C. 沉淀法　D. 幼虫孵法

E. 免疫学方法

8．显微镜检真菌时，用于处理标本的物质是 （ ）

A.氢氧化钾 B.甘油 C.硝酸银 D.青霉素 E.灰黄霉素

二、简答题

1．细菌标本采取需遵循的原则是什么？

2．病毒检测常用技术有哪些？

项目七 常见病原菌

任务一 化脓性球菌

知识目标

1. 掌握：葡萄球菌属的致病性与免疫性，链球菌属的致病性与免疫性，肺炎链球菌、脑膜炎奈瑟菌、淋病奈瑟菌的致病性。

2. 熟悉：葡萄球菌属和链球菌属的生物学性状及防治原则。

3. 了解：葡萄球菌属和链球菌属的微生物学检查法，肺炎链球菌、脑膜炎奈瑟菌、淋病奈瑟菌的生物学性状、免疫性、微生物学检查法、防治原则。

球菌（coccus）分布广泛、种类繁多，因感染后多引起化脓性炎症，故又称为化脓性球菌。根据革兰染色分为革兰阳性球菌和革兰阴性球菌，前者包括葡萄球菌、链球菌、肺炎链球菌等，后者包括脑膜炎奈瑟菌、淋病奈瑟菌等。

一、葡萄球菌属（Staphylococcus）

葡萄球菌属是一类革兰阳性球菌，因常堆聚成葡萄簇状而得名。其在自然界分布广泛，多数为非致病菌，少数人皮肤和鼻咽部可带有致病菌，其中以医务人员带菌率最高，可达70%以上，是医院内交叉感染的重要传染源。葡萄球菌可引起皮肤、伤口等多种组织化脓性感染，是临床最常见的化脓性球菌。

（一）生物学性状

1. 形态与染色。革兰阳性球菌，直径为0.5～1.5 μm，单个、成双、四联或葡萄串状排列，如图7-1所示，无芽孢、鞭毛，一般不形成荚膜。

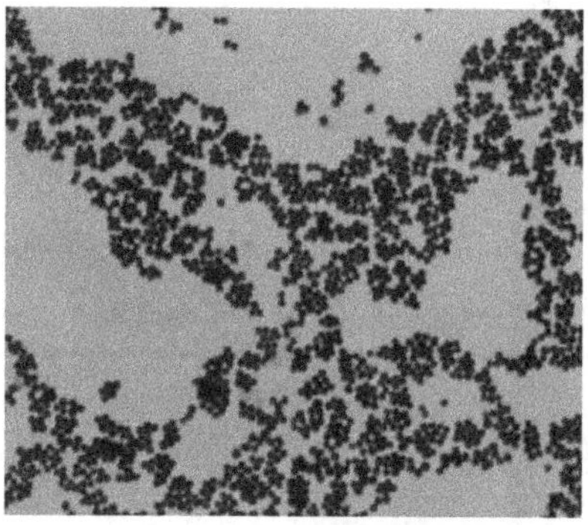

图7-1　葡萄球菌(革兰染色)

2. 培养和生化反应。营养要求不高，在普通培养基上生长良好，在含有血液的培养基中生长更佳，需氧或兼性厌氧。触酶实验阳性，多数葡萄球菌能分解葡萄糖、麦芽糖和蔗糖，强致病株能分解甘露醇。液体培养液中呈均匀混浊生长，普通琼脂平板上形成中等大小、圆形、光滑、湿润的菌落，可产生脂溶性色素，不同菌株产生的色素颜色不同，如金黄色、白色、柠檬色。在血琼脂平板上菌落较大，金黄色葡萄球菌菌落周围多形成宽大透明的溶血环。

3. 抗原构造

（1）葡萄球菌A蛋白（staphylococcus protein A，SPA）：是位于葡萄球菌细胞壁的一种表面蛋白，可与人类IgG的Fc段结合，因而可用含SPA的葡萄球菌作载体结合特异性抗体，进行协同凝集实验。SPA与IgG结合形成的复合物具有抗吞噬、诱发超敏反应、促使细胞分裂、损伤血小板等多种生物学活性。

（2）多糖抗原：为磷壁酸，是半抗原。

4. 分类。根据色素和生化反应不同分为三种葡萄球菌，其主要生物学性状，如表7-1所示。

5. 抵抗力。葡萄球菌对外界因素的抵抗力强于其他无芽孢细菌，加热80 ℃ 30 min才被杀死，干燥脓汁、痰液中存活2～3个月，耐高盐；对甲紫、万古霉素较敏感，易产生耐药性，耐青霉素G的葡萄球菌高达90%以上，其中抗甲氧西林金黄色葡萄球菌（methicillin resistant Staphylococcus aureus，MRSA）尤为重要，已成为院内感染常见的致病菌。

表7-1　三种葡萄球菌的主要生物学性状

性状	金黄色葡萄球菌	表皮葡萄球菌	腐生葡萄球菌
菌落色素	金黄色	白色	白色或柠檬色
发酵甘露醇	+	-	-
血浆凝固酶	+	-	-
α溶素	+	-	-
耐热核酸酶	+	-	-
致病性	强	弱或无	无

（二）致病性与免疫性

1. 致病物质。金黄色葡萄球菌致病性强，有多种致病物质，包括各种侵袭性酶和外毒素。

（1）血浆凝固酶：血浆凝固酶能使含有抗凝剂的人或兔血浆发生凝固，是鉴别葡萄球菌有无致病性以及致病性强弱的重要指标，金黄色葡萄球菌凝固酶阳性，致病性强。其致病机制是使血浆纤维蛋白原形成纤维蛋白，沉积于菌体表面，阻碍吞噬细胞的吞噬作用，同时，亦能保护细菌不受血清中杀菌物质的杀伤作用。葡萄球菌引起的感染浓汁黏稠，病灶局限化，易形成血栓，与凝固酶密切相关。

（2）葡萄球菌溶血素：葡萄球菌溶血素是外毒素的一种，对人类致病的主要是α溶血素，除对红细胞有溶血作用外，还能杀伤白细胞、血小板、肝细胞等，导致局部组织缺血和坏死。

（3）杀白细胞素：杀白细胞素能损伤人和动物的中性粒细胞和巨噬细胞，导致机体免疫防御能力的降低。

（4）肠毒素：从临床分离的金黄色葡萄球菌，约1/3产生肠毒素。肠毒素耐热，100 ℃ 30 min不被完全破坏，也耐受胃液中胃蛋白酶的消化作用。肠毒素可引起急性胃肠炎（即食物中毒）。

（5）表皮剥脱毒素：又称表皮溶解毒素，使表皮剥脱性病变，引起烫伤样皮肤综合征（即剥脱性皮炎），主要发生于新生儿和婴幼儿。表皮剥脱毒素，可被甲醛脱毒成类毒素。

（6）毒性休克综合征毒素Ⅰ（TSSFⅠ）：引起机体发热反应，增强机体对内毒素的敏感性，引起毒性休克综合征（TSS），导致多个器官的功能紊乱。

2. 所致疾病

（1）侵袭性疾病：主要引起化脓性炎症。金黄色葡萄球菌可通过多种途径侵入机体，导致局部组织或器官的多种感染，甚至全身性感染。①皮肤及软组织感染：如毛囊炎、疖、痈、睑腺炎、伤口化脓等。脓汁呈金黄色，黏稠，病灶多局限，与周围组织界限明显。②内脏器官感染：如肺炎、中耳炎、胸膜炎、心内膜炎等。③全身性感染：若外力挤压疖、痈，切开未成熟脓肿，导致细菌扩散，可引起败血症、脓毒血症等。

（2）毒素性疾病：

①食物中毒：进食含有肠毒素的食物引起，一般潜伏期为1～6 h，出现头晕、呕吐、腹泻等症状，发病1～2 d可自行恢复，预后良好。

②假膜性肠炎：是一种菌群失调性肠炎，肠黏膜被一层炎性假膜所覆盖，该假膜由炎性渗出物、肠黏膜坏死块和细菌组成。

③烫伤样皮肤综合征：由表皮剥脱毒素引起，多见于婴幼儿和免疫功能低下的成人，初起有红斑、起皱，继而形成水疱，至表皮脱落。

④毒性休克综合征：由毒性休克综合征毒素Ⅰ引起，病死率较高，临床表现为急性高热、低血压、皮疹伴脱屑，甚至休克。

3. 免疫性。人对葡萄球菌有一定的天然免疫力，但患病后所获免疫力不强，难以防止再次感染。

（三）微生物学检查法

1. 标本采集。化脓性感染取脓液，败血症取血液，脑膜炎取脑脊液，食物中毒取呕吐物、可疑食物等。

2. 直接涂片染色镜检。取标本做革兰染色镜检，见典型葡萄球菌可做出初步诊断。

3. 分离培养与鉴定。将标本接种于血液琼脂平板，37 ℃培养18～24 h后，选择典型菌落进行鉴定。致病性葡萄球菌鉴定根据产生血浆凝固酶、耐热核酸酶、色素、发酵甘露醇及血平板上溶血现象。

（四）防治原则

注意个人卫生，及时处理皮肤创伤；医务人员在接触感染者后要充分消毒，防止医源性感染。皮肤化脓性感染者未治愈前不能从事食品加工及饮食服务工作，以防食物中毒发生。由于MRSA（耐甲氧西林金黄色葡萄球菌）的存在，一般不使用青霉素。所以有金黄色葡萄球菌感染者，可选用红霉素、庆大霉素、万古霉素或先锋霉素Ⅵ治疗。

二、链球菌属

链球菌属（Streptococcus）是另一类常见的化脓性球菌，广泛存在于自然界、人及动物粪便、健康人鼻咽部，引起各种化脓性炎症、猩红热、丹毒、新生儿败血症、扁桃体炎以及链球菌超敏反应性疾病等。

（一）生物学性状

1. 形态与染色。革兰阳性球菌，成单、成双或链状排列，如图7-2所示，液体培养基中沉淀生长，无鞭毛、芽孢，有菌毛样结构，幼龄菌有透明质酸的荚膜。

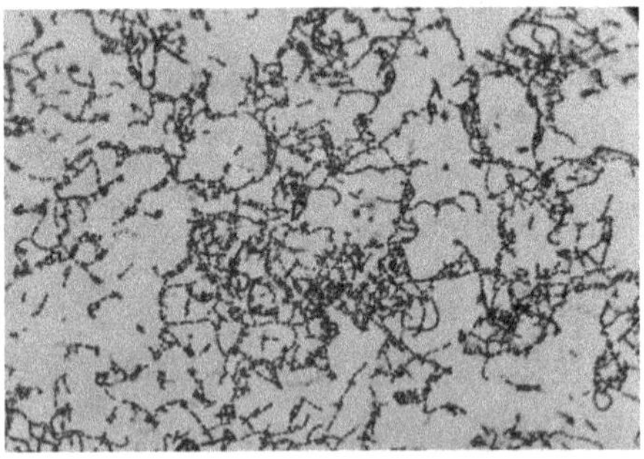

图7-2　链球菌（革兰染色）

2. 培养和生化反应。兼性厌氧，营养要求高，在培养基中需加入血液、血清等才能生长。在液体培养基里易形成长链，呈絮状沉淀生长。在血琼脂平板上形成灰白、光滑、针尖样细小菌落，不同菌株溶血现象不同。

3. 抗原构造

（1）蛋白质抗原（表面抗原）：有M、R、T、S等四种抗原组分，具有型特异性，与致病有关的是M抗原。

（2）多糖抗原（C抗原）：系群特异性抗原，是细菌壁的组成成分。

（3）核蛋白抗原：无特异性，是链球菌的共同抗原，与葡萄球菌有交叉反应。

4. 分类

（1）根据溶血现象分类：可分为三类，其致病性也不同，如表7-2所示。

（2）根据抗原结构分类：按细胞壁中多糖抗原不同，可分为A～H、K～V共20群，对人致病的链球菌90%属于A群。

表7-2　三种链球菌的溶血现象及致病性

类别	溶血现象	致病性
甲型溶血性链球菌	草绿色溶血环	条件致病菌
乙型溶血性链球菌	宽大透明溶血环	致病力强
丙型链球菌	无溶血环	无致病性

5. 抵抗力。抵抗力不强，60 ℃ 3 min可杀死大部分链球菌，对一般消毒剂敏感，在干燥尘埃中可存活数日，对青霉素、红霉素、氯霉素、四环素等均敏感，耐药性低。青霉素是治疗链球菌感染的首选药物，极少有耐药株发现。

（二）致病性与免疫性

A群链球菌有较强的侵袭力，可产生多种酶和外毒素。

1. 致病物质

（1）M蛋白：是链球菌细胞壁中的蛋白质组分，具有抗吞噬和抗吞噬细胞内的杀菌作用。M蛋白有抗原性，刺激机体产生型特异性抗体，并与变态反应性疾病有关。

（2）侵袭性酶：主要有以下几种。①透明质酸酶：能分解细胞间质的透明质酸，有利于病菌在组织中扩散。②链激酶：能激活血液中的纤维蛋白酶原，成为纤维蛋白酶，即可溶解血块或阻止血液凝固，有利于细菌在组织中扩散。重组链激酶可用于急性心肌梗死患者的治疗。③链道酶：能分解黏稠脓液中具有高度黏性的DNA，使脓汁稀薄易于扩散。

（3）外毒素：

①链球菌溶血素：有溶解红细胞、破坏白细胞、血小板及毒害心脏的作用，主要有溶血素“O”和溶血素“S”两种。溶血素“O”（streptolysin O，SLO）能破坏白细胞、血小板、心肌细胞、巨噬细胞和神经细胞；抗原性强，感染后2～3周，85%以上患者产生抗“O”抗体，病愈后可持续数月甚至数年。SLO抗体的测定，可作为链球菌新近感染指标之一，或风湿热及其活动性的辅助诊断。链球菌溶血素S（SLS）是小分子糖肽，无免疫原性，血平板所见透明溶血环是由SLS所引起。

②致热外毒素：又称猩红热毒素或红疹毒素，是人类猩红热的主要致病物质，成分是蛋白质，对热稳定，该毒素还能引起发热反应。

2. 所致疾病。链球菌可引起人类多种疾病，其中A群占90%以上，疾病分为化脓性、中毒性和超敏反应性三类。

（1）化脓性感染：经皮肤伤口侵入，引起皮肤及皮下组织的化脓性炎症，如疖、痈、蜂窝织炎、丹毒等；沿淋巴管扩张，引起淋巴管炎、淋巴结炎等；经呼吸道侵入，引起急性扁桃体炎、咽峡炎，并蔓延导致中耳炎、乳突炎等。

（2）毒素性疾病：由致热外毒素引起的猩红热，是一种急性呼吸道传染病，临床特征为发热、咽峡炎、全身弥漫性皮疹和疹后脱屑。

（3）超敏反应性疾病：常见的有①风湿热：临床表现以关节炎、心肌炎为主。②急性肾小球肾炎：临床表现为蛋白尿、水肿和高血压。

其他链球菌：①甲型溶血性链球菌：是人类鼻咽部、口腔、上呼吸道的正常菌群，在拔牙或摘除扁桃体时，可引起亚急性感染性心内膜炎。②变异链球菌：可引起龋齿。变异链球菌分解蔗糖产生葡聚糖，将口腔中细菌黏附于牙齿表面，其中乳杆菌发酵糖类产酸，导致牙釉质脱钙形成龋齿。

3. 免疫性。A群链球菌感染后，主要是M蛋白的抗体和抗致热外毒素抗体发挥作用。由于型别多，无交叉免疫，常反复感染。

（三）微生物学检查法

1. 标本采集。化脓性感染取脓液，呼吸道感染取鼻咽拭子，败血症取血液标本等。

2. 直接涂片镜检。脓汁可直接涂片，革兰染色镜检。

3. 分离培养与鉴定。取脓液或咽拭子直接在血液琼脂平板上分离培养，血液标本则先增菌后分离培养。

4. 血清学实验——抗链球菌溶素“O”实验。其简称抗“O”实验，用溶血素“O”检验血清中有无中和抗体产生。患者血清中此抗体效价显著升高，超过400 U，可认为近期被溶血性链球菌感染过，并用以辅助诊断风湿热、肾小球肾炎等。

（四）防治原则

（1）及时治疗患者和带菌者。注意对空气、器械和敷料等的消毒。

（2）对急性咽喉炎和扁桃体炎患者须治疗彻底，以防止急性肾小球肾炎、风湿热的发生。

（3）治疗：A群链球菌感染，青霉素为首选药物。

三、肺炎链球菌

（一）生物学特性

革兰阳性双球菌，菌体矛头状，宽端相对，有较厚荚膜，如图7-3所示；营养要求高，兼性厌氧；产生自溶酶，使菌落凹陷呈“脐形”；可发生变异，常见的有SR变异，即从有荚膜变为没有荚膜；抵抗力弱，对一般消毒剂敏感，对青霉素、红霉素等敏感。

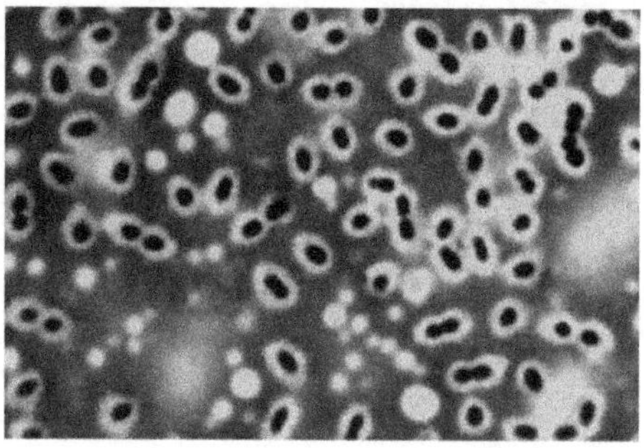

图7-3 肺炎链球菌(荚膜染色)

（二）致病性与免疫性

1. 致病物质。荚膜、溶血素O、神经氨酸酶。

2. 所致疾病。经呼吸道感染，引起大叶性肺炎、支气管炎，继发胸膜炎、脓胸、中耳炎、脑膜炎等。

3. 免疫性。感染后可获得较牢固的免疫，主要是荚膜多糖抗体。

（三）防治原则

1. 特异性预防。接种肺炎链球菌多价荚膜多糖疫苗，对预防肺炎链球菌感染有较好效果。

2. 治疗。青霉素、红霉素、磺胺、头孢类及喹诺酮类等药物。

四、奈瑟菌属

（一）脑膜炎奈瑟菌

1. 生物学特性。革兰阴性双球菌，肾形，凹面相对，在患者脑脊髓液中，常位于中性粒细胞内，如图7-4所示；营养要求高，专性需氧，初次培养时需加入5%～10% CO_2；抵抗力弱，对寒冷、日光、热、干燥、紫外线及一般消毒剂均敏感，对青霉素、链霉素敏感。

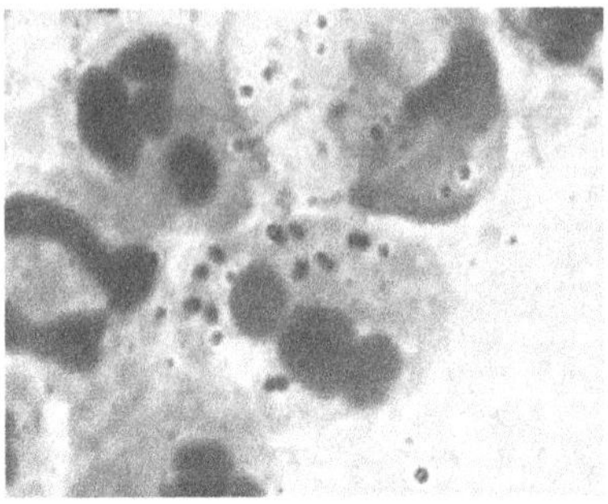

图7-4 奈瑟菌

2. 致病性与免疫性

（1）致病物质：荚膜、菌毛、内毒素。

（2）所致疾病：经呼吸道感染，引起流行性脑脊髓膜炎（流脑）。婴幼儿发病率最高。重者出现中毒性休克，病死率高。

（3）免疫性：对该菌的免疫以体液免疫为主，主要包括荚膜多糖抗体、抗外膜蛋白抗体、sIgA。

3. 防治原则

（1）特异性预防：注射荚膜多糖疫苗。早期发现患者，隔离治疗，切断传染途径，是重要的预防措施。

（2）治疗：首选青霉素，过敏者可选用头孢曲松、环丙沙星等。

（二）淋病奈瑟菌

1. 生物学特性。革兰阴性双球菌，肾形，多有菌毛；在淋病患者脓汁标本中，常位于中性粒细胞内，培养特性类似于脑膜炎奈瑟菌；抵抗力弱，对热、干燥、寒冷及一般消毒剂均极敏感，对硝酸银敏感，对磺胺、青霉素等多种抗生素敏感。

2. 致病性与免疫性

（1）所致疾病：①性接触或间接接触感染，引起泌尿生殖道感染（淋病）；②新生儿经产道感染，引起淋菌性结膜炎。

（2）免疫性：感染后可获得一定免疫力，但免疫力不持久，不能防止再感染；以体液免疫为主，包括IgG、IgM、sIgA。

3. 防治原则

（1）预防：注意个人卫生，避免共用脸盆、毛巾、衣物、床单等物品。预防新生儿淋菌性眼结膜炎，可在婴儿出生后，以10 g/L硝酸银溶液滴眼。

（2）治疗：青霉素、氧氟沙星等。

任务小结

葡萄球菌：为最常见的化脓性球菌，呈球形，G^+，葡萄串状排列；致病菌大多产生金黄色色素和血浆凝固酶，并有β溶血现象；主要致病物质为外毒素和侵袭酶；主要引起人类化脓性感染及毒素性疾病。

链球菌：球形，G^+，链状排列；营养要求较高，血平板上致病菌有β溶血现象；主要致病物质为菌体成分、外毒素和侵袭酶；主要引起人类各种化脓性炎症、中毒性疾病和超敏反应性疾病。

肺炎链球菌：G^+双球菌，主要致病物质为荚膜；引起人类大叶性肺炎，可继发胸膜炎、脓胸、中耳炎、乳突炎、败血症和脑膜炎等。

奈瑟菌属：包括脑膜炎奈瑟菌和淋病奈瑟菌，肾形，G^+双球菌，营养要求高，用巧克力平板培养，分别引起流行性脑脊髓膜炎和淋病。

（刘志勇）

任务二 消化道感染细菌

知识目标

1. 掌握：霍乱弧菌的生物学特性，致病性与免疫性，微生物学检查；霍乱的防治原则。

2. 熟悉：肠道杆菌的共同特性，埃希菌属、志贺菌属、沙门菌属的致病性与免疫性；肠道杆菌的微生物学检查及防治原则。

3. 了解：埃希菌属、志贺菌属、沙门菌属的生物学性状，变形杆菌、肺炎克雷伯菌、副溶血性弧菌、幽门螺杆菌的生物学特性、致病性与免疫性。

消化道感染的细菌主要是肠道杆菌，除此之外，还包括弧菌、幽门螺杆菌等。

肠道杆菌是一大类生物学特征相似的革兰阴性杆菌，因寄居于肠道中而得名；大多数是肠道的正常菌群，在一定条件下成为条件致病菌而致病；少数是致病菌，可引起肠道传染病。肠道杆菌主要包括埃希菌属、志贺菌属、沙门菌属、变形杆菌、肺炎克雷伯菌等。

一、肠道杆菌的共同特性

（一）形态结构

革兰阴性杆菌，中等大小，无芽孢，一般无荚膜，如图7-5所示；大肠埃希菌、沙门菌属多数有鞭毛、菌毛；志贺菌属无鞭毛，有菌毛，形态染色无鉴别意义。

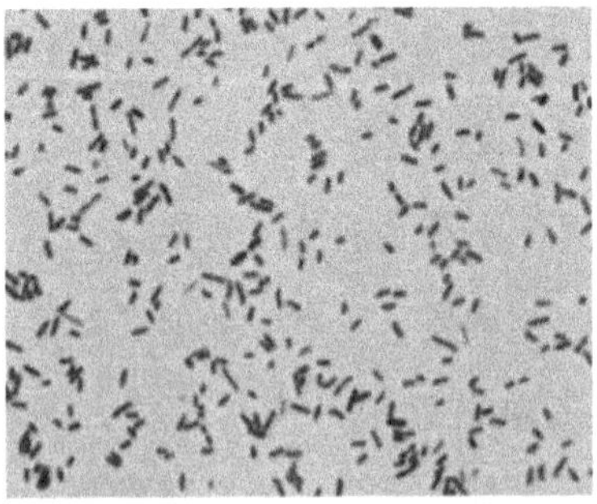

图7-5　大肠杆菌（革兰染色）

（二）培养

兼性厌氧，营养要求不高，在普通培养基上生长良好。肠道杆菌往往来源于粪便，杂菌较多，故分离培养常用选择培养基，如SS平板、伊红亚甲蓝平板。

（三）生化反应

生化反应活泼，是鉴别的主要依据。乳糖发酵试验在初步鉴别肠道致病菌与非致病菌时有重要意义，前者一般不分解乳糖，而后者多能分解乳糖。常见肠道杆菌的生化反应，如表7-3所示。

表7-3　常见肠道杆菌的生化反应

菌属	乳糖	葡萄糖	H_2S	靛基质试验（吲哚实验Ⅰ）	甲基红试验（M）	VP试验（V）	枸橼酸盐利用试验（C）	尿素分解力试验
埃希菌属	⊕	⊕	-	+	+	-	-	-
志贺菌属	-/+迟	+	-	-/+	+	-	-	-
沙门菌属	-	+	+	-	+	-	+	-

注：⊕表示产酸产CO_2；+表示阳性；-表示阴性；-/+迟表示大部分为阴性，少数阳性，迟缓发酵。

（四）抗原构造

较复杂，有O、H、K、Vi、ECA等抗原。O抗原为菌体抗原，是分类的依据。H抗原为鞭毛抗原。K抗原与大肠埃希菌的侵袭力有关，为荚膜多糖抗原，有抗吞噬作用。Vi抗原为毒力抗原，是沙门菌属的表面抗原，能阻止O抗原与O抗体凝集。

（五）抵抗力

抵抗力弱，加热60 ℃经30 min即死亡。胆盐、煌绿对大肠埃希菌等非致病菌有选择性抑制作用，可用于制备肠道杆菌选择培养基，以分离肠道致病菌。

（六）变异性

最常见的是形态结构、耐药性、毒力、生化反应等的变异。

二、埃希菌属

代表菌是大肠埃希菌（E.coli），俗称大肠杆菌，是肠道中重要的正常菌群；新生儿出生后数小时进入肠道，并伴随终身，在一定条件下可引起肠道外感染，是临床常见的条件致病菌。某些血清型菌株有致病性，可引起腹泻，是致病性大肠埃希菌。

（一）生物学性状

1. 形态与染色。其为革兰阴性短杆菌，（1.0～3.0）μm×（0.4～0.7）μm，多数有周鞭毛，能运动，有菌毛、荚膜及微荚膜。

2. 培养特性。兼性厌氧，营养要求不高，在普通营养肉汤中呈浑浊生长。普通营养琼脂上呈灰白色的光滑型菌落。在伊红亚甲蓝琼脂上，由于发酵乳糖，菌落呈蓝紫色并有金属光泽。麦康凯和SS琼脂中的胆盐对其有抑制作用，耐受菌株能生长并形成粉红色菌落。

3. 生化反应。吲哚、甲基红、VP、枸橼酸盐实验（IMViC试验）为“++--”，H_2S阴性，动力、吲哚、尿素（MIU）培养基的生化反应为“++-”。

4. 抗原构造。大肠埃希菌的抗原由菌体抗原（O）、表面抗原（K）和鞭毛抗原（H）三种构成。

5. 抵抗力。耐热；在自然界中存活时间较长；胆盐、煌绿等对大肠埃希菌有抑制作用；对头孢菌素、喹诺酮类药物敏感，但易产生耐药性。

（二）致病性与免疫性

其主要是侵袭力、内毒素、肠毒素等引起各种炎症，内毒素还可以引起发热、休克、DIC等。

1. 致病物质

（1）定居因子：也称黏附素，使细菌黏附于肠道和泌尿道的细胞上。

（2）外毒素：包括肠毒素、志贺毒素、溶血素A。

（3）其他致病物质：K抗原有抗吞噬作用，脂质A具有毒性。

2. 所致疾病

（1）肠道外感染：主要由正常菌群致病，以泌尿系统感染最常见，如尿道炎、膀胱炎、肾盂肾炎，也可引起胆囊炎、腹膜炎、阑尾炎等。婴儿、年老体弱、免疫力低下者，细菌可侵入血流，引起败血症，病死率较高。

（2）肠道感染：致病性大肠埃希菌有下列五个病原群。

①肠产毒型大肠埃希菌（ETEC）：引起霍乱样肠毒素腹泻（水样泻）。

②肠致病型大肠埃希菌（EPEC）：主要引起婴儿腹泻。

③肠侵袭型大肠埃希菌（EIEC）：可侵入结肠黏膜上皮，引起志贺样腹泻。

④肠出血型大肠埃希菌（EHEC）：又称产志贺样毒素（VT）大肠埃希菌（SLTEC或UTEC），其中O157：H7可引起出血性大肠炎和溶血性尿毒综合征（HUS）。其临床特征为严重的腹痛、痉挛，反复出血性腹泻，伴发热、呕吐等，严重者可发展为急性肾衰竭。

⑤肠黏附（集聚）型大肠埃希菌（EAEC）：是一种能引起腹泻的大肠埃希菌。

（三）微生物学检查

1. 标本采集。肠道外感染取清洁中段尿、血液、脓液等，腹泻者取粪便。

2. 直接镜检。革兰染色观察肠道杆菌的形态特征，但鉴别意义不大。

3. 分离培养。血液标本需先增菌，再转种血琼脂平板。粪便标本直接接种于肠道选择培养基（SS培养基等），观察菌落特征并做革兰染色涂片镜检。非致病菌因能分解乳糖产酸往往形成有颜色、较大的菌落。泌尿系统感染，除确定大肠杆菌外，还应计数，每毫升尿含菌量≥100 000时，才有诊断价值。

4. 卫生细菌学检查。大肠埃希菌随粪便排出体外，污染周围环境、水源等。若样品中此菌越多，表示被粪便污染越严重，也表明可能存在肠道致病菌，故应对饮水、饮料进行卫生细菌学检查。我国规定的卫生标准是：1 mL饮用水中细菌总数不超过100个，1 L饮用水中大肠菌群数不得超过3个。

（四）防治原则

加强食品卫生监督和饮水消毒，防止细菌污染水源；养成良好的卫生习惯，积极治疗患者和带菌者；应严格执行无菌操作，防止医院内感染；治疗应根据药物敏感性试验合理用药，避免耐药性产生。

三、志贺菌属

志贺菌属是人类细菌性痢疾最常见的病原菌，通常称痢疾杆菌。根据生化反应与血清学试验将该细菌分为痢疾、福氏、鲍氏和宋内志贺菌四群。我国以福氏和宋内志贺菌引起的菌痢最为常见。

（一）生物学性状

1. 形态与染色。革兰阴性短小杆菌，无荚膜，无芽孢，无鞭毛，有菌毛。

2. 培养特性。需氧或兼性厌氧，在普通琼脂平板和SS培养基上形成中等大小、半透明的光滑型菌落，宋内志贺菌可形成扁平、粗糙的菌落。

3. 生化反应。宋内志贺菌迟缓发酵乳糖，其余均不发酵乳糖。IMViC实验为“-+--”。

4. 抗原构造。抗原构造主要有菌体抗原（O抗原）、无鞭毛抗原（H抗原），新分离菌株有K抗原。

5. 分群。①A群：即痢疾志贺菌，是唯一不发酵甘露醇的志贺菌。②B群：即福氏志贺菌。③C群：即鲍氏志贺菌。④D群：即宋内志贺菌。

6. 抵抗力。其抵抗力比其他肠道杆菌弱，加热60 ℃ 10 min可被杀死；对酸和一般化学消毒剂敏感。宋内志贺菌抵抗力最强。在粪便中，由于其他肠道菌产酸，常使志贺菌在数小时内死亡。但在污染物品及瓜果、蔬菜上，志贺菌可存活10～20 d。在适宜的温度下，其可在水及食物中繁殖。由于抗生素的广泛应用，志贺菌耐药性的问题日趋严重，给临床治疗带来一定困难。

（二）致病性与免疫性

1. 致病物质

（1）侵袭力：菌毛可使细菌黏附于肠黏膜上皮细胞。

（2）内毒素：为主要致病物质，主要致病作用为：①使肠壁通透性增高，促进内毒素吸收，引起发热、意识障碍，甚至中毒性休克等症状；②能破坏肠黏膜，形成炎症、溃疡，出现典型的黏液脓血便；③作用于肠壁自主神经系统，致肠功能紊乱、肠蠕动失调和痉挛，尤其直肠括约肌痉挛最为明显，出现腹痛、里急后重等症状。

（3）外毒素：A群志贺菌能产生外毒素，称为志贺毒素。该毒素具有三种生物活性：①神经毒性：可引起四肢麻痹、死亡。②细胞毒性：对人肝细胞和HeLa细胞（属于子宫颈癌细胞）均有毒性。③肠毒性：表现为上皮细胞的损伤，还可导致溶血性尿毒综合征。

2. 所致疾病。细菌性痢疾，是常见的肠道传染病，以夏、秋季节多见。传染源是患者和带菌者，通过污染的食物、饮水等经口感染，潜伏期一般1 ~ 3 d。人类对志贺菌普遍易感。A群痢疾志贺菌患者病情较重，D群宋内志贺菌引起的感染较轻，B群福氏志贺菌感染易转为慢性。其常见临床类型有：

（1）急性细菌性痢疾：发病急，表现为发热、腹痛、腹泻、里急后重、黏液脓血便，腹泻次数增多，多数患者预后良好。中毒性菌痢，多见于小儿，各型志贺菌均可引起；发病急，无明显的消化道症状而出现严重的全身中毒症状，表现为高热、中毒性脑病、休克，引起呼吸、循环衰竭，病死率高。

（2）慢性细菌性痢疾：急性菌痢治疗不彻底，病程迁延两个月以上则属慢性。

（3）带菌者：部分患者细菌在体内繁殖并可排出体外但不表现出症状，作为重要的传染源，带菌者不能从事饮食业及保育工作。

3. 免疫性。病后免疫力不牢固，主要依靠肠道黏膜表面sIgA的作用，sIgA在病后3 d左右出现，但维持时间短，不能防止再次感染。各型间无交叉免疫。

（三）微生物学检查

1. 标本采集。在发病早期及治疗前采集新鲜粪便，选择脓血便或黏液便。

2. 分离培养与鉴定。取粪便（黏液或脓血部分）标本接种SS培养基，菌落一般是无色、半透明的菌落，符合H_2S-、动力-、吲哚+/-、尿酶-。

（四）防治原则

加强食品卫生监督和饮水消毒，防止细菌污染食物、水源；养成良好的卫生习惯，积极治疗患者和带菌者；机体产生sIgA，具有保护作用；治疗细菌性痢疾一般首选喹诺酮类抗菌药，某些中药如黄连等对细菌性痢疾也有一定疗效。

四、沙门菌属

沙门菌属（Salmonella）是一群寄生于人和动物肠道内，生化反应和抗原构造相似的革兰阴性杆菌。与人类关系密切的沙门菌有伤寒沙门菌、甲型副伤寒沙门菌、肖氏沙门菌（原称乙型副伤寒沙门菌）、希氏沙门菌（原称丙型副伤寒沙门菌）、鼠伤寒沙门菌、猪霍乱沙门菌、肠炎沙门菌等。

（一）生物学性状

1. 形态与染色。本属菌为（0.7～1.5）μm×（2.0～5.0）μm，无芽孢，无荚膜的革兰阴性杆菌；大部分有周身鞭毛，能运动，多数有菌毛。

2. 培养特性。营养要求不高，在SS琼脂和麦康凯琼脂培养基上35～37 ℃ 24 h可形成透明或半透明菌落，对胆盐耐受。产H_2S者在SS琼脂上形成黑色中心。

3. 生化反应。生化反应不能发酵乳糖，大多数IMViC实验为“–+–+”。

4. 抗原构造。抗原构造主要有O抗原和H抗原，部分菌株有类似大肠杆菌K抗原的表面抗原，与细菌的毒力有关，故称Vi抗原。

（1）O抗原：即菌体抗原。O抗原是沙门菌分群的依据。

（2）H抗原：即鞭毛抗原。H抗原是定型的依据。

（3）Vi抗原：加热60 ℃ 30 min或经石炭酸处理被破坏，其存在时可阻止O抗原与相应抗体发生凝集。

5. 变异性

（1）HO变异：是指有鞭毛的沙门菌失去鞭毛的变异。

（2）VW变异：失去全部Vi抗原的变异。

6. 抵抗力。沙门菌抵抗力不强，在水中能存活2～3周，粪便中存活1～2个月；对喹诺酮、氯霉素、磺胺等敏感。

（二）致病性与免疫性

1. 致病物质

（1）侵袭力：沙门菌侵入小肠黏膜上皮细胞，穿过上皮细胞层到达上皮下组织。细菌虽被巨噬细胞吞噬，但未被杀灭，并在其中继续生长繁殖。这可能与Vi抗原和O抗原的保护作用有关。伤寒沙门菌和希氏沙门菌可形成Vi抗原，有抗吞噬作用，并能抵抗补体、抗体等其他因素对细菌的破坏。菌毛的黏附作用也是细菌侵袭力的一个因素。

（2）内毒素：沙门菌裂解后释放的内毒素，能引起发热、白细胞减少，大剂量时可导致中毒性休克。其原因是内毒素通过替代途径激活补体系统释放趋化因子等，诱发免疫细胞分泌细胞因子，导致肠道局部炎症反应。

（3）肠毒素：有些沙门菌可产生肠毒素，类似肠产毒性大肠埃希菌的肠毒素。

2. 所致疾病

（1）伤寒和副伤寒（肠热症）：主要由伤寒沙门菌和甲型副伤寒沙门菌、肖氏副伤寒沙门菌、希氏副伤寒沙门菌引起。伤寒和副伤寒的致病过程和临床表现基本相似，只是副伤寒病程较短、病情较轻。

细菌经口进入机体，到达小肠后，穿过肠黏膜上皮细胞侵入肠壁淋巴组织，经淋巴液至肠系膜淋巴结中繁殖，经胸导管进入血流，引起第一次菌血症。此时相当于病程的第一周，称为前驱期，患者出现发热、全身不适、乏力等症状。细菌随血流至肝、脾、肾、胆囊、骨髓等器官繁殖后，被脏器中吞噬细胞吞噬再次进入血流，引起第二次菌血症。此期症状明显，相当于病程的第2～3周，患者出现持续高热（39～40 ℃），相对缓脉，外周血白细胞计数降低，肝、脾大及全身中毒症状，皮肤出现玫瑰疹。胆囊中的细菌随胆汁排入肠道，一部分随粪便排出体外，另一部分可再次侵入肠壁淋巴组织，出现超敏反应，导致局部坏死和溃疡，严重者发生肠出血或肠穿孔。肾脏中的细菌可随尿液排出。第4周进入恢复期，患者病情好转。典型伤寒的病程3～4周，若未经治疗，病死率约为20%。部分患者病愈后可自粪便或尿液继续排菌3周至3个月，称恢复期带菌者。约有3%的伤寒患者成为慢性带菌者。

（2）急性胃肠炎（食物中毒）：多由鼠伤寒沙门菌、猪霍乱沙门菌、肠炎沙门菌等引起，因食入未煮熟的病畜、病禽的肉类、蛋类、乳制品而发病；潜伏期短，一般6～24 h，主要症状为发热、恶心、呕吐、腹痛、水样腹泻，一般2～3 d可自愈。重者可出现肾衰竭、脱水、休克，甚至死亡。粪便培养可检出细菌。

（3）败血症：由猪霍乱沙门菌、鼠伤寒沙门菌、肠炎沙门菌等引起，细菌感染后侵入血流，出现高热、寒战、贫血等症状。10%患者可导致组织器官化脓性感染，如脑膜炎、骨髓炎、胆囊炎、心内膜炎等。

（4）无症状带菌者：是指症状消失一年后或更长时间在粪便中检出沙门菌。有1%～5%肠热症患者可转为无症状带菌者。细菌往往留在胆囊中，是重要的传染源。

知识拓展

“伤寒玛丽”，本名叫玛丽·梅伦（Mary Mallon），1869年生于爱尔兰，15岁移民美国。1906年夏天，纽约的银行家华伦雇佣玛丽做厨师。8月底，华伦的家人相继感染伤寒。有处理伤寒疫情经验的专家索柏，将目标锁定在了玛丽身上，他发现玛丽每个工作地点都曾暴发过伤寒。当地的卫生官员把玛丽送进了医院，医院证实了玛丽为带菌者。卫生部门将玛丽送入纽约一个小岛上的传染病房隔离。

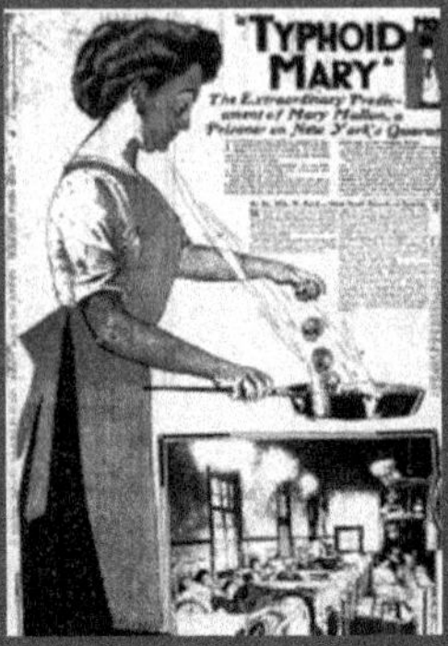

1910年2月，卫生部门解除对玛丽的隔离，条件是玛丽不再做厨师。1915年，纽约一家妇产医院暴发了伤寒病，25人被感染，2人死亡。卫生部门很快在这家医院的厨房里找到了玛丽，她已经改名为“布朗夫人”。

玛丽再次被隔离。医生对隔离中的玛丽使用了可以治疗伤寒的所有药物，但细菌仍一直顽强地存在于她的体内。

3. 免疫性。肠热症病后免疫力牢固，很少发生再感染，主要依靠细胞免疫，表现为单核巨噬细胞系统对细菌的吞噬。体液免疫发挥辅助杀菌的作用，肠黏膜局部的sIgA防止细菌黏附于肠黏膜表面。抗O和抗Vi抗体能抵抗细胞外细菌的感染。

（三）微生物学检查

1. 标本采集。根据不同疾病采取不同的标本进行分离与培养，肠热症的第一、二周采血液，第二、三周采粪便与尿液，整个病程中骨髓分离细菌阳性率较高；食物中毒采集食物与粪便。

2. 分离培养

（1）粪便：一般将粪便或肛拭直接接种于SS平板上。

（2）血液和骨髓：抽取患者血液5 mL或骨髓0.5 mL，立即接种于含0.5%胆盐肉汤或葡萄糖肉汤5 mL试管中进行增菌，48 h后将培养物移植到肠道鉴别培养基上，若有细菌生长取细菌涂片、染色并报告结果。对增菌培养物连续培养7 d，仍无细菌生长时，则报告阴性。

（3）尿液：取尿液2～3 mL经肉汤增菌后，再接种于肠道菌选择培养基进行分离培养；也可将尿液离心沉淀物分离培养。

3. 血清学实验——肥达实验。血清学实验——肥达实验即用已知的伤寒沙门菌O、H抗原和引起副伤寒的甲型副伤寒沙门菌、肖氏沙门菌、希氏沙门菌的H抗原与待检血清做半定量凝集实验，测定血清中有无相应的抗体及其效价，辅助诊断肠热症。一般以O抗体效价在1/80或以上和H抗体效价在1/160或以上有诊断意义。

O抗体主要是IgM，出现较早；H抗体主要是IgG，出现较晚。根据此特点，肥达实验结果有如下诊断价值：①两者均超过正常值，患肠热症的可能性大；②两者均在正常值内，患肠热症的可能性小；③H抗体效价超过正常值，O抗体效价正常，可能是接种了沙门菌苗或者是接种的回忆反应；④O抗体效价超过正常值，H抗体效价正常，可能是肠热症早期或者其他沙门氏菌感染。一般间隔1～2周复查，若抗体效价比前次结果增高2～4倍，则具有诊断价值。

（四）防治原则

加强饮食卫生，对带菌者积极治疗。特异性预防可皮下注射死菌苗或口服减毒活菌苗。治疗根据药敏实验选择合适抗生素，对并发症积极处理。对于沙门菌感染，可选择的抗生素有氯霉素、喹诺酮类、氨苄西林、磺胺、三代头孢等。

五、霍乱弧菌

霍乱弧菌（Vibrio cholerae）是人类霍乱的病原体，霍乱是一种古老且流行广泛的烈性传染病之一，曾在世界上引起多次大流行，主要表现为剧烈的呕吐、腹泻、失水，死亡率甚高，属于国际检疫传染病。

（一）生物学性状

1. 形态与染色。其为革兰阴性菌，菌体弯曲呈弧状或逗点状，菌体一端有单根鞭毛和菌毛，无荚膜与芽孢，如图7-6所示。取霍乱患者米泔水样粪便作活菌悬滴观察，可见细菌运动极为活泼，呈流星穿梭运动。粪便直接涂片染色镜检，可见其相互排列如“鱼群”状。

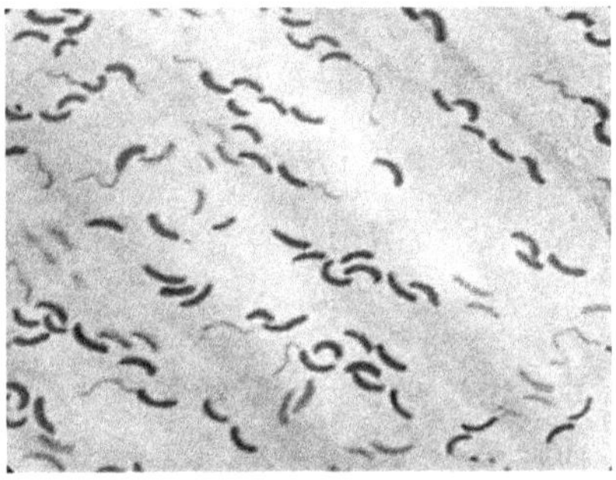

图7-6 霍乱弧菌

2. 培养和生化反应。营养要求不高，在pH 8.8 ~ 9.0的碱性蛋白胨水生长良好，在碱性平板上形成圆形、光滑、透明的菌落。霍乱弧菌可在无盐环境中生长，而其他致病性弧菌则不能，这一特征可以用于霍乱弧菌与其他弧菌的鉴别要点。

3. 抗原构造。霍乱弧菌有O抗原和H抗原。根据O抗原不同，分成4个群。O1群A、B、C三种抗原可将霍乱弧菌分为三个血清型：稻叶型、小川型和彦岛型。

1992年又发现了一个引起霍乱的新血清型菌株（O139），它引起的霍乱在临床表现及传播方式上与古典型霍乱完全相同，但不能被O1群霍乱弧菌诊断血清所凝集。

4. 抵抗力。本菌对热和一般消毒剂敏感，100 ℃煮沸1 ~ 2 min或55 ℃作用10 min即死亡，不耐酸，在正常胃酸中仅能存活4 min。El Tor生物型和其他非O1群霍乱弧菌在外环境中的生存力较古典型为强，在河水、井水及海水中可存活1 ~ 3周，有时还可越冬。霍乱弧菌对氯敏感，0.5 g/L的氯15 min能杀灭。1 g/L高锰酸钾浸泡蔬菜、水果可达到消毒目的。

（二）致病性与免疫性

1. 致病物质。霍乱弧菌的致病物质包括黏液素酶、菌毛和霍乱肠毒素。

（1）鞭毛：有助于细菌穿过肠黏膜表面黏液层。

（2）黏液素酶：有液化黏液的作用。

（3）普通菌毛：可使细菌黏附定植于小肠黏膜。

（4）霍乱肠毒素：是霍乱弧菌的主要致病物质，是毒性最强的致泻毒素，是由一个A亚单位和4～6个B亚单位组成的不耐热的聚合蛋白。A亚单位是霍乱肠毒素的毒性物质。B亚单位是结合单位，可与小肠黏膜上皮细胞上神经节苷脂（GM1受体）结合，结合后的毒素分子变构，使A亚单位脱离B亚单位进入细胞膜，降解为A1、A2两条多肽。A1为毒性部分，作为腺苷二磷酸核糖基转移酶可使NAD（辅酶I）上的腺苷二磷酸核糖转移到G蛋白上，形成GS，GS作用于膜上的腺苷酸环化酶，使细胞内cAMP增高，肠黏膜上皮细胞分泌功能亢进，Na^+、K^+、HCO_3^-、H_2O等大量分泌，导致严重的呕吐与腹泻。

2. 所致疾病。霍乱，是肠道烈性传染病，为我国法定的甲类传染病，人是唯一易感者。传染源是患者和带菌者，通过污染的水源或食品经口食入感染。当胃酸低时，病菌通过胃酸屏障后进入小肠，黏附在小肠表面迅速生长繁殖，产生霍乱肠毒素。一般在食入细菌后2～3 d发病，表现为剧烈的腹泻和呕吐，腹泻物如米泔水样。造成机体脱水，电解质紊乱及微循环功能障碍，导致酸中毒、低容量性休克及肾衰竭。如未及时治疗，病死率可达60%。O139群霍乱弧菌感染比O1群严重，表现为严重脱水和高病死率，成年患者约占70%。

病愈后，部分患者可短期带菌，一般不超过2周，病原菌主要存在于胆囊中，成为传染源。

3. 免疫性。病后可获得牢固免疫力，再感染者少见。其抗感染主要依靠体液免疫，包括肠毒素抗体、抗菌抗体和肠道黏膜表面的sIgA的中和作用。感染O1群获得的免疫对O139群感染无交叉免疫。

（三）微生物学检查法

霍乱是烈性传染病，对首例患者的病原学诊断应快速、准确，并及时报告疫情。在流行期间，典型患者的诊断并不困难，但散在的、轻型病例应与其他原因的腹泻相区别。

1. 标本。患者粪便，肛拭，流行病学调查还包括水样。霍乱弧菌不耐酸和干燥，为避免因粪便发酵产酸而使病菌灭活，标本应及时培养或放入Cary-Blair保存液中运输。

2. 直接镜检。革兰染色和悬滴法观察细菌呈穿梭样运动有助于诊断。

3. 分离培养。标本先接种至碱性蛋白胨水增菌，37 ℃孵育6～8 h后直接镜检并做分离培养。目前常用的选择培养基为TCBS，该培养基含有硫代硫酸盐、枸橼酸盐、胆盐及蔗糖，霍乱弧菌因分解蔗糖呈黄色菌落。挑选可疑菌落进行生化反应及与O1群多价和单价血清做玻片凝集反应，还需与O139群抗血清做凝集反应。

（四）防治原则

加强水源管理，培养良好个人卫生习惯，不生食贝壳类海产品等是预防霍乱弧菌感染和流行的重要措施。

目前霍乱疫苗主要是口服菌苗，包括B亚单位全菌灭活口服疫苗、基因工程减毒活菌苗等，两种疫苗已进行过大规模人群试验，且在有些国家已获准使用。O139尚无预防性疫苗。

治疗霍乱的关键是及时补充液体和电解质，预防脱水导致的低血容量性休克和酸中毒。病后及时补液及电解质，病死率可小于1%。抗菌药可减少外毒素的产生，加速细菌的清除，常用的抗菌药有四环素、多西环素、呋喃唑酮、氯霉素、复方磺胺增效剂和磺胺甲唑等。但有多重耐药质粒的菌株在增加，且O139群的耐药性强于O1群。

六、其他肠道细菌

（一）变形杆菌

变形杆菌广泛存在于水、土壤及人和动物的肠道中，为条件致病菌；革兰阴性，呈明显的多形性，有周鞭毛和菌毛，运动活泼。在普通培养液上点种后细菌形成以接种部位为中心的波纹状薄膜生长，称为迁徙生长现象。

变形杆菌X19、Xk、X2的O抗原与某些立克次体有共同抗原，可代替立克次体作为抗原与患者血清进行凝集反应，称为外斐反应（WeilFelix reaction），用来辅助诊断立克次体病。

该菌是引起泌尿道感染的常见病原菌，仅次于大肠埃希菌，还可引起创伤感染、脑膜炎、败血症、婴儿腹泻、食物中毒等。

（二）肺炎克雷伯菌

肺炎克雷伯菌（K.pneumoniae）是重要的条件致病菌，是医院内获得性肺炎的重要病原菌，为革兰阴性杆菌，无芽孢，无鞭毛，有较厚的荚膜，多数有菌毛。其营养要求不高，在血平板上形成灰白色、较大的黏液型菌落，以接种环挑起时，易拉成丝，有助于鉴别。

肺炎克雷伯菌存在于人体肠道、呼吸道中。机体免疫力降低或长期应用抗生素导致菌群失调时，可引起支气管炎、肺炎、肠炎、泌尿道和创伤感染，甚至败血症、脑膜炎、腹膜炎等。

（三）副溶血弧菌

副溶血弧菌是一种嗜盐性细菌。存在于近海岸的海水，海底沉积物及鱼、贝等海产品中。食入本菌污染的食物可引起食物中毒，是我国沿海地区食物中毒中最常见的一种病原菌。

细菌呈弧形，有单端鞭毛，运动活泼，革兰阴性，无芽孢和荚膜。营养要求不高，有嗜盐性，在含有30～35 g/L NaCl、pH 7.5～8.5的培养基中生长良好。抵抗力弱，56 ℃经5 min可被灭活，10 g/L乙酸5 min、淡水中2 d内死亡，海水中可存活47 d或更长。

食入未煮熟的海产品或污染的盐腌制品而感染，引起食物中毒。其主要症状是腹痛、腹泻、呕吐、脱水和发热，粪便多为水样或糊状，少数为黏液血便，应注意与菌痢的鉴别。病程1～7 d，恢复较快，病后免疫力不强，可重复感染。

（四）幽门螺杆菌

幽门螺杆菌（Helicobacter pylori）简称Hp，是一种多鞭毛、螺旋形弯曲的细菌。幽门螺杆菌是微需氧菌，氧要求5%～8%。

1979年，澳大利亚学者罗宾·沃伦（Warren）在慢性胃炎患者的胃窦黏膜组织切片上观察到这种细菌，并且发现这种细菌邻近的胃黏膜总有炎症存在，意识到该细菌和慢性胃炎有密切关系。1981年，澳大利亚消化科医生巴里·马歇尔（Marshall）与沃伦合作，证明这种细菌确实与胃炎有关。此外，他们还发现，这种细菌还存在于所有十二指肠溃疡患者、大多数胃溃疡患者和约一半胃癌患者的胃黏膜中。基于这些结果，马歇尔和沃伦提出幽门螺杆菌是引起胃炎和消化性溃疡的病因学。因此，2005年度诺贝尔生理学或医学奖授予这两位科学家，以表彰他们发现了幽门螺杆菌以及在胃炎和胃溃疡等疾病中的作用。

任务小结

大肠埃希菌：一般为肠道正常菌群，寄生部位改变可引起肠道外感染；少数致病性大肠埃希菌引起肠道感染。

志贺菌：致病物质主要是内毒素，引起细菌性痢疾，表现为急性细菌性痢疾、慢性细菌性痢疾和中毒性细菌性痢疾。

沙门菌：引起肠热症、食物中毒和败血症，肥达试验可用于辅助诊断肠热症。

霍乱弧菌：引起烈性传染病霍乱；致病物质主要是霍乱肠毒素，表现为剧烈的腹泻和呕吐，腹泻物如米泔水样，患病后常因脱水和电解质、酸碱平衡紊乱，死亡率高。

变形杆菌：与立克次体有共同抗原，用外斐反应来辅助诊断立克次体病。

肺炎克雷伯菌：是医院获得性肺炎的重要病原菌。

副溶血弧菌：嗜盐性细菌，食入被污染的海产品、盐腌制品感染，引起食物中毒。

幽门螺杆菌：是慢性胃炎、消化性溃疡的病原菌。

（刘志勇）

任务三 呼吸道感染细菌

知识目标

1. 掌握：结核分枝杆菌的免疫性与其引起的超敏反应。
2. 熟悉：结核分枝杆菌的生物学性状与致病性，结核病的防治原则。
3. 了解：结核分枝杆菌的微生物学检查，麻风分枝杆菌、白喉棒状杆菌、百日咳鲍特菌、流感嗜血杆菌、嗜肺军团菌等呼吸道细菌的基本特性。

一、结核分枝杆菌

结核分枝杆菌（M.tuberculosis）是引起结核病的病原菌，可侵犯全身各器官，但以肺结核为最多见。本菌含有大量脂质，故染色时不易着色，但经加热或延长染色时间着色，又能抵抗盐酸酒精的脱色，故又称为抗酸杆菌。

结核病至今仍为重要的传染病。据WHO报道，每年约有800万新病例发生，至少有300万人死于该病。我国儿童普遍接种卡介苗，结核病的发病率和死亡率大为降低。但世界上有些地区因艾滋病、吸毒、免疫抑制剂的应用、酗酒和贫困等原因，发病率又有上升趋势。

（一）生物学性状

1. 形态与染色。菌体细长略弯曲，有时呈分枝状，大小（1～4）μm×0.4 μm，无鞭毛和芽孢，电镜下可见荚膜，在痰或组织中常单个或聚集成团，如图7-7所示。在陈旧培养物中或在体内抗结核药物作用下可呈现多形态，革兰染色阳性，但不易着色；用抗酸染色法，细菌被染成红色。

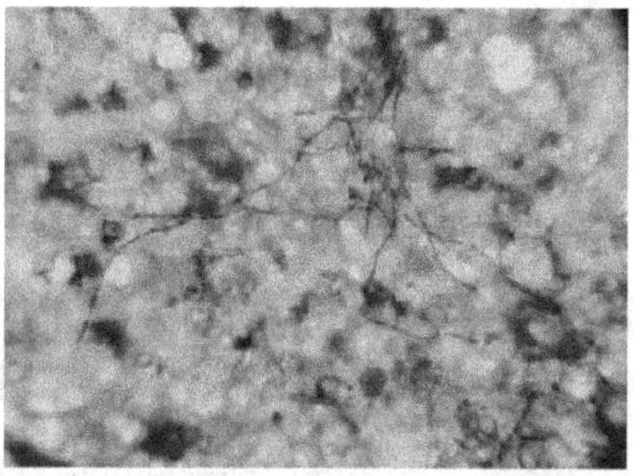

图7-7 结核分枝杆菌（抗酸染色）

2. 培养特性。营养要求高，专性需氧，最适温度为37 ℃，最适pH为6.5～6.8。常用罗氏（Lowenstein）培养基，内含蛋黄、甘油、马铃薯、无机盐和孔雀绿等。接种2～4周后长出粗糙、干燥、不透明的乳白色或米黄色，颗粒状、结节状或菜花样菌落。

3. 抵抗力。本菌细胞壁中含大量脂类，对理化因素的抵抗力较强。在干燥痰中可存活6～8个月，黏附在尘埃上可保持传染性8～10 d。耐酸碱，60 g/L硫酸、30 g/L盐酸、40 g/L氢氧化钠作用15 min不受影响，因此常用酸碱处理标本以杀死杂菌和消化标本中的黏稠物质。对染料，如1∶13 000孔雀绿或结晶紫均有抵抗力，故在培养基中加入上述染料可抑制杂菌。结核分枝杆菌对湿热、紫外线及乙醇抵抗力弱，如在液体中加热62～63 ℃ 15 min（巴氏消毒法），直接日光照射2～7 h或75%（v/v）乙醇2 min即可被杀死。其对链霉素、异烟肼、利福平、环丝氨酸、乙胺丁醇、卡那霉素、对氨基水杨酸等敏感，但易出现耐药性。

4. 变异性。结核分枝杆菌可发生形态、菌落、毒力、免疫原性和耐药性等变异。1908年，卡尔美（Calmette）与介林（Guerin）两人将有毒的牛型结核分枝杆菌培养在含甘油、胆汁、马铃薯的培养液中，经13年230次传代，获得减毒活菌菌株，即卡介苗，用于预防结核病。

（二）致病性

1. 致病物质。不产生毒素和侵袭性酶，其致病作用与细菌在组织细胞内大量繁殖引起炎症、菌体成分和代谢物质的毒性，以及机体对菌体成分产生的免疫损伤有关。

（1）荚膜：抗吞噬、黏附作用，阻止药物及化学物质进入菌体内。

（2）脂质：约占细胞壁干重的60%，成分复杂。与致病性有关的有：①索状因子：能破坏线粒体膜，抑制白细胞游走，与慢性肉芽肿形成有关。②磷脂：能刺激单核细胞增生，形成结核结节；能抑制蛋白酶对组织的分解作用，从而使病灶组织溶解不完全，形成干酪样坏死。③蜡质D：能刺激机体产生迟发型超敏反应。④硫酸脑苷脂：可抑制吞噬溶酶体的形成，有利于细菌在细胞内长时间生存。

（3）蛋白质：结核分枝杆菌具有多种蛋白质成分，有的能与蜡质D结合而诱发超敏反应，引起组织坏死和全身中毒症状。

2. 所致疾病。结核分枝杆菌主要经呼吸道传染引起肺结核，也可经消化道或皮肤损伤侵入机体，引起多种组织器官的结核病。

（1）肺结核：表现为原发感染和继发感染。

①原发感染：结核分枝杆菌首次进入机体引起的感染，多见于儿童。病菌经呼吸道进入肺泡后，被巨噬细胞吞噬，细菌不仅未被杀死，反而在其中增殖，最终致细胞裂解死亡，引起肺泡渗出性炎症称为原发灶。原发灶内细菌经淋巴管扩散，引起淋巴管炎，扩散到肺门淋巴结，引起肺门淋巴结肿大。原发灶、淋巴管炎、肿大的肺门淋巴结称为原发复合征。原发感染大多能自愈，形成纤维化或钙化。只有极少数免疫力低下者，病菌经气管、淋巴管或血流扩散，引起全身粟粒性结核或结核性脑膜炎。

②继发感染：多见于成年人，由潜伏于原发灶内的（内源性感染）或外界再次侵入的（外源性感染）结核分枝杆菌引起。此时机体对结核分枝杆菌已有特异性免疫，故所致疾病病灶局限，一般不累及邻近淋巴结，主要表现为慢性肉芽肿性炎症，形成结核结节、干酪样坏死，甚至形成空洞。

（2）肺外感染：结核分枝杆菌经消化道及破损的皮肤侵入机体可引起肠结核、结核性腹膜炎、皮肤结核等。部分患者，结核分枝杆菌还可经血液、淋巴液扩散，侵犯全身各个器官，引起相应的组织器官结核，如脑、肾、骨、关节、生殖器官等。

（三）免疫性与超敏反应

1. 免疫性。机体对结核分枝杆菌的免疫力主要是细胞免疫，结核的免疫属于感染免疫，又称有菌免疫，即只有当结核分枝杆菌或其组分存在体内时才有免疫力；一旦体内的结核分枝杆菌或其组分全部消失，免疫也随之不存在。

2. 免疫与超敏反应。在机体产生抗结核免疫的同时，也导致了迟发型超敏反应的发生。继发感染时机体已建立特异性细胞免疫，所以细菌侵入后不易扩散，但因同时存在超敏反应，使局部溃疡形成迅速。

3. 结核菌素实验。结核菌素实验是用结核菌素来测定机体对结核分枝杆菌是否有细胞免疫力及引起超敏反应的一种皮肤实验。

（1）结核菌素：一种是旧结核菌素（old tuberculin，OT），由结核分枝杆菌培养物经加热、浓缩、过滤而成，其主要成分是结核菌蛋白；另一种是纯蛋白衍生物（purified protein derivative，PPD），由结核分枝杆菌培养物经三氯醋酸沉淀析出的纯结核分枝杆菌蛋白。

（2）实验方法：目前主要采用PPD，分别取两种PPD 5个单位，注入两前臂掌侧皮内，48～72 h后观察注射局部反应情况。若注射部位红肿硬结直径大于0.5 cm为阳性，大于1.5 cm为强阳性，小于0.5 cm为阴性反应。

（3）结果分析：阳性反应表明机体已感染过结核分枝杆菌或卡介苗接种成功，对结核分枝杆菌有特异性免疫力。强阳性反应则表明可能有活动性结核病，尤其是婴儿。阴性反应表明受试者可能未感染过结核分枝杆菌或未接种过卡介苗。但应注意，受试者处于原发感染早期，正患严重的结核病，患其他严重疾病致细胞免疫功能低下，用过免疫抑制剂，都可能出现阴性反应。

（4）应用：结核菌素试验可用于：①诊断婴幼儿的结核病；②测定接种卡介苗的免疫效果；③在未接种卡介苗的人群中做结核分枝杆菌感染的流行病学调查；④测定细胞免疫功能。

（四）微生物学检查

1. 标本采集。根据感染部位，可取痰、尿、粪便、胸腔积液、腹水、脑脊液等。

2. 直接涂片镜检。标本直接涂片或集菌后涂片，用抗酸染色法染色后镜检，若找到抗酸性阳性菌，即可初步诊断。

3. 分离培养。将处理后的标本接种于罗氏培养基，于37 ℃培养，2～4周形成肉眼可见的菌落；再进一步做生化、药物敏感试验等。

4. 快速诊断。近年来，已将PCR扩增技术应用于结核杆菌DNA鉴定，标本中只含几个细菌即可获得阳性，且1～2 d得出结果。

（五）防治原则

1. 预防。进行卫生宣传教育，对结核病患者早期发现、隔离和积极治疗，防止结核病的传播。特异性预防即接种卡介苗。我国规定出生后即接种卡介苗，1岁以上应先做结核菌素实验，阴性者接种。卡介苗接种后3个月再做结核菌素实验，如仍为阴性，需再接种。接种后免疫力可维持3～5年。

2. 治疗。利福平、异烟肼、乙胺丁醇、链霉素为第一线药物，利福平与异烟肼合用可以减少耐药性的产生。

二、其他呼吸道感染细菌

其他呼吸道感染细菌，如表7-4所示。

表7-4　其他呼吸道感染细菌

菌名	主要生物学特性	致病物质	传播途径	所致疾病	防治原则
麻风分枝杆菌	抗酸染色呈红色，无荚膜、鞭毛，不形成芽孢，常呈束状存在于细胞内，抵抗力强	和结核分枝杆菌相似	直接接触和呼吸道传播	麻风病	对密切接触者作定期检查，早发现，早治疗。治疗药物有砜类、利福平、氯法齐明及丙硫异烟胺
白喉棒状杆菌	革兰阳性，细长略弯曲，一端或两端膨大呈棒状，如图7-8所示，亚甲蓝染色菌体内可见异染颗粒	白喉外毒素	呼吸道	白喉	注射百白破疫苗和白喉类毒素进行预防。对患者早期注射足量抗毒素，同时应用青霉素、红霉素等抗菌治疗
百日咳鲍特菌	革兰阴性，卵圆形短小杆菌，无鞭毛、芽孢，抵抗力弱	荚膜，外毒素（主要致病物质），内毒素	呼吸道	百日咳	常用白百破三联疫苗进行预防。治疗可用红霉素、氨苄西林等
流感嗜血杆菌	革兰阴性，短小杆菌，多形性，需在含X、V因子的血平板上生长	荚膜、菌毛、内毒素	呼吸道	肺炎、脑膜炎、中耳炎等	接种HiB结合型疫苗预防。治疗可用磺胺、青霉素、氯霉素
嗜肺军团菌	革兰阴性短小杆菌，可呈多形性，专性需氧，对热和一般消毒剂敏感	菌毛、外毒素	呼吸道	军团菌病（肺炎）	加强水源管理及输水管道的消毒，防止军团菌造成水污染，是预防的重要措施。治疗首选红霉素

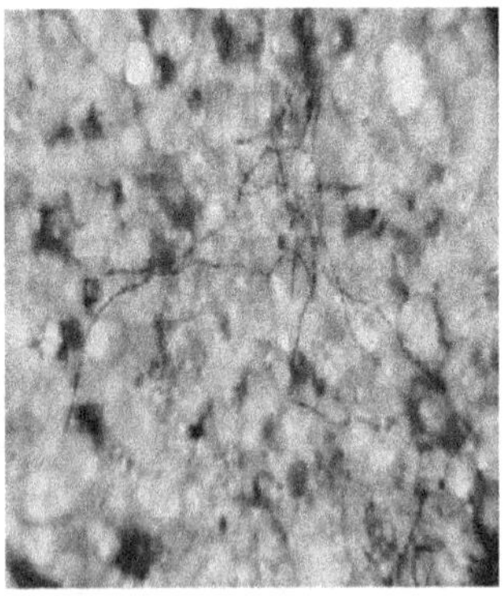

图7-8　白喉棒状杆菌

任务小结

结核分枝杆菌：细胞含大量脂质，抗酸染色阳性，营养要求高，生长缓慢，抵抗力强，耐酸碱，不产生毒素，致病物质主要为脂质；引起结核病，包括肺结核和肺外结核；抗细菌免疫主要依靠细胞免疫；结核菌素试验可判定机体对结核分枝杆菌是否有免疫力，用于辅助诊断结核病；主要预防措施是接种卡介苗。

白喉棒状杆菌：异染颗粒具有鉴别意义，白喉毒素为主要致病物质，引起白喉、心肌炎、肾上腺功能障碍等。

（刘志勇）

任务四 厌氧性细菌

知识目标

1. 掌握：破伤风梭菌的致病性与防治原则。
2. 熟悉：产气荚膜梭菌、肉毒梭菌的致病性与防治原则。
3. 了解：无芽孢厌氧菌的种类与致病性。

厌氧性细菌是一群必须在无氧环境中才能生长繁殖的细菌。根据其是否形成芽孢，可分为厌氧芽孢梭菌和无芽孢厌氧菌。前者因形成的芽孢比菌体宽，使菌体膨大呈梭形，故命名为梭菌，对人致病的常有破伤风梭菌、产气荚膜梭菌、肉毒梭菌，多数引起外源性感染。后者大多数为人体正常菌群，主要引起内源性感染。

一、破伤风梭菌

破伤风梭菌是引起破伤风的病原菌，存在于人和动物肠道中，由粪便排出污染土壤，经伤口感染引起疾病。

（一）生物学性状

1. 形态与染色。革兰阳性大杆菌。菌体细长，芽孢呈圆形，位于菌体顶端，直径大于菌体，使细菌呈鼓槌状，如图7-9所示。

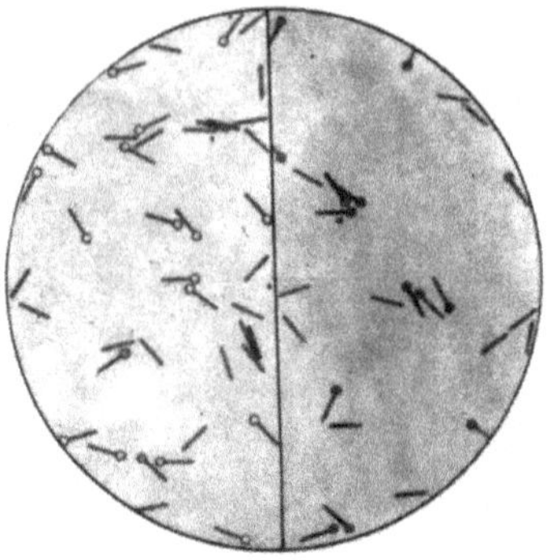

图7-9　破伤风芽孢梭菌

2. 培养特性。专性厌氧，营养要求不高，在血琼脂平板上有明显溶血环，在疱肉培养基中培养，肉汤浑浊，肉渣部分被消化、变黑，产生腐败臭味。

3. 抵抗力。芽孢抵抗力强，在干燥土壤中可存活数十年，能耐煮沸1 h。繁殖体抵抗力与一般细菌相似，对青霉素敏感。

（二）致病性与免疫性

1. 致病条件。破伤风梭菌经伤口感染。其感染的重要条件是伤口形成厌氧环境：①伤口深而狭窄，混有泥土和异物污染；②局部坏死组织较多，组织缺血；③伤口内同时伴有需氧菌或兼性厌氧菌混合感染。上述三方面均易造成厌氧环境，有利于破伤风梭菌的生长繁殖。

2. 致病物质。破伤风梭菌芽孢在人体内发育形成繁殖体，繁殖体在局部伤口生长繁殖，产生破伤风痉挛毒素，为破伤风梭菌的主要致病物质。破伤风痉挛毒素为外毒素，毒性强，毒素经伤口吸收入血后与运动神经末梢结合，沿神经鞘膜运输进入脊髓前角，并可上行至脑干。当其与抑制性神经细胞突触末端结合，可阻止抑制性神经介质的释放，从而使肌肉活动的兴奋与抑制功能失调，引起屈肌和伸肌同时强烈收缩，导致骨骼肌强直痉挛。其致病机制如图7-10所示。破伤风痉挛毒素免疫原性强，刺激机体产生抗毒素；经甲醛处理后失去毒性而保留免疫原性，成为类毒素。类毒素可用于人工自动免疫，是预防破伤风的生物制剂。

3. 所致疾病。破伤风，多见于战伤。平时除创伤感染外，分娩时断脐不洁，手术器械灭菌不严，均可引起发病。新生儿破伤风（俗称脐风）尤为常见。发病早期有发热、头痛、不适、肌肉酸痛等前驱症状，局部肌肉抽搐，出现张口困难，咀嚼肌痉挛，患者牙关紧闭，呈苦笑面容。继而颈部、躯干和四肢肌肉发生强直收缩，身体呈角弓反张，呼吸肌痉挛，呼吸困难，最后可因窒息而死。病死率约50%，孕妇、新生儿和老年人较高。

4. 免疫性。抗感染主要是体液免疫，病后不易获得有效的免疫力。

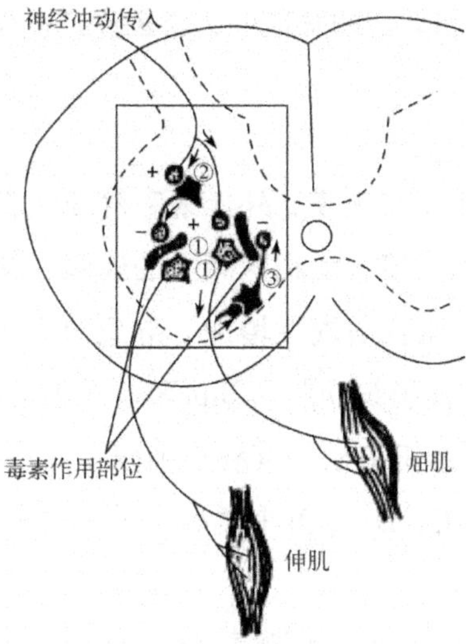

图7-10 破伤风痉挛毒素的致病机制

（三）防治原则

1. 非特异性预防。正确及时对伤口进行清创扩创，防止厌氧环境的形成。

2. 特异性预防。①注射破伤风类毒素进行人工自动免疫。我国常规采用白百破三联疫苗对3月龄至6周岁的儿童进行人工自动免疫，接种后可获得对白喉、百日咳、破伤风的免疫力。②注射破伤风抗毒素（TAT）进行人工被动免疫。对有创伤，伤口深且有污染，可能形成厌氧环境者，除清创扩创伤口外，还需要肌内注射1 500～3 000 U的TAT作为紧急预防，同时可注射破伤风类毒素进行人工自动免疫。③对已经发病者应早期、足量（10万～20万U）注射TAT，以中和游离的破伤风痉挛毒素。同时，注射青霉素等抗生素，以抑制局部细菌的生长繁殖。症状严重者应同时使用解痉药对症治疗。

二、产气荚膜梭菌

（一）生物学性状

菌体较大，无鞭毛，有荚膜。芽孢椭圆形，位于菌体次极端。专性厌氧，血琼脂平板上形成溶血环。发酵糖能力强，产酸产气。本菌的特征之一就是在牛乳培养基中，分解乳糖产酸，使牛乳中的酪蛋白凝固，产生的气体可冲散凝固的酪蛋白，呈蜂窝状，气势凶猛，即“汹涌发酵”现象。细菌产生多种毒性物质，可损伤细胞膜、血管内皮细胞并使糖类分解，导致细胞坏死、组织水肿、气肿等病变。有些菌株产生肠毒素，可引起食物中毒。本菌广泛存在于土壤、人和动物的肠道中，常因深部创伤而感染。

（二）致病性

1. 致病物质。致病物质主要有荚膜、外毒素和侵袭性酶类。外毒素有12种，其中主要的有：①α毒素（卵磷脂酶）：能分解细胞膜上的磷脂，使得细胞受损，引起溶血、组织坏死。血管内皮细胞受损、血管通透性增加，导致组织水肿等。②κ毒素（胶原酶）：能分解肌肉及皮下胶原纤维，使组织崩解。③μ毒素（透明质酸酶）：能分解细胞间质中的主要成分透明质酸，使局部组织疏松，有利于细菌扩散。根据产生的外毒素种类不同，可将产气荚膜梭菌分为A、B、C、D、E五个类型，对人致病的主要是A型。

2. 所致疾病

（1）气性坏疽：经创伤感染，多见于严重战伤、车祸等。细菌在局部伤口迅速生长繁殖，产生多种毒素和侵袭性酶类，分解组织中的糖类而产生大量气体形成气肿，进而压迫组织及血管，影响血液循环，造成组织坏死、气肿、水肿、恶臭、剧痛，因水气夹杂触摸有捻发音。如治疗不及时，毒素吸收入血，引起严重的毒血症、休克等，病死率可达40%～100%。

（2）食物中毒：A型产气荚膜梭菌污染食物后，能产生肠毒素，人食入被毒素污染的食物，可引起食物中毒，临床表现为腹痛、腹胀、水样腹泻等中毒症状，1～2 d可自愈。

（3）坏死性肠炎：C型产气荚膜梭菌产生的β毒素可引起肠道运动神经麻痹和坏死。食入该毒素污染的食物后，可引起急性坏死性肠炎。其发病急，主要表现为腹痛、腹泻、血便，可并发肠穿孔。

（三）防治原则

气性坏疽起病急骤，进展快，后果严重，所以应及时进行伤口的清创和扩创。早期使用多价气性坏疽抗毒素血清和大剂量青霉素等治疗，有条件的可采用高压氧舱疗法。目前尚无有效的人工自动免疫方法。

三、肉毒梭菌

肉毒梭菌为一种厌氧性腐物寄生菌，广泛分布于土壤、动物粪便中，污染食物后，在厌氧条件下细菌产生毒性极强的肉毒毒素，食入后可引起食物中毒和婴儿肉毒病等。

（一）生物学性状

革兰阳性粗大杆菌。芽孢呈椭圆形，直径大于菌体横径，位于菌体次极端，使细菌形似网球拍状。在庖肉培养基中可消化肉渣使肉渣变黑，有腐败性恶臭味。芽孢抵抗力强，湿热100 ℃可生存5 h，干热180 ℃存活2 h，高压蒸汽121 ℃ 30 min才能将其芽孢杀死。

（二）致病性

致病物质为肉毒毒素。细菌污染食物后，在厌氧条件下产生毒性极强的肉毒毒素，人食入含有毒素的食品，如火腿、罐头、腊肠等制品时，引起肉毒中毒。肉毒毒素是目前已知化学毒物和生物毒中毒性最强的毒物，对人的最小致死量约为0.1 μg，1 mg可杀死2亿只小鼠。肉毒毒素是一种嗜神经毒素，经过肠道吸收后经血液扩散，作用于脑神经核和外周神经肌肉接头，阻止神经递质乙酰胆碱（Ach）的释放，影响神经冲动的传递，导致肌肉松弛性麻痹，表现有斜视、眼睑下垂、复视、咽肌麻痹等，严重者可出现吞咽、语言、呼吸障碍，进而因呼吸肌和心肌麻痹而死亡。此外，肉毒梭菌还可以引起婴儿肉毒病等。婴儿肉毒中毒的传播媒介不清，有报道蜂蜜可能为传播媒介。

知识拓展

肉毒毒素

肉毒毒素最早被用来作为生化武器，它能破坏生物的神经系统，使人出现呼吸困难、肌肉乏力等症状。后来，它被医学界用来治疗面部痉挛和其他肌肉运动紊乱。1986年，加拿大一位教授发现肉毒毒素能让患者眼部的皱纹消失，他向外界公布，引发了美容史上的“Botox革命”。此后，整容界将它的功能扩大，用它瘦脸、塑小腿等。肉毒毒素具有很强的毒性，用于整容的肉毒毒素比起生化武器，稀释了40万倍。毒素通过阻断神经肌肉接头之间的“信息传导”，使收缩的肌肉放松舒展，皱纹便随之消失。

对其安全性，不少医生表示，肉毒毒素在美容方面的运用非常微量，不会对人体造成影响，相对于其他除皱产品，它的作用和安全性是无可替代的，是目前去除皱纹最好的方法。

（三）防治原则

加强食品卫生监督和管理，尤其是罐头食品。肉毒毒素不耐热，煮沸1 min即可破坏，所以食品加热是预防肉毒毒素中毒的关键。

肉毒中毒的患者应及早注射肉毒抗毒素，加强临床护理和对症治疗，防止呼吸肌麻痹和窒息的发生。

四、无芽孢厌氧菌

无芽孢厌氧菌是一大类寄生于人和动物体内的正常菌群，包括革兰阳性和革兰阴性的球菌和杆菌。在人体正常菌群中厌氧菌占绝对优势，是其他非厌氧性细菌（需氧菌和兼性厌氧性）的10～1 000倍，主要分布在皮肤、口腔、上呼吸道、泌尿生殖道，可作为条件致病菌引起内源性感染。在细菌感染中，无芽孢厌氧菌在口腔、肠道、泌尿生殖道等的感染率可达60%～100%。因其感染涉及各系统及各临床科室，而且对抗生素不敏感，细菌学诊断困难，故应引起高度重视。

（一）感染特征

（1）一般特征多为内源性感染。无特定病型，以化脓性感染常见。

（2）感染部位多发生于黏膜或其相邻部位，但也可侵犯远离器官，甚至遍及全身，如入血可引起败血症。

（3）分泌物或脓液黏稠，带血性或呈黑色，有恶臭。

（4）分泌物显微镜检查可见细菌，但是普通的常规培养无菌生长。

（5）治疗方面长期使用氨基糖苷类抗生素如链霉素、庆大霉素、卡那霉素治疗无效。

（6）感染表现多为慢性感染。

（二）所致疾病（表7-5）

表7-5　无芽孢厌氧菌临床常见感染

感染部位	厌氧菌所占比例（%）	所致疾病
胸腔及盆腔	60～100	盆腔脓肿，肝脓肿，输卵管及卵巢脓肿，子宫内膜炎，脓毒性流产，产褥期败血症
鼻窦及颅内	60～90	鼻窦炎，慢性中耳炎，乳突炎，硬膜外及硬膜下脓肿，脑膜炎，脑脓肿，血栓性静脉炎
肺和胸膜	50～80	肺脓肿，坏死性肺炎，吸入性肺炎，脓胸
口腔及咽部	>50	坏死性溃疡性牙龈炎，牙周炎，坏死性口腔炎
皮肤及软组织	40～60	外伤、局部缺血引起厌氧菌感染，造成广泛的组织炎症和坏死

任务小结

一、有芽孢厌氧菌

1．破伤风梭菌：通过伤口感染，引起破伤风；主要致病物质为破伤风痉挛毒素；特异性预防可用破伤风类毒素，紧急预防和治疗使用破伤风抗毒素(TAT)。

2．产气荚膜梭菌：通过伤口感染，引起气性坏疽；通过消化道感染，引起食物中毒；能产生多种毒素，并分解多种糖类产气；“汹涌发酵”是鉴别特征。

3．肉毒梭菌：菌体不感染人，致病物质为肉毒毒素；食入毒素后引起肉毒中毒，表现为肌肉麻痹，死亡率高。

二、无芽孢厌氧菌

属于正常菌群，是导致内源性感染的条件致病菌。

（刘志勇）

任务五 其他细菌

其他细菌见表7-6。

表7-6 其他细菌分类

菌名	主要生物学特性	致病物质	传播途径	所致疾病	预防原则
铜绿假单胞菌	革兰阴性杆菌，有单鞭毛，能产生水溶性的绿色色素，对多种抗生素不敏感	内毒素	空气，医源性传播，内源性感染	继发性感染，如烧伤和术后伤口感染，败血症	严格无菌操作，防止医源性感染，合理用药
炭疽芽孢杆菌	革兰阳性杆菌，呈竹节状排列，有荚膜，菌体中央可见芽孢，芽孢抵抗力强	荚膜，毒素	皮肤，呼吸道，消化道	炭疽（皮肤炭疽，肺炭疽，肠炭疽）	加强动物检疫，严禁解剖病畜。特异性预防可采用炭疽活疫菌，作皮上划痕接种
鼠疫耶尔森菌	革兰阴性杆菌，两端浓染，有荚膜	荚膜，内毒素（鼠毒素）	鼠蚤叮咬是主要的传播途径，呼吸道传播	鼠疫（烈性传染病，我国传染病法规定的甲类传染病）分为肺鼠疫（黑死病）、腺鼠疫和败血症鼠疫	灭鼠灭蚤，加强国境检疫。特异性预防可接种减毒活疫苗

续表

菌名	主要生物学特性	致病物质	传播途径	所致疾病	预防原则
布鲁菌	革兰阴性小球杆菌，专性需氧，营养要求高，生长缓慢	内毒素，荚膜，侵袭性酶	接触，消化道，皮肤感染	母畜流产，人类波浪热	加强动物检疫和食品卫生管理，接种减毒活疫苗特异性预防

知识拓展

黑死病

黑死病（肺鼠疫）是历史上最为神秘的疾病。从1348年到1352年，它断送了欧洲三分之一的人口，总计约2 500万人！在其后300年间，黑死病仍然不断造访欧洲的城镇。许多城镇留下的记录见证了惊人的损失：1467年，俄罗斯死亡12.7万人，1348年德国史学家吕贝克记载死亡了9万人，最高一天的死亡数字高达1 500人！在维也纳，每天都有500～700人丧命。根据俄罗斯摩棱斯克的记载，1386年只有5人幸存！黑死病最初症状是腹股沟或腋下的淋巴肿块，然后，胳膊上、大腿上以及身体其他部分会出现青黑色的疱疹。这也是黑死病得名的缘由。当时的人们对传染病一无所知。医生们用尽各种药物，尝试各种治疗手段，放血疗法、烧灼淋巴肿块等，但是死亡还是不断降临到人间。

项目小结

铜绿假单胞菌：常引起继发性化脓性感染，如烧伤和术后伤口感染；能产生水溶性的绿色色素，脓液常呈绿色。

炭疽芽孢杆菌：动物源性细菌；引起牛、羊等动物的炭疽病；人因接触患病动物的尸体、皮毛或食入患病动物产品感染，临床类型有皮肤炭疽、肺炭疽和肠炭疽。

鼠疫耶尔森菌：引起烈性传染病鼠疫，主要通过鼠蚤叮咬传播，临床类型有肺鼠疫（黑死病）、腺鼠疫和败血症鼠疫。

布鲁菌：动物源性细菌；动物感染主要引起母畜流产，人接触患病动物感染表现为波浪热。

（刘志勇）

思考与练习

一、单项选择题

1. 引起“米泔水”样腹泻的病原菌，主要致病物质的是 （ ）

A. 鞭毛 B. 荚膜 C. 菌毛 D. 外毒素 E. 内毒素

2. 下列能引起败血症的细菌有 （ ）

A. 破伤风梭菌、大肠埃希菌、肺炎链球菌

B. 大肠埃希菌、溶血性链球菌、破伤风梭菌

C. 肉毒梭菌、大肠埃希菌、肺炎链球菌

D. 金黄色葡萄球菌、肉毒梭菌、大肠埃希菌

E. 金黄色葡萄球菌、大肠埃希菌、溶血性链球菌

3. 关于大肠杆菌，下列叙述不正确的是 （ ）

A. 能分解乳糖产酸产气 B. 有鞭毛能运动

C. 所有大肠杆菌均是条件致病菌 D. 在卫生学中有重要意义

E. 是泌尿道感染常见的病原体

4. 肉毒梭菌引起的食物中毒是以下系统的症状 （ ）

A. 消化系统 B. 呼吸系统

C. 循环系统 D. 泌尿系统

E. 神经系统

5. 能引起超敏反应性疾病的化脓性球菌，最常见的是 （ ）

A. 金黄色葡萄球菌 B. A群链球菌

C. 肺炎链球菌 D. 脑膜炎奈瑟菌

E. 淋病奈瑟菌

6. 葡萄球菌所致化脓性炎症其脓汁黏稠、病灶局限，这是由于病原菌产生 （ ）

A. 透明质酸酶 B. 血浆凝固酶

C. 耐热核酸酶 D. 链道酶

E. 链激酶

7. 主要通过呼吸道传播的细菌是 （ ）

A. 肺炎链球菌、脑膜炎奈瑟菌、结核分枝杆菌

B. 百日咳鲍特菌、痢疾杆菌、链球菌

C. 肺炎链球菌、伤寒杆菌、白喉棒状杆菌

D. 葡萄球菌、破伤风梭菌、肺炎链球菌

E. 链球菌、结核分枝杆菌、百日咳鲍特菌

8．通过消化道传播的病原菌是　（　）

A.志贺菌、霍乱弧菌、破伤风梭菌
B.链球菌、志贺菌、沙门菌
C.链球菌、沙门菌、霍乱弧菌
D.沙门菌、链球菌、葡萄球菌
E.沙门菌、霍乱弧菌、志贺杆菌

9．能引起食物中毒的细菌不包括　（　）

A.葡萄球菌
B.肉毒梭菌
C.霍乱弧菌
D.沙门菌
E.副溶血性弧菌

10.下列哪种细菌感染后机体产生的特异性免疫属于带菌免疫　（　）

A.结核分枝杆菌
B.脑膜炎奈瑟菌
C.葡萄球菌
D.链球菌
E.沙门菌

二、简答题

1．叙述A群链球菌的致病性。

2．叙述破伤风梭菌的致病条件、致病物质以及破伤风的防治原则。

3．叙述结核菌素试验的原理、方法、结果判断及临床意义。

项目八 其他原核细胞型病原体和真菌

任务一 其他致病性原核细胞型病原体

知识目标

1. 掌握：钩端螺旋体、梅毒螺旋体、支原体、立克次体、沙眼衣原体的致病性。

2. 熟悉：回归热螺旋体、鹦鹉热衣原体、肺炎衣原体的致病性。

一、致病性螺旋体

螺旋体是一类细长、柔软、弯曲呈螺旋状、运动活泼的原核细胞型微生物。其基本结构和生物学性状与细菌相似，二分裂方式繁殖，对抗生素敏感。

常见致病性螺旋体，如表8-1所示。

表8-1 常见致病性螺旋体

病原体	主要生物学特性	致病物质	传播途径	所致疾病	防治原则
钩端螺旋体	螺旋细密而规则，一端或两端弯曲为“c”“s”	溶血毒素，细胞毒因子，内毒素样物质	接触疫水感染，消化道感染，虫媒感染	钩体病（流感伤寒型、黄疸出血型、肺出血型）	防鼠、灭鼠，接种疫苗；青霉素治疗
梅毒螺旋体	螺旋致密规则，两端尖直（图8-1），抵抗力弱	荚膜样物质，多糖酶	性接触，垂直传播	先天梅毒，获得性梅毒	加强卫生宣传，早发现、早治疗，青霉素治疗
回归热螺旋体	螺旋疏松不规则	Ⅳ超敏反应	虫媒传播	回归热	灭虱灭蜱，青霉素治疗

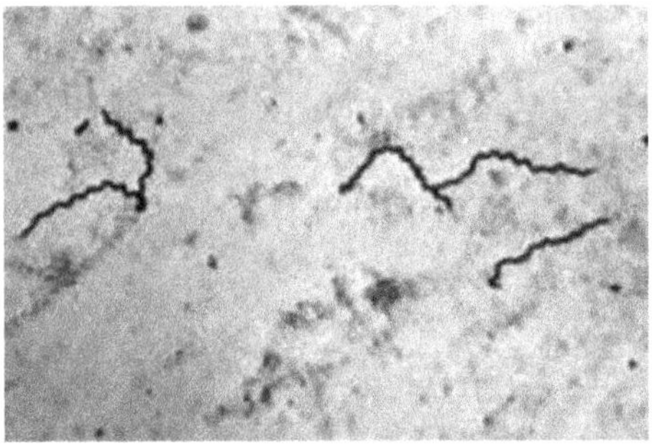

图8-1 梅毒螺旋体镀银染色

二、致病性支原体

支原体（mycoplasma）是一类没有细胞壁、呈高度多形态性、能通过细菌滤器、可在无生命培养液上生长繁殖的最小的原核细胞型微生物。因其能形成有分枝的长丝，故称为支原体。

支原体广泛分布于自然界，与人类感染有关的主要有支原体属中的肺炎支原体、溶脲脲原体、人型支原体、生殖器支原体、穿透支原体等。

支原体生物学特性、致病性与细菌L型相似，在鉴定时应注意鉴别，如表8-2所示。

表8-2 支原体与细菌L型主要区别

生物学性状	支原体	细菌L型
来源	自然界广泛存在	很少存在
返祖现象	任何情况下都不能恢复细胞壁	除去诱因可恢复细胞壁
细胞膜	含大量胆固醇	不含胆固醇
遗传	与细菌无关	与原细菌有关
培养特性	需胆固醇，菌落小	不需胆固醇，菌落稍大

（一）生物学性状

1. 形态与结构。支原体的大小为0.1～0.3 μm，可通过滤菌器，无细胞壁，形态呈现多形性。革兰氏染色不易着色，故常用Giemsa染色法将其染成淡紫色。

2. 培养特性。营养要求高，需要提供胆固醇才能生长，生长缓慢，在固体培养基上呈特有的“油煎蛋”样菌落。

3. 抗原构造。各种支原体都有特异的表面抗原结构，很少有交叉反应，具有型特异性，对鉴定支原体有重要意义。

4. 抵抗力。对理化因素抵抗力弱，因缺乏细胞壁，对作用于细胞壁的抗生素（如青霉素）不敏感，对干扰蛋白质合成的抗生素（如红霉素）敏感。细胞膜中胆固醇含量较多，约占36%，凡能作用于胆固醇的物质（如两性霉素B、皂素等）均可引起支原体膜的破坏而使支原体死亡。

（二）常见致病支原体（表8-3）

表8-3 常见致病支原体

支原体	肺炎支原体	溶脲脲原体
致病物质	荚膜，顶端结构，神经毒素，磷脂酶C等	荚膜，顶端结构，神经毒素，磷脂酶C等
传播途径	飞沫经呼吸道传播	性接触传播
所致疾病	支原体肺炎（间质性肺炎）	非淋菌性尿道炎
防治原则	注意公共卫生，对患者注意隔离。治疗可选红霉素与喹诺酮类抗生素	加强宣传教育，切断传播途径。治疗可选多西环素，红霉素和庆大霉素

三、衣原体

衣原体（chlamydia）是一类能通过滤菌器，在真核细胞内寄生，有独特发育周期的原核细胞型微生物。

引起人类疾病的主要是沙眼衣原体、肺炎衣原体和鹦鹉热衣原体。

（一）生物学性状

1. 形态与染色。衣原体在宿主细胞内繁殖，具有独特的发育周期，呈现两种不同的形态结构，也即代表发育的两个时期。小而致密的为原体，直径为0.2～0.4 μm，卵圆形，有细胞壁，是衣原体有感染性的形态，Macchiavello染色呈红色。大而疏松的为始体（网状体），直径为0.5～1.0 μm，呈圆形或不规则形，无细胞壁，无感染性，是衣原体的繁殖阶段，Macchiavello染色呈蓝色。

2. 发育周期。原体进入易感细胞后，在吞噬体中逐渐发育，体积增大进入增殖状态，形成始体。始体经二分裂方式繁殖出众多子代，并聚集形成致密的包涵体。始体在包涵体内逐渐成熟为子代原体，然后从破坏的感染细胞中释出，再感染新的易感细胞，开始新的发育周期。每个发育周期为48～72 h，即原体→吸附→吞噬体（空泡）→在吞噬体内形成始体→二分裂繁殖→形成包涵体→在包涵体内成熟为原体→释放，如图8-2所示。

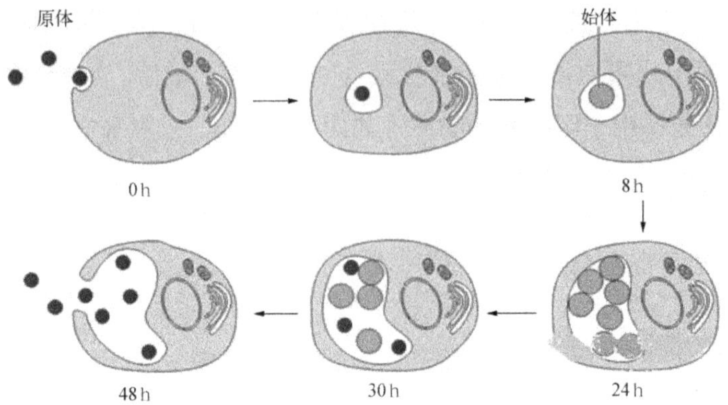

图8-2　衣原体的发育周期

3. 培养特性。专性细胞内寄生，大多数衣原体能在6～8日龄鸡胚卵黄囊中繁殖，可在受感染后3～6 d致死的鸡胚卵黄囊膜中找到包涵体及特异性抗原。在组织细胞中生长良好。

4. 抵抗力。耐冷不耐热，56～60 ℃仅存活5～10 min，在-70 ℃可保存数年。0.1%（v/v）甲醛液、5 g/L苯酚30 min可杀死，75%（v/v）酒精0.5 min可杀死。对四环素、红霉素及利福平均敏感。

（二）致病性与免疫性

1. 致病物质。

（1）内毒素样物质。

（2）细胞表面脂多糖和外膜蛋白。

2. 所致疾病（表8-4）。

表8-4　常见致病性衣原体

衣原体种类	传播途径	所致疾病
沙眼衣原体	眼-眼 眼-手-眼	沙眼
	成人：性接触 婴儿：经产道感染	包涵体结膜炎
	性接触	非淋菌性尿道炎
	性接触	性病淋巴肉芽肿
肺炎衣原体	呼吸道	非典型肺炎，支气管炎
鹦鹉热衣原体	与鸟类接触	非典型肺炎，败血症

（三）防治原则

注意个人卫生，不共用毛巾和脸盆；加强性传播疾病的宣传教育；隔离患者。治疗可使用红霉素、利福平等。

四、立克次体

立克次体（Rickettsia）是一类通过节肢动物传播、严格细胞内寄生的原核细胞型微生物，为纪念首先发现该病原体并在研究斑疹伤寒时感染而献身的美国医师Howard Taylor Ricketts（霍华德·泰勒·立克次）而命名。

立克次体抵抗力弱，加热56 ℃ 30 min可死亡，但耐干燥、寒冷，在干虱粪便中可保持传染性半年以上；对多种抗生素敏感。

我国常见的致病性立克次体有普氏立克次体、莫氏立克次体和恙虫病立克次体，分别引起流行性斑疹伤寒、地方性斑疹伤寒和恙虫病，如表8-5所示。

表8-5 常见致病性立克次体

病原体	所致疾病	媒介昆虫	贮存宿主
普氏立克次体	流行性斑疹伤寒	人虱	人
莫氏立克次体	地方性斑疹伤寒	鼠蚤、鼠虱	鼠
恙虫病立克次体	恙虫病	恙螨	野鼠

立克次体与变形杆菌具有共同抗原，用变形杆菌某些菌株的菌体抗原代替相应立克次体抗原以检测相应抗体的凝集试验，即外斐试验，用于辅助诊断立克次体病。抗体效价≥1∶160有意义。

立克次体病的预防重点在于控制和消灭储存宿主和媒介昆虫，注意个人卫生；治疗可选用氯霉素、喹诺酮类抗菌药等。

知识拓展

拿破仑与立克次体

19世纪，拿破仑东征俄国以惨败告终。人们认为，拿破仑是“败给了俄国寒冷的冬天”。然而他的惨败归咎于“战争瘟疫”——斑疹伤寒。

1812年，法国皇帝拿破仑率领60万大军东征俄国。从法国到俄国，要经过波兰。当时的波兰非常贫穷，环境不卫生，人们没有换洗的衣服，也从不洗澡，身上爬满了虱子。到达波兰的法国士兵，人数过多，饮用水不足，不能洗澡。为了防止俄国人随时进攻，他们必须待在窄小窝棚中，聚在一起睡觉。士兵身上也开始长满了虱子。士兵们无法忍受瘙痒，不停抓挠全身，虱子携带的立克次体在虱子吸血时和从抓破的伤口入侵人体，引起流行性斑疹伤寒。不到一个月，就有五分之一的士兵染病。到了俄国，已经是冬天，加上冬季的严寒，法国士兵大量死亡，60万大军仅剩5 000人返回法国。

消灭法国士兵的，并不是俄国军队，而是立克次体。伟大的军事家拿破仑，在微生物面前，也不得不俯首认输。

任务小结

螺旋体：钩端螺旋体引起钩体病，梅毒螺旋体引起梅毒。

支原体：肺炎支原体引起原发性非典型肺炎，溶脲脲原体引起非淋菌性尿道炎。

衣原体：沙眼衣原体引起沙眼、包涵体结膜炎、非淋菌性尿道炎、性病淋巴肉芽肿，肺炎衣原体和鹦鹉热衣原体均引起原发性非典型肺炎。

立克次体：普氏立克次体引起流行性斑疹伤寒，莫氏立克次体引起地方性斑疹伤寒，恙虫病立克次体引起恙虫病；外斐试验可辅助诊断立克次体病和恙虫病。

（何　源）

任务二　病原性真菌

知识目标

1. 掌握：白假丝酵母菌和新型隐球菌的生物学特征和所致疾病。
2. 熟悉：皮肤与皮下组织感染真菌的种类和所致疾病。
3. 了解：曲霉的致病性，白假丝酵母菌和新型隐球菌感染的防治原则。

真菌是一大类真核细胞型微生物，具有比较完整的细胞结构，有细胞壁与典型的细胞核。真菌在自然界广泛分布，对人致病的真菌可引起人类感染性、中毒性和超敏反应性疾病。近年来，由于艾滋病、恶性肿瘤患者不断增多，抗生素、免疫抑制剂的应用，真菌感染的发生率明显升高，引起了人们的重视。

真菌按其侵犯部位和临床表现不同，分为浅部感染真菌（包括皮肤及皮下组织感染真菌）和深部感染真菌两大类。

一、皮肤及皮下组织感染真菌

（一）皮肤感染真菌

皮肤感染真菌主要侵犯浅层皮肤，包括角化的表皮、毛发和指（趾）甲，引起皮肤癣症。根据它们侵犯皮肤的深浅程度和引起机体免疫应答的状况，可分为皮肤癣真菌和角层真菌。

1. 皮肤癣真菌。皮肤癣真菌是指寄生在皮肤角蛋白组织中致病性真菌的统称，主要引起皮肤等浅部感染。侵犯部位仅限于角化的表皮、毛发和指（趾）甲，引起皮肤癣症。皮肤癣真菌具有嗜角蛋白的特性，能产生蛋白酶水解蛋白，在皮肤繁殖后，可通过机械刺激和代谢产物的作用，引起局部炎症和病变。皮肤癣，尤其是手足癣，是人类最多见的真菌病。皮肤癣真菌按其侵犯组织不同和培养特点差异，可再划分为毛癣菌、表皮癣和小孢子癣菌3个属。

皮肤癣真菌主要由孢子散播传染，常由于接触患癣症的人或动物（犬、猫、牛、马等）及染菌物体而感染。常见皮肤癣真菌所致癣症如表8-6所示。

表8-6 常见皮肤癣真菌所致癣症

癣症	皮肤癣真菌
发癣	铁锈色毛癣菌，堇色毛癣菌，断发毛癣菌，石膏样毛癣菌，奥杜盘氏小孢子癣菌
须癣	红色毛癣菌，堇色毛癣菌，须毛癣菌，犬小孢子癣菌
体癣	红色毛癣菌，铁锈色毛癣菌，堇色毛癣菌，小孢子癣菌
股癣	絮状表皮癣菌，红色毛癣菌，须毛癣菌，犬小孢子癣菌
脚癣	絮状表皮癣菌，红色毛癣菌，须毛癣菌
黄癣	许兰毛癣菌，堇色毛癣菌，石膏样小孢子癣菌
甲癣	絮状表皮癣菌，红色毛癣菌
叠癣	同心性毛癣菌

2. 角层癣菌。角层癣菌是寄生于皮肤角层及毛干表面的浅部真菌，引起角层型和毛发型病变。引起这种感染的病原性真菌主要有秕糠状鳞斑癣菌，可引起皮肤出现黄褐色的花斑癣，好发于颈胸腹背和上臂，形如汗渍斑点，俗称汗斑。

（二）皮下组织感染真菌

引起皮下组织感染的真菌主要有孢子丝菌和着色真菌，可经外伤感染侵入皮下。一般感染只在局部，也可经淋巴或血液向全身扩散。致病的真菌主要有孢子丝菌及着色真菌。

1. 孢子丝菌。孢子丝菌中主要的致病真菌是申克孢子丝菌。

申克孢子丝菌广泛分布于土壤、尘埃、植物中，可经皮肤微小创口侵入，然后沿淋巴管分布，引起亚急性或慢性肉芽肿，使淋巴管呈链状硬结，称为孢子丝菌下疳；也可经口或呼吸道侵入，沿血流扩散至其他器官引起深部感染。此病在我国传播较广，以东北较多见。

2. 着色真菌。着色真菌是分类上相近、引起临床症状相似的一些真菌的总称，广泛存在于土壤、木材上。着色真菌细胞壁中含有黑色素，感染部位皮肤变黑，故其引起的疾病称为着色真菌病。着色真菌有5种：卡氏枝孢霉、裴氏着色芽生菌、疣状瓶霉、紧密着色芽生菌和鼻毛癣菌。我国以卡氏枝孢霉最常见。

二、深部感染真菌

（一）白假丝酵母菌（Canidia albicans）

白假丝酵母菌俗称白念珠菌，通常存在于正常人口腔、上呼吸道、肠道及阴道，一般在正常机体中数量少，不引起疾病。当机体免疫功能下降或菌群失调，本菌就大量繁殖引起深部组织感染。

1. 生物学性状。本菌细胞呈卵圆形，形似酵母菌，直径为2～4 μm，革兰染色阳性，以出芽方式生殖。在病灶中常见菌细胞出芽生成假菌丝，假菌丝长短不一，不分枝，假菌丝收缩断裂又成为芽生的菌细胞如图8-3所示。本菌在血琼脂或沙保弱培养基上，37 ℃或室温孵育2～3 d后，生成灰白乳酪样菌落，若接种于4%玉米粉琼脂上，室温孵育3～5 d可见假菌丝、芽生孢子及厚膜孢子，为本菌特征之一。

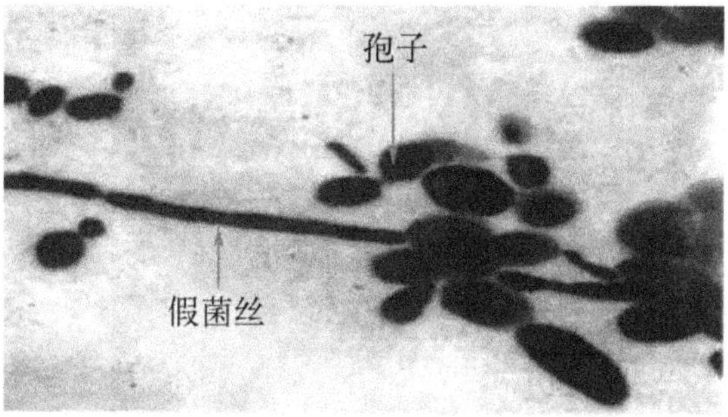

图8-3 白假丝酵母菌（革兰染色）

2. 致病性。本菌多为内源性感染。近年来，随着广谱抗生素、激素和免疫抑制剂的广泛应用，白假丝酵母菌感染日益增多，常见的感染类型有以下几种。

（1）皮肤黏膜感染：好发于皮肤皱褶处（腋窝、腹股沟，乳房下，肛门周围及甲沟，指间），皮损特点是界限清楚的糜烂面；也好发于口腔、外阴和阴道，引起鹅口疮、口角炎、念珠菌性阴道炎等，在黏膜表面盖有凝乳大小不等的白色薄膜，剥除后，留下潮红基底，并产生裂隙及浅表溃疡。

（2）内脏感染：最常见为肺炎，其次是肠炎和肾盂肾炎，偶见心内膜炎。

（3）中枢神经系统感染：主要引起脑膜炎、脑炎等。

（4）超敏反应性疾病：引起类似于皮肤癣症或湿疹的皮疹、支气管哮喘等。

3. 防治原则。注意个人清洁，不滥用抗生素、激素，增强机体免疫功能。治疗鹅口疮等其他黏膜念珠菌病可局部使用抗真菌药物，如制霉菌素、酮康唑和氟康唑药物等；治疗全身性感染可用两性霉素B等。

（二）新型隐球菌（Cryptococcus neoformans）

新型隐球菌又名溶组织酵母菌，广泛分布于自然界，也可存在人体表、口腔或肠道；主要传染源是鸽子，在鸽粪中大量存在，人因吸入鸽粪污染的空气而感染，常见于免疫功能低下者，属于条件致病菌；主要引起肺和脑的急性亚急性和慢性感染，肺部感染可扩散至皮肤、黏膜、骨和内脏。

1. 生物学性状。在组织液或培养物中呈圆球形，直径可达4～20 μm，菌体周围有厚的荚膜，折光性强，一般染色不易着色，难以发现，故称为隐球菌。用墨汁负染色后镜检，可见到透明荚膜包裹着菌细胞，菌细胞常有出芽，但不生成假菌丝，如图8-4所示。

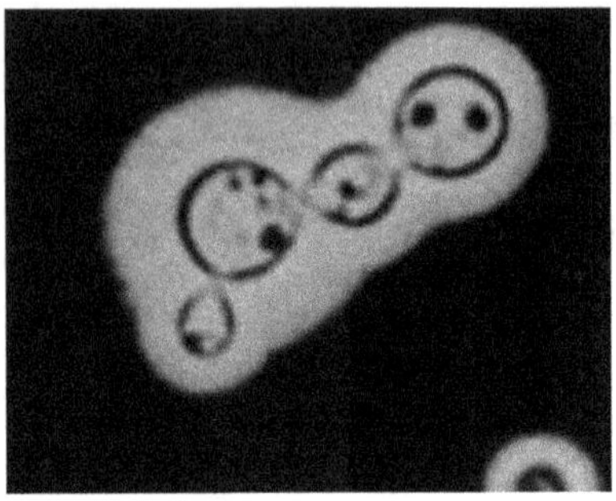

图8-4 新型隐球菌（墨汁负染色）

2. 致病性。新型隐球菌一般为外源性感染，主要经呼吸道传播，在肺部引起轻度炎症，或由破损皮肤及肠道传入。新型隐球菌引起的感染为机会致病性感染，当机体免疫功能下降时，隐球菌可由肺部向全身播散，主要侵犯中枢神经系统，发生脑膜炎、脑炎、脑肉芽肿等。此外，可侵入骨骼、肌肉、淋巴结、皮肤黏膜引起慢性炎症和脓肿。

3. 防治原则。增强机体免疫力，控制传染源，如减少鸽子数量或避免吸入鸽粪或创口接触鸽粪等。治疗药物可用两性霉素B，慢性肺损害可以外科手术切除。

（三）曲霉

曲霉是发酵工业和食品加工业的重要菌种，广泛分布在谷物、空气、土壤和各种有机物品上，引起人类疾病的有黄曲霉、黑曲霉、烟曲霉等，主要经呼吸道吸入，引起支气管哮喘和肺炎等。生长在花生和大米上的曲霉，有的能产生对人体有害的真菌毒素，如黄曲霉毒素不仅会造成家禽和家畜中毒，严重的会造成死亡，并且能诱发原发性肝癌。

任务小结

真菌为真核细胞型微生物；营养要求不高，常用沙保弱培养基培养；常见致病性真菌有皮肤感染真菌、皮下组织感染真菌和深部感染真菌；致病作用常表现为致病性和机会性感染、超敏反应、毒素中毒和肿瘤等。

深部感染真菌主要为条件致病性真菌，对人致病的主要有白假丝酵母菌，引起鹅口疮、阴道炎、肺炎、脑膜炎和超敏反应等。新型隐球菌引起隐球菌性脑膜炎，曲霉引起真菌性中毒、超敏反应及肿瘤。

（何 源）

思考与练习

一、单项选择题

1. 下述哪种疾病不是由沙眼衣原体引起的 （ ）

A. 沙眼　B. 包涵体结膜炎

C. 非淋菌性尿道炎　D. 性病淋巴肉芽肿

E. 脑膜炎

2. 能在无生命培养基上生活的最小原核细胞型微生物是 （ ）

A. 病毒　B. 支原体　C. 衣原体　D. 立克次体　E. 螺旋体

3. 以下哪种不是性传播疾病的病原体 （ ）

A. 梅毒螺旋体　B. 溶脲脲原体　C. 沙眼衣原体　D. 普氏立克次体　E. HIV

4. 流行性斑疹伤寒的传播媒介是 （ ）

A. 人虱　B. 人蚤　C. 鼠蚤　D. 蜱　E. 恙螨

5. 有关衣原体叙述错误的是 （ ）

A. 对人致病的主要是沙眼衣原体　B. 有特殊的发育周期

C. 不能用人工培养基分离培养　D. 原体有感染性

E. 始体有感染性

6. 钩体病的主要传染源是 （ ）

A. 患者　B. 病鼠或病猪　C. 鼠蚤　D. 隐性感染者　E. 人虱

7. 常见的新型隐球菌病为 （ ）

A. 尿道炎、阴道炎　B. 甲沟炎　C. 肺炎、脑膜炎　D. 鹅口疮　E. 皮肤癣症

8. 因菌群失调而导致的真菌感染常由下列哪种真菌引起 （ ）

A. 白色念珠菌　B. 皮肤癣真菌　C. 新型隐球菌　D. 曲霉　E. 着色真菌

二、简答题

1. 叙述普氏立克次、莫氏立克次体和恙虫病立克次体的传播方式和所致疾病。

2. 叙述钩端螺旋体的主要储存宿主以及钩体病的传染源与传播途径。

3. 叙述白假丝酵母菌的致病性。

项目九 非细胞型微生物

任务一 呼吸道感染病毒

知识目标

1. 掌握流感病毒的抗原分型、抗原变异与流感流行的关系、致病性与免疫性，麻疹病毒的致病性、免疫性和预防。
2. 熟悉流感病毒、麻疹病毒和冠状病毒的生物学性状与防治原则。
3. 了解其他呼吸道病毒的种类及致病性。

上呼吸道感染是人类最常见的疾病，临床急性呼吸感染中90%以上由病毒引起。病毒主要通过飞沫传播，以呼吸道为侵入门户，可引起呼吸道或呼吸道以外组织器官的病变。呼吸道病毒多具有感染力强、传播快、潜伏期短、发病急、病后免疫力不能持久等特点。

一、流行性感冒病毒

流行性感冒病毒简称流感病毒，是引起流感的病原体；流感是一种上呼吸道急性传染病，传染性强、传播快、潜伏期短、发病率高。流感病毒已引起数次世界性大流行，例如1918—1919年的世界大流行，造成约4 000万人死亡，高于第一次世界大战死亡总人数，对人类的生命健康危害极大。

（一）生物学性状

1. 形态与结构。流感病毒一般呈球形，病毒直径为80 ~ 120 nm，流感病毒的核衣壳呈螺旋对称，有包膜，如图9-1所示。

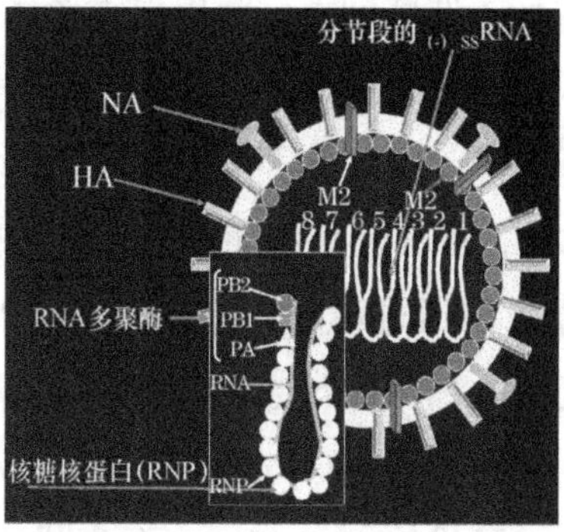

图9-1　流感病毒结构示意图

（1）核衣壳：流感病毒核心由RNA及包绕其周围的核蛋白、RNA多聚酶组成，其核酸为单股负链分节段RNA。甲、乙型流感病毒为8个节段，丙型为7个节段，每一个节段就是一个基因，决定流感病毒的遗传特性，其基因组分节段的特点使本病毒具有高频率基因重配，容易发生变异。核蛋白的抗原稳定，很少发生变异，具有型特异性。

（2）包膜：内层为基质蛋白（M蛋白），具有保护核衣壳与维持病毒外形的作用。宿主细胞膜含M蛋白的部分成为核衣壳的识别部位，使其能选择性地从该部位出芽释放。M蛋白抗原性较稳定，具有型特异性，是病毒分型依据。包膜的外层为来自宿主细胞的脂质双层膜，其中镶嵌有两种由病毒基因编码的糖蛋白刺突：血凝素（hemagglutinin，HA）和神经氨酸酶（neuraminidase，NA），两者数量之比为4∶1～5∶1，血凝素（HA）能与人、鸡等动物的红细胞结合，引起红细胞凝集（简称血凝），并与病毒吸附和穿入宿主细胞有关。神经氨酸酶（NA）有利于成熟病毒的释放。两者均有抗原性，极易出现变异，是划分病毒亚型的主要依据。

2. 分型、变异与流行。按核蛋白抗原性的不同，流感病毒被分为甲（A）、乙（B）和丙（C）三型，各型流感病毒可以根据其表面血凝素及神经氨酸酶抗原性的不同分为若干亚型。流感病毒抗原变异有两种形式：①抗原漂移（antigenic drift）：其变异幅度小，是核酸序列的点突变，致使HA或NA抗原决定簇发生某些改变；系量变，并在免疫人群中被选择出来，可引起中小流行。②抗原转换（antigenic shift）：变异幅度大，是由核酸序列不断地突变积累或外来基因片段重组所致；系质变，形成新的亚型。新亚型的出现后，人群对其缺乏免疫力，会引起大规模甚至世界性的流感流行。

3. 抵抗力。流感病毒抵抗力较弱，不耐热，56 ℃ 30 min能被灭活，室温下感染性很快消失；对干燥、日光、紫外线及乙醚、甲醛等敏感；在酸性条件下更易灭活，但在-70 ℃或冷冻干燥后活性可长期保存。

（二）致病性与免疫性

传染源主要是患者，其次是隐性感染者。流感病毒经飞沫传播，侵入呼吸道，经HA吸附于呼吸道黏膜上皮细胞膜上的HA受体上，然后侵入这些细胞进行增殖。经过1～2 d的潜伏期，感染者可出现流感症状。病毒在呼吸道黏膜上皮细胞内增殖，造成感染的细胞变性，坏死脱落，黏膜充血水肿，腺体分泌增加；并出现喷嚏、鼻塞、咳嗽等症状。病毒在上皮细胞内复制，很少入血，但通过释放内毒素样物质入血，引起全身中毒症状：发热、头痛、全身酸痛、疲乏无力、白细胞计数下降等。流感病毒感染一般在数日内自愈，但幼儿或年老体弱患者易合并继发细菌感染，如肺炎等，病死率高。

病后对同型病毒有免疫力，可维持1～2年，主要为分泌型IgA（sIgA）和血清中的中和抗体IgM、IgG共同的作用。抗体有两类：一类是能阻止病毒侵入易感细胞的抗病毒血凝素抗体，在抗感染中起重要作用；另一类是能减少细胞排毒和病毒扩散的抗神经氨酸酶抗体。此外，CTL可杀伤流感病毒感染细胞，在促进受染机体的康复方面起重要作用。

（三）防治原则

流感病毒传染性强，播散迅速，在易感人群中易形成大流行，做好预防是必要的。流行期间应尽量避免人群聚集，公共场所如剧院、宿舍应常通风换气，必要时空气消毒。

流感疫苗有灭活疫苗和减毒活疫苗，但流感病毒抗原易变异，因此及时掌握变异动态和选育毒株，使制备的疫苗抗原性与流行株相同或近似极为重要。

治疗尚无特效方法，金刚烷胺对甲型流感病毒复制有抑制作用，对疾病的预防和治疗有一定效果，但此药能引起中枢神经系统症状及耐药毒株出现，所以未被广泛使用。目前主要是对症治疗及预防继发细菌感染，常用中药（金银花、板蓝根、大青叶等）在减轻症状和缩短病程方面有一定效果。

知识拓展

甲型H1N1流感

2009年，甲流是一次由流感病毒新型变体甲型H1N1流感所引发的全球性流行病疫情。2009年3月底，该流感开始在墨西哥和美国加利福尼亚州、得克萨斯州爆发，不断蔓延。2009年5月底，该流感在墨西哥死亡率达2%，但在墨西哥以外死亡率仅0.1%。持续了一年多的疫情造成约1.85万人死亡，出现疫情的国家和地区达到了214个。世界卫生组织在2013年公布的数据显示，在流感季中，全世界每5人中就有1人感染甲型H1N1流感，但死亡率可能不到0.02%。另据美国CDC估计，截止2010年3月中旬，这场疫情导致5 900万美国人染病，26.5万人住院，1.2万人死亡。

二、麻疹病毒

麻疹病毒（measles virus）是麻疹的病原体。麻疹是儿童最常见的一种急性呼吸道感染的传染病。麻疹病毒传染性强，6个月至5岁为易感年龄；易感者接触后90%以上都会发病，儿童初次感染几乎都发病。

1. 生物学性状。麻疹病毒的形态、结构大致与流感病毒相似，为球形、丝状等多种形态，直径为120～250 nm。病毒结构由内向外分为核衣壳、脂蛋白囊膜两部分，核衣壳内的核酸为单股负链RNA，不分节段，也不易发生重组；病毒衣壳结构呈管状螺旋对称。本病毒对理化因素抵抗力较低，加热56 ℃ 30 min及一般消毒剂均易将病毒灭活；经人羊膜细胞传代后，可在鸡胚中连续转代获得减毒株，可以制备减毒活疫苗。

2. 致病性与免疫性。麻疹的传染源是麻疹患者，患者从潜伏期到出疹期均有传染性。病毒存在于鼻咽和眼分泌物中，通过用具、玩具和飞沫等传播，侵入易感者上呼吸道及周围淋巴结，潜伏期为9～12 d。病毒入血形成第一次病毒血症，患者出现发热、咳嗽、眼结膜充血、口腔黏膜斑（Koplik斑）等前期症状，病毒随着血流到达单核巨噬细胞系统内增殖，3～5 d后再次释放入血形成第二次病毒血症，病毒播散至全身皮肤黏膜的毛细血管周围增殖（甚至可达中枢神经系统），损伤血管内皮，全身相继出现红疹。若无并发症，数日后红疹消退，麻疹自然痊愈。年幼体弱的患儿易并发细菌感染，引起支气管炎、肺炎和中耳炎等。

麻疹为一种急性传染病，极个别患者在患疹数年后并发亚急性硬化性全脑炎（SSPE），该病为慢发性病毒感染；患者大脑功能发生渐进性衰退，表现为反应迟钝、精神异常，运动障碍，病程6～9个月，最后导致昏迷、死亡。

麻疹病毒感染痊愈后免疫力持久，一般不会出现二次感染。6个月以内的婴儿从母体获得IgG抗体，有被动免疫能力。

3. 防治原则。小儿8月龄接种麻疹病毒减毒活疫苗，7岁时复种能有效预防麻疹的发生。给有接触麻疹患儿病史的体弱易感儿注射丙种球蛋白，有预防发病的作用。

三、SARS病毒

SARS病毒是一种新发现的冠状病毒，是重症急性呼吸道综合征（severe acute respiratory syndrome，SARS）又称传染性非典型肺炎的病原体。

SARS病毒呈不规则形状，直径为60～220 nm，有包膜，包膜表面有向四周伸出的突起，形如花冠，如图9-2所示。核心为螺旋状排列的单正链RNA及衣壳组成的核衣壳，衣壳外为包膜。SARS病毒通过呼吸道分泌物排出体外，经唾液、喷嚏、接触传染，并通过空气飞沫传播，感染高峰在秋冬和早春。本病毒比其他已知的人冠状病毒更稳定，但其对热力及化学消毒剂敏感，加热56 ℃即可较快灭活该病毒，普通化学消毒剂及固定剂能很快使其丧失活性。

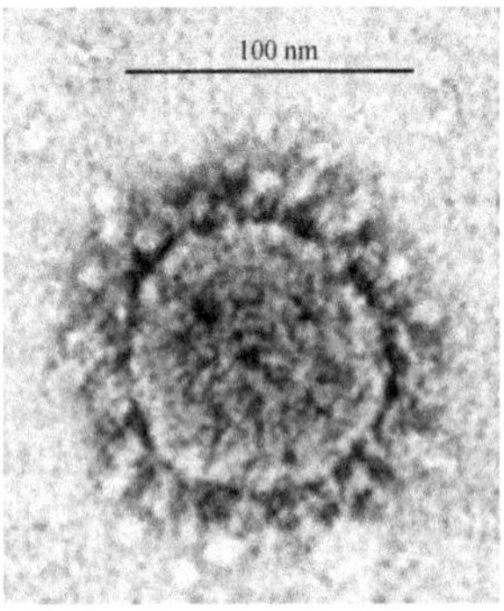

图9-2 SARS病毒结构

冠状病毒是成人普通感冒的常见病原之一，儿童感染率较高，主要是上呼吸道感染，一般很少波及下呼吸道。另外，它还可引起婴儿和新生儿急性肠胃炎，主要症状是水样大便、发热、呕吐，每天可拉10余次，严重者甚至出现血水样便，极少数情况下也引起神经系统综合征。对SARS病毒预防有特异性预防和非特异性预防，特异性预防是注射疫苗；非特异性预防措施包括保暖、洗手、通风、勿过度疲劳及勿接触患者，少去人多的公共场所等。

四、其他呼吸道病毒

其他呼吸道病毒特性，如表9-1所示。

表9-1 其他呼吸道病毒

病毒名称	形态结构	所致疾病	防治原则
流行性腮腺炎病毒	单链RNA病毒，球形，有包膜	流行性腮腺炎，引起一侧或双侧腮腺肿大，并发睾丸炎、卵巢炎、无菌性脑膜炎、获得性耳聋等。病后获得牢固免疫力	及时隔离患者，阻止传播。接种麻疹流行性腮腺炎风疹三联疫苗
风疹病毒	单链RNA病毒，球形，有包膜	风疹，风疹病毒感染能垂直传播导致胎儿先天性感染。引起胎儿死亡或出生后表现为先天性心脏病、先天性耳聋、白内障、畸形等，感染后可获得持久免疫力	接种风疹减毒活疫苗，孕妇接触患者，应立即注射丙种免疫球蛋白
鼻病毒	单链RNA病毒，球形，无包膜	成人普通感冒，儿童支气管炎、支气管肺炎。感染后主要产生局部sIgA	干扰素有一定防治效果

续表

病毒名称	形态结构	所致疾病	防治原则
腺病毒	双链DNA病毒，球形，无包膜	3岁以下小儿的急性咽炎和较大儿童的咽结膜炎，流行性角膜结膜炎、胃肠炎与腹泻	目前尚没有理想疫苗

任务小结

呼吸道病毒是一大类以呼吸道为主要传播途径，引起呼吸道局部或呼吸道以外组织器官病变的病毒，多为有包膜RNA病毒，好发于冬春季节。

流感病毒是流感的病原体，甲型流感病毒易发生抗原变异，可导致世界大流行。

麻疹病毒是麻疹的病原体，易并发肺炎。

腮腺炎病毒引起流行性腮腺炎，并可累及睾丸或卵巢导致不育。

冠状病毒主要引起普通感冒；SARS冠状病毒是一种新型冠状病毒，引起严重急性呼吸综合征，传染性强。

风疹病毒是风疹的病原体，最严重的危害是导致先天性风疹综合征，导致胎儿畸形。

（杜文静）

任务二 肠道感染病毒

知识目标

1. 掌握肠道感染病毒的概念及共同特征。
2. 熟悉脊髓灰质炎病毒、急性胃肠炎病毒的致病性、免疫性及防治原则。
3. 了解脊髓灰质炎病毒、急性胃肠炎病毒的主要生物学特性。

肠道感染病毒在人类消化道细胞繁殖，然后通过血液侵犯其他器官，引起各种临床综合征。肠道感染病毒（enterovirus）包括：①脊髓灰质炎病毒（poliovirus）1～3型；②轮状病毒（human rotavirus，HRV）；③柯萨奇病毒（coxsackie virus）；④埃可病毒（enteric cytopathogenic human orphan virus），简称ECHO病毒；⑤新型肠道病毒（new enterovirus）。

肠道感染病毒的共同特征：①病毒体呈球形，无包膜，直径为17～28 nm，呈20面体立体对称。②基因组为单股正链RNA，病毒RNA为感染性核酸，进入细胞后，可直接起mRNA作用。③在灵长类动物上皮样细胞中生长最好。病毒在胞质内复制，迅速引起细胞病变，致细胞变圆、坏死、脱落。④肠道病毒耐酸（pH 3.0～5.0）、耐乙醚，对高温、干燥和紫外线等敏感，56 ℃ 30 min可灭活病毒。病毒在粪便和污水中可存活数月。⑤粪口途径为主要的传播方式。粪便污染的食物、水源、用具等是主要的传染源，传播媒介是昆虫、苍蝇、蟑螂。⑥流行季节主要在夏秋季，一般呈散发流行或地区性暴发流行。

一、脊髓灰质炎病毒

脊髓灰质炎病毒是脊髓灰质炎的病原体。该疾病传播广泛，为一种急性传染病。病毒可侵犯中枢神经系统，损害脊髓前角运动神经元，导致肢体弛缓性麻痹，多见于儿童，故又名小儿麻痹症。

（一）生物学特性

脊髓灰质炎病毒具有典型的肠道病毒形态。病毒体呈球形，直径为27 nm，衣壳为20面体立体对称，核心含有单正链RNA，无包膜。

脊髓灰质炎病毒有三个血清型，已清楚这三型病毒的核苷酸序列，总的核苷酸数目为7 500个左右。其中，虽然71%左右的核苷酸为三型脊髓灰质炎病毒所共有，但不相同的核苷酸序列却都位于编码区内。因此，三型病毒中和实验无交叉反应。

脊髓灰质炎病毒对理化因素的抵抗力较强，在污水和粪便中可存活数月；能耐受胃酸、蛋白酶和胆汁的作用；在pH 3.0～9.0时稳定，对乙醚、去污剂均不敏感。但该病毒对湿热、干燥较敏感，紫外线和56 ℃可迅速破坏病毒。

（二）致病性与免疫性

脊髓灰质炎病毒的传染源是患者或无症状带毒者，病毒主要通过粪-口传播，夏秋季是主要流行季节。病毒侵入机体后，与宿主细胞膜受体结合后，先在咽部、肠道下段上皮细胞、肠系膜淋巴结内增殖。90%以上患者病毒感染后局限于咽部、肠，只致轻微病变，呈隐性感染，无明显临床症状，或仅有轻微上感、腹部不适和腹泻等。少数人在感染病毒后，在局部淋巴结内增殖，经淋巴系统侵入血流形成第一次病毒血症，扩散至带有受体的靶组织，如脊髓前角细胞、背根神经节细胞、运动神经元、骨骼肌细胞和淋巴细胞等，在靶组织中再次增殖后，引起第二次病毒血症和临床症状。疾病的结局与机体免疫力的强弱和病毒毒力、数量有密切关系。大约90%的感染者表现为隐性感染；约5%患者产生顿挫感染，仅有发热、头痛、乏力、咽痛和呕吐等非特异性症状，并迅速恢复；1%～2%的患者，病毒侵入中枢神经系统和脑膜，产生非麻痹型脊髓灰质炎或无菌性脑膜炎，患者不仅有上述非特异性症状，还有颈背强直、肌痉挛等症状；有0.1%～2.0%的患者产生最严重的结局，包括暂时性肢体麻痹、永久性弛缓性肢体麻痹，极少数患者发展为延髓麻痹，导致呼吸和心脏衰竭死亡。

患病后，对同型病毒具有较牢固的免疫力，主要是sIgA、血清中IgG、IgA和IgM体液免疫发挥作用。婴幼儿可通过胎盘接受母体的IgG抗体，获得自然被动免疫，一般在6个月内较少发生感染。

（三）防治原则

目前尚无特异的治疗脊髓灰质炎病毒感染的药物。由于有效的疫苗预防，脊髓灰质炎病毒野毒株的感染已显著减少，甚至罕见。

1. 主动免疫。口服脊髓灰质炎减毒活疫苗（OPV，Sabin苗），免疫效果良好，极大地降低了脊髓灰质炎的发病率。

OPV疫苗是由减毒变异株制成，口服使用简便，不但能刺激机体产生血清抗体，还能刺激肠壁浆细胞产生sIgA，对野毒株有消灭作用，切断其在人群中的传播，因而OPV疫苗的免疫效果更佳。另外，活疫苗病毒可排出体外，接触者受到感染能获得免疫。但减毒活疫苗不耐热，保存及运输不易，且有恢复毒力的危险，在免疫缺陷者体内易致麻痹。

目前，大多数国家（包括我国）已将单价脊髓灰质炎活疫苗免疫法改为三价活疫苗免疫法，即免疫对象需口服3次三价活疫苗糖丸，且每次间隔6～8周。其优点是不会漏服及服用次数少，免疫效果好。

2. 被动免疫。人接触脊髓灰质炎患者而又未曾接种过疫苗的易感者，可注射人免疫球蛋白紧急预防，注射人免疫球蛋白可辅助治疗脊髓灰质炎患者。

知识拓展

小儿麻痹症

小儿麻痹症，简称“儿麻”，是一种由病毒引起的急性传染病，多见于婴幼儿，85%在6个月～3岁发病，成年人比较少见。病毒经过口腔进入人体，通过血液循环而影响全身，主要损害脊髓前角灰质的运动神经细胞，所以又叫脊髓灰质炎，表现为肌肉瘫痪，运动功能障碍。病毒也可以影响脑干、脑膜等神经组织，但智力不会受到影响。

二、轮状病毒

人类轮状病毒（human rotavirus，HRV）是呼肠病毒科中的成员之一，目前已知轮状病毒可分为7个组（A ~ G）。A组轮状病毒是最为常见引起婴幼儿急性胃肠炎的主要病原体。急性胃肠炎是一种常见婴幼儿疾病，发病率和病死率仅次于急性呼吸道传染而位居第二。轮状病毒被证实是导致婴幼儿急性腹泻和婴儿腹泻死亡的主要病原体。

（一）生物学性状

1. 形态结构。病毒体呈圆球形，核心为双股RNA，由11个不连续的节段组成，双层衣壳，每层衣壳呈20面体对称，无包膜。内衣壳的壳微粒从内向外呈放射状排列，形同车轮辐条。完整病毒大小为60 ~ 80 nm，具双层衣壳的病毒体有传染性。外衣壳蛋白上的刺突VP4为病毒的血凝素，与靶细胞糖蛋白受体结合而进入细胞内，故与病毒毒力有关。

2. 抵抗力。轮状病毒对理化因素及外界环境的抵抗力较强。病毒经乙醚、氯仿，反复冻融，37 ℃ 1 h或在室温（25 ℃）下，仍具有感染性。病毒耐酸、耐碱，在pH 3.5 ~ 10.0都具有感染性。95%（v/v）的乙醇是最有效的病毒灭活剂，55 ℃ 30 min可被灭活。

（二）致病性与免疫性

传染源是患者和无症状带菌者。轮状病毒主要经粪-口途径传播，也可通过呼吸道传播。对人致病的主要是A ~ C组病毒，A组病毒最为常见。它是婴幼儿腹泻最重要的病原体，60%以上婴幼儿急性胃肠炎系由轮状病毒所致。在发展中国家，感染轮状病毒是导致婴幼儿死亡的主要原因之一，发病多见于6个月至2岁的婴幼儿，以6 ~ 12个月婴儿感染率最高。该病毒侵入机体后在小肠的黏膜绒毛细胞内增殖，导致微绒毛萎缩、变短、脱落。由于绒毛细胞的损伤和破坏，使细胞渗透压发生改变，导致电解质平衡失调，大量水分进入肠腔，引起严重水样腹泻，常伴有发热、呕吐、腹痛等症状。严重者若不及时抢救，可因脱水、酸中毒导致死亡。

病后机体很快产生特异性的IgM、IgA和IgG抗体，其中起主要保护作用的抗体是肠道局部sIgA。由于抗体只对同型病毒产生抵抗力，且婴幼儿6个月至2岁sIgA含量较低，故病愈后易重复感染。

（三）防治原则

以控制传染源，切断传播途径为主。

口服减毒活疫苗目前已在临床试用，可刺激特异性抗体产生，取得有效保护效果，但安全性尚需进一步观察。

治疗主要是及时输液，纠正电解质失调，防止严重脱水及酸中毒的发生，以减少婴幼儿的病死率。

三、其他肠道感染病毒

其他肠道感染病毒的特性，如表9-2所示。

表9-2 其他肠道感染病毒

病毒名称	所致疾病	防治原则
柯萨奇病毒	疱疹性咽峡炎、手足口综合征、流行性胸痛、心肌炎和心包炎、急性出血性结膜炎等	目前尚无理想疫苗
埃可病毒	病毒性脑膜炎、婴幼儿腹泻、儿童皮疹等	目前尚无理想疫苗
肠道腺病毒	婴幼儿病毒性腹泻	目前尚无理想疫苗

任务小结

肠道病毒是指经过粪口途径感染，引起消化道或消化道外传染病的病毒。

脊髓灰质炎病毒引起脊髓灰质炎，病毒常侵犯中枢神经系统，损害脊髓前角运动神经细胞，导致肢体松弛性麻痹，多见于儿童，所以脊髓灰质炎又名小儿麻痹症。

轮状病毒在引起肠道腹泻病毒中居首位，常引起6月～2岁幼儿严重胃肠炎，发生在晚秋和冬季。柯萨奇病毒引起疱疹性咽峡炎、手足口综合征、流行性肌痛、心肌炎和心包炎、急性出血性结膜炎。

（杜文静）

任务三 肝炎病毒

知识目标

1. 掌握甲、乙型肝炎病毒的种类及主要特性、致病性，乙型肝炎病毒的抗原组成及血清学检查结果的判断和临床意义。

2. 熟悉丙型、丁型和戊型肝炎病毒的传播途径与防治原则。

肝炎病毒是一大类能引起病毒性肝炎的病原体。人类肝炎病毒至少有五种类型，主要包括甲型、乙型、丙型、丁型、戊型。其中甲型肝炎病毒与戊型肝炎病毒经消化道传播，致急性肝炎，不发展成慢性肝炎或慢性携带者。乙型与丙型肝炎病毒均由输血、血制品或注射器污染而传播，除引起急性肝炎外，可致慢性肝炎，并可进展为肝硬化甚至肝癌。丁型肝炎病毒为一种缺陷病毒，必须在乙型肝炎病毒等辅助下完成复制，故其传播途径与乙型肝炎病毒相同。

一、甲型肝炎病毒

甲型肝炎病毒（hepatitis A virus，HAV）是引起甲型肝炎的病原体。HAV分布于全球，因患者粪便污染食物或水源引起流行，儿童和青少年易感，大多表现为隐性或亚临床感染，少数患者为急性肝炎，无慢性或长期带毒者。预后良好，不会发展成慢性肝炎和慢性病毒携带者。

（一）生物学性状

属小RNA病毒科，其形态、大小与肠道病毒相似；直径为27～32 nm，呈球形，核衣壳为20面体立体对称，无包膜；核酸为单股正链RNA，约7 500个核苷酸组成，可编码结构蛋白、衣壳、RNA多聚酶和蛋白酶。世界各地分离的HAV均只有一个血清型。

甲型肝炎病毒对外界环境、多种理化因素的抵抗力均较强，在粪便和污水中可存活月余，可通过污染水源引起暴发流行；对乙醚、酸和热稳定，可耐受60 ℃ 1 h，-20 ℃可存活数年后仍具有感染性。但加温100 ℃ 5 min、1∶4 000甲醛72 h和紫外线照射1 h均可将其灭活。

（二）致病性与免疫性

1. 传染源与传播途径。甲型肝炎病毒传染性极强，主要通过粪-口途径传播，传染源多为患者和隐性感染者。甲型肝炎潜伏期为15～50 d，平均30 d，在潜伏期末，患者转氨酶升高前7～10 d出现病毒血症。患者在潜伏期后期及急性期，血液和粪便传染性强。病毒随粪便排出体外，可持续3～4周。通过污染水源、食物、海产品和食具等经口感染。随着特异性抗体的出现，血清及粪便中的病毒才逐渐消失。甲型肝炎流行的常见方式是生食或食入未经充分加热的被病毒污染的贝类食物。如1988年发生在我国上海市的甲型肝炎暴发流行，是因生食了污染病毒的毛蚶所致，患者多达30万人，死亡47例，危害极大。水源受到污染可致甲型肝炎流行甚至暴发流行。

2. 致病机制与免疫。HAV经口侵入人体，在口、咽或涎腺中早期增殖，再侵入肠黏膜和局部淋巴结大量增殖，侵入血流，形成短暂的病毒血症，最后到达靶器官（肝脏），在肝细胞内增殖。其致病机制尚未完全明了。HAV在组织培养细胞内增殖缓慢，并不引起明显的细胞病变。但感染猕猴后1周肝细胞质内可检出病毒颗粒，肝细胞同时出现病理改变。当病毒复制达高峰时，肝脏病变并不严重，感染后3周，血清中可出现特异性抗体，此时肝细胞病变反而加重，肝组织出现明显炎症，并伴门脉区周围坏死。故其致病机制可能除病毒的直接作用外，与机体的免疫病理损伤亦有关。

甲型肝炎显性感染或隐性感染中，均可产生抗HAV的IgM和IgG抗体。IgM在急性期和感染早期出现；IgG则在恢复后期出现，可维持数年，为保护性抗体，能抵抗病毒的再感染。甲型肝炎的预后较好。

（三）防治原则

加强卫生宣传、管理粪便、保护水源，是预防甲型肝炎的主要环节。患者的排泄物、食具要做好消毒处理。接种甲型肝炎减毒活疫苗（H2株），效果很好。若可疑食入HAV污染的水和食物，或接触过急性甲型肝炎患者，应及时注射丙种球蛋白或胎盘球蛋白紧急预防。

二、乙型肝炎病毒

乙型肝炎病毒（hepatitis B virus，HBV）危害性最大，其传播广泛，易形成持续性带病毒状态或转变为慢性感染，少数可演变为肝硬化、原发性肝细胞癌。据估计，目前全世界有乙型肝炎患者及无症状HBV携带者达3亿之多。我国人群携带率为8%～9%，约有1.2亿人携带HBV。近年来，乙型肝炎疫苗普种及HBV母婴传播的阻断，感染有下降趋势。HBV感染后，临床表现呈多样性，可表现为重症肝炎、慢性肝炎或无症状携带HBV，其中部分慢性肝炎可演变成肝硬化或肝癌。

（一）生物学性状

1. 形态与结构。乙型肝炎病毒有三种不同形态的病毒颗粒，即大球形颗粒、小球形颗粒和管形颗粒，如图9-3所示。

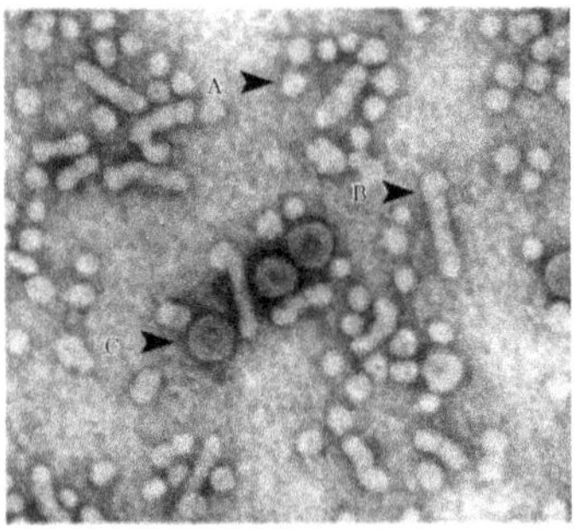

图9-3　乙型肝炎病毒的形态结构

（1）大球形颗粒：是由Dane 1970年首先在HBV感染者血清中发现，故又称Dane颗粒；是完整的HBV颗粒，直径为42 nm，具有双层衣壳。外衣壳相当于一般病毒的包膜，由脂质双层与蛋白质构成，脂质双层中镶嵌HBV表面抗原（HBsAg）及少量前S1和前S2抗原。用去垢剂去除病毒的外衣壳后，可暴露直径为27 nm的20面体核心结构，核心的表面为病毒的内衣壳。内衣壳是20面体对称结构，内衣壳蛋白为HBV核心抗原（hepatitis B core antigen，HBcAg）。HBcAg经酶或去垢剂作用后，可暴露出e抗原（hepatitis B eantigen，HBeAg）。HBeAg可自肝细胞分泌而存在于血清中，而HBcAg则仅存在于感染的肝细胞核内，一般不存在于血循环中，故取外周血检查时不能检出。病毒核心内部含有病毒的DNA和DNA多聚酶。

（2）小球形颗粒：直径为22 nm，主要成分为HBsAg，是病毒体复制组装过程中过剩的衣壳成分，不含DNA和DNA多聚酶，不具传染性。

（3）管形颗粒：是一串聚合的小球形颗粒，成分与小球形颗粒相同，直径为22 nm，长度为100～500 nm不等，具有与HBsAg相同的抗原性。

2. 抗原组成。HBV抗原由外衣壳抗原和内衣壳抗原组成。外衣壳是HBV表面抗原（HBsAg），内衣壳主要包括HBV核心抗原（HBcAg）和e抗原（HBeAg）。

（1）表面抗原（HBsAg）：在HBV的三种颗粒中均有HBsAg。HBsAg的免疫原性是制备疫苗的主要成分，可刺激机体产生HBs抗体（抗HBs）。抗HBs为中和抗体，是保护性抗体。HBsAg大量存在于感染者血中，是HBV感染的主要指标。反之，血清中出现抗HBs则是乙型肝炎恢复的标志。

（2）核心抗原（HBcAg）：存在于Dane颗粒核心结构的表面，是HBV的内衣壳成分，在感染的肝细胞内合成。因其外被HBsAg覆盖，故不易在血清中检出。HBcAg主要成分是蛋白质，抗原性强，可刺激机体产生相应抗体（抗HBc）。抗HBcIgM产生较早，该抗体的检出提示HBV正在肝内增殖；抗HBcIgM阴性可排除急性肝炎。抗HBcIgG产生稍晚，在血清中维持时间较长，对机体没有保护作用。

（3）e抗原（HBeAg）：HBeAg存在于Dane颗粒核心结构表面，隐蔽或镶嵌于HBcAg之中，是隐蔽的抗原决定簇，当HBcAg在肝细胞内被蛋白酶降解后，HBeAg释放出来，游离存在于血清中。HBeAg与病毒DNA多聚酶的消长一致，在急性和慢性活动性肝炎患者血清中多数可检出HBeAg，故可作为HBV在肝细胞内复制和具有强传染性的指标之一。HBeAg也可刺激机体产生相应抗体（抗HBe），该抗体能与受染肝细胞表面的HBeAg结合，通过激活补体而破坏受染的肝细胞，对HBV感染有一定抵抗作用。此外，HBeAg可能与HBV的免疫耐受有关。

3. 抵抗力。HBV对外界环境抵抗力较强，对低温、紫外线、干燥和一般消毒剂均有耐受性。高压蒸汽灭菌121 ℃ 20 min、5 g/L过氧乙酸、环氧乙烷、50 g/L次氯酸钠及20 g/L戊二醛等可将其灭活。

（二）致病性与免疫性

1. 传染源。其主要传染源是乙型肝炎患者和无症状携带者。乙型肝炎的潜伏期较长（30 ~ 160 d），无论在潜伏期、急性期或慢性活动期患者及无症状HBsAg携带者的血清都有传染性。无症状携带者血液中长期有HBV存在，其作为传染源的危害性比患者更甚。

2. 传播途径

（1）血液传播：人群对HBV普遍易感，极微量带HBV血液进入破损皮肤和黏膜即可致感染。输血、输液、手术、注射、针刺、牙科及纤维内镜、妇科操作等均可传播。甚至有学者认为，HBV可通过公用剃刀、牙刷、性行为及吸血昆虫叮咬传播。另外，医务人员可通过接触患者的血液或被污染物品，侵入微小伤口而引起感染，它为一种重要的职业性传染病。

（2）母婴传播（垂直传播）：母亲若为HBV携带者，孕期可经血流通过胎盘侵入胎儿或分娩时经产道感染新生儿，也可在哺乳期经乳汁、唾液等其他方式传播，长期与婴儿密切接触也可感染婴儿。HBsAg和HBeAg同时阳性的母亲，婴儿感染率更高，可达90%以上。

（3）性传播：HBV可以通过唾液、经血、阴道分泌物、精液等接触传播。

3. 致病机制。HBV的致病机制尚未完全清楚，HBV在肝细胞内增殖，但尚无充分证据说明病毒直接导致肝细胞的凋亡。肝功能损害主要由免疫病理所致，而且肝细胞损伤的程度与免疫应答的强弱程度密切相关。

（1）细胞介导的免疫病理损害：HBV感染肝细胞后，在肝细胞内增殖可使细胞膜抗原出现HBsAg、HBeAg或HBcAg，这些抗原可诱导机体产生致敏淋巴细胞，通过CTL的直接杀伤被病毒感染的肝细胞或特异性T细胞分泌多种细胞因子，对带有病毒抗原的靶细胞进行杀伤。这种细胞免疫效应的结果既可清除病毒，又造成肝细胞损伤。

（2）抗体介导的免疫病理损害：HBV感染肝细胞后，肝细胞膜上出现HBV特异性抗原，导致肝细胞膜表面自身结构的改变，暴露出肝特异性脂蛋白抗原（LSP）。HBV抗原、LSP抗原诱导机体产生抗体（HBVAb和LSPAb）。这些抗体和肝细胞上相应的抗原结合，通过激活补体、NK细胞、巨噬细胞等方式产生超敏反应破坏肝细胞。

（3）免疫复合物引起的病理损害：患者血清中游离的HBV抗原与相应的抗体结合形成免疫复合物。中等大小的复合物可沉积于小血管壁（如肾小球基膜、关节滑膜等），激活补体，产生和释放大量的活性介质，引起第Ⅲ型超敏反应。另外，如大量免疫复合物沉积于肝内，肝内小血管微血栓形成，大量肝细胞缺血、缺氧和坏死而致重症肝炎。

4. HBV与原发性肝癌。研究表明，HBV感染与原发性肝癌（PHC）的发生、发展有密切关系。人群流行病学研究显示，HBV感染流行区多为原发性肝癌高发区，约80%的肝癌患者血清中有HBsAg，HBV慢性携带者发生肝癌的危险性约为非HBV携带者的200倍。HBV感染机体后，可激发机体产生多种抗体，如抗HBs、抗HBc、抗HBe等，但有保护作用的抗体是抗HBs，其可阻止HBV进入正常肝细胞。另外，特异性细胞免疫亦可部分清除细胞内的HBV。

（三）微生物学检查法

1. 病原学检查。在血液标本中有HBV颗粒或核酸的存在，是病毒感染复制的重要指标，亦是肝炎诊断和鉴别诊断的依据。用电镜或免疫电镜观察病毒颗粒，核酸杂交或PCR技术等检测病毒核酸。

2. 血清学检查

（1）乙型肝炎抗原、抗体检测：HBV抗原、抗体的检测主要包括HBsAg、抗HBs、HBeAg、抗HBe、抗HBc，俗称“两对半”抗原抗体系统。HBcAg存在于病毒内衣壳上，一般不易检出。

（2）乙型肝炎抗原、抗体检测结果的分析：HBsAg是诊断HBV感染的重要指标之一。在急性乙型肝炎潜伏期末期，大多数患者血清中开始出现HBsAg，于急性期达最高峰，然后迅速下降。急性乙型肝炎恢复后1～4个月内HBsAg消失，若持续6个月以上，表示已向慢性肝炎转化。无症状携带者HBsAg的滴度高，持续时间长。HBsAg阳性者具有传染性，应禁止献血，若同时有HBsAg、HBeAg、HBcAb阳性者，传染性更强。

急性肝炎患者血中出现抗HBs是肝炎恢复的标志，HBsAg将随后消失。抗HBs效价高者预后更好。预防接种HBV疫苗后，可诱导机体产生抗HBs。

HBeAg阳性是体内HBV复制的指标，具有传染性。如HBeAg转阴，抗HBe出现，表示病毒停止复制，机体已获得一定免疫力，患者将恢复痊愈。

抗HBcIgM出现于急性肝炎的早期，是病毒在体内复制的指标。抗HBcIgG出现较晚，见于急性肝炎恢复期或慢性感染。

抗原和抗体检测结果的临床意义，如表9-3所示。

表9-3 HBV抗原、抗体检测结果的临床意义

HBsAg	HBeAg	抗HBs	抗HBe	抗HBcIgM	抗HBcIgG	临床意义
+	-	-	-	-	-	HBV感染或无症状携带者
+	+	-	-	+	+	急性或慢性乙型肝炎，或无症状携带者
+	+	-	-	+	-	急性或慢性乙型肝炎（传染性强，俗称“大三阳”）
+	-	-	+	-	+	急性感染趋向恢复（俗称“小三阳”）
-	-	+	+	-	+	既往感染
-	-	-	-	-	+	既往感染
-	-	+	-	-	-	既往感染或已接种过疫苗

乙型肝炎抗原、抗体的检测主要应用于：①诊断乙型肝炎，判断预后和传染性的强弱；②流行病学调查；③筛选献血员；④判断人群对HBV的免疫情况及疫苗接种后的免疫效果。

（四）防治原则

乙型肝炎治疗尚无特效药物，以预防为主。预防应采取切断传播途径和保护易感人群等综合性措施。

1. 一般预防。关键在于阻断血液和体液传播，必须加强血液及血液制品的管理及献血员筛选，阻止血液途径传播；加强性教育，防止性传播；严防通过医疗手术器械等引起的医源性感染。

2. 特异性预防

（1）人工自动免疫：接种乙肝疫苗是预防乙肝的最有效方法。接种对象主要包括：①新生儿；②高危人群，主要为接触乙肝患者的医务人员及家庭成员。

（2）人工被动免疫：在紧急情况下，注射高效价特异性的抗HBs的人血清免疫球蛋白进行被动免疫，在8 d之内有预防效果。其主要用于：①偶然被注射针刺伤后被HBV感染的医务人员或实验室工作人员；②误用HBsAg阳性的血液和血制品；③HBV阳性的母亲

分娩的新生儿；④HBV阳性的性伴等。

3. 抗病毒治疗。乙型肝炎抗病毒治疗目前主要应用干扰素、核苷酸类制剂，以及抗病毒效应及调节免疫制剂的中草药等。

三、其他肝炎病毒

丙型、丁型、戊型肝炎病毒所致疾病与防治原则，如表9-4所示。

表9-4 其他肝炎病毒

病毒名称	所致疾病	预防原则
HCV	其发病机制及免疫与HBV相似，可表现为急性肝炎、慢性肝炎或无症状携带者。40%～50%的丙肝患者可发展成为慢性肝炎，约20%慢性肝炎可发展成肝硬化，少数可发展成重症肝炎和原发性肝癌	丙型肝炎防治原则与乙型肝炎基本相同，但因HCV免疫原性不强，故疫苗研制尚未成功。治疗主要使用α干扰素
HDV	感染常发生于乙型肝炎患者或HBsAg携带者中。HDV必须与HBV同时感染（共同感染）或在HBV感染的基础上再感染（重叠感染），才能复制增殖。HDV感染常可导致乙肝病毒感染者的症状加重与恶化，故在发生重症肝炎时，应注意有无HBV伴HDV的共同感染	HDV与HBV有相同的传播途径，预防乙型肝炎的措施同样适用于丁型肝炎
HEV	经粪口途径传播，症状与甲肝相似，不会成为慢性肝炎	阻断粪口传播途径

知识拓展

大“三阳”和小“三阳”

1. 检测结果的不同。大三阳是指HBsAg、HBeAg、抗HBc检测均是阳性，小三阳是HBsAg、抗HBe、抗HBc检测均是阳性。

2. 病毒数量、复制程度的不同。大三阳患者体内有乙肝病毒的呈现活跃复制状态，且其血液、唾液、精液、乳液、宫颈分泌液、尿液都可能具有传染性，应注意肝功。若发现异常及时进行治疗。小三阳患者可分为两种情况：一种情况是肝功能长期正常，称之为“稳定性小三阳”传染性低；另一种情况是肝功能检查反复异常，称之为“不稳定性小三阳”主要是由于乙肝病毒发生变异，也有较高的传染性。

3. 传染性强弱的不同。大三阳传染性相对较强，同时演变成慢性乙肝的可能性也比较大；小三阳传染性相对较弱，同时演变肝硬化、肝癌的可能性相对较大些。

任务小结

肝炎病毒主要有五型，即甲～戊型。除乙肝病毒是DNA病毒，其他各型均为RNA病毒。乙肝病毒的三种抗原即HBsAg、HBcAg和HBeAg，三种抗原均可刺激机体产生相应的抗体。甲肝与戊肝病毒由消化道传播，主要引起急性肝炎，预后良好；其他各型肝炎病毒主要通过输血、注射器污染、性接触和母婴垂直感染等非消化道途径传播，感染者易发展为慢性肝炎，预后较差。丁肝病毒是一种缺陷病毒，必须在乙肝或其他嗜肝DNA病毒辅助下才能生长，因此常与乙肝病毒联合感染。

（杜文静）

任务四 虫媒病毒和出血热病毒

知识目标

1. 掌握虫媒病毒的共同特点及流行性，乙型脑炎病毒传播途径、致病性和免疫性、防治原则。
2. 熟悉出血热病毒常见的传播途径、致病性和免疫性、防治原则。
3. 了解乙型脑炎病毒、出血热病毒的生物学特征、微生物检查方法。

一、虫媒病毒

虫媒病毒（arbovirus）是指通过吸血的节肢动物为媒介进行传播疾病的病毒，具有自然疫源性，属于黄病毒属，对人类致病的有100种以上；我国流行的有乙型脑炎病毒、登革病毒、森林脑炎病毒等，常见传播的动物、昆虫包括蚊子、苍蝇、蟑螂、臭虫、虱子、跳蚤、蚂蚁、蠓、蚋、虻、白蛉等。

（一）虫媒病毒的共同特点

1. 生物学特征。虫媒病毒呈小球状，直径为40～70 nm，核酸为单股正链RNA，外面是20面体立体对称衣壳，最外层为脂质包膜，其上镶嵌有血凝素刺突，对脂溶剂、去氧胆酸钠敏感。

2. 传播特点。节肢动物既是病毒的传播媒介，又是储存宿主，所以疾病有明显的季节性和地域性。

3. 宿主。其有较广的宿主范围，能在脊椎动物和非脊椎动物体内增殖，其中节肢动物可长期储存和传播病毒。

（二）流行性乙型脑炎病毒

流行性乙型脑炎病毒（encephalitis B virus）亦称乙脑病毒或日本脑炎病毒（Japanese encephalitis virus），是流行性乙型脑炎（简称乙脑）的病原体，传播范围广，引起疾病死亡率高，幸存部分患者留有后遗症。在人和马呈现脑炎症状，猪表现流产、死胎和睾丸炎，其他家畜和家禽大多呈隐性感染。

1. 生物学特征。乙脑病毒呈球形，直径为45～50 nm，病毒基因组为单股正链RNA；内有衣壳蛋白（C）与核酸构成的核心，外披以含脂质的囊膜，表面有囊膜糖蛋白（E）刺突。乙脑病毒抗原性稳定，只有一个血清型，很少变异，不同地区、不同时期分离的病毒株之间无明显差别。

2. 传播途径。乙脑病毒的主要传播媒介是三代喙库蚊，具有季节性和地方性，与带病毒蚊虫出现的早晚和密度有关。

3. 传染源和宿主动物。乙脑病毒的主要传染源是带病毒的猪、牛、马、羊、驴等家畜和鸟类。在我国，幼猪是最主要的中间宿主和传染源。感染的动物被蚊叮咬后，病毒经蚊→动物→蚊的不断循环而增殖和保存。若蚊叮咬易感人群，则可引起人体感染，在血管内皮细胞、淋巴结、肝、脾等吞噬细胞内增殖，并经血液循环到达脑部而引起炎症。乙脑患者和隐性感染者也可成为传染源。

4. 致病性与免疫性。人群对此病毒普遍易感，但绝大多数表现为隐性或轻型感染，疫区隐性感染在80%左右，只有少数引起中枢神经系统症状，发生脑炎。

当带毒雌蚊叮咬人时，病毒随蚊虫唾液传入人体后，先在皮肤毛细血管内皮细胞和局部淋巴结等处增殖，经毛细血管和淋巴管进入血流成为短暂的第一次病毒血症，一般不出现明显症状或只发生轻微的前驱症状。约经10 d潜伏期后，在体内增殖的大量病毒，再次侵入血流成为第二次病毒血症，引起发热、寒战及全身不适等症状，若不再继续发展，即成为顿挫感染，数日后可自愈。但少数机体免疫力低下的患者（0.1%）体内的病毒可通过血脑屏障进入脑内增殖，引起脑膜及脑组织发炎，造成神经元细胞变性坏死、毛细血管栓塞、淋巴细胞浸润，甚至出现局灶性坏死和脑组织软化；临床上表现为高热、意识障碍、抽搐、颅内压升高以及脑膜刺激征。重症患者可能死于呼吸、循环衰竭，部分患者病后遗留失语、强直性痉挛、精神失常等后遗症。

乙脑病后免疫力稳定持久，隐性感染同样可获得免疫力，中和抗体约在病后1周出现，于5年内维持高水平，甚至维持终身。

5. 防治原则

（1）防蚊灭蚊是预防乙脑的关键。在易感人群中（9个月至10岁以下儿童）大规模进行乙脑病毒灭活疫苗接种，是预防乙脑流行的重要环节。我国使用原代初生地鼠肾细胞培养的乙脑减毒活疫苗，只需皮下注射一次，安全有效。同时，幼猪是乙脑病毒的主要中间宿主和传染源，在流行区应对当年猪注射乙脑疫苗。

（2）治疗：对乙脑患者，则应隔离治疗。乙脑目前无特异性治疗方法，采用对症处理及支持疗法。我国采用中西医结合治疗法，使用白虎汤、清瘟败毒饮等中药验方，使乙脑的病死率明显下降。

（三）其他虫媒病毒

登革病毒与森林脑炎病毒，如表9-5所示。

表9-5 登革病毒与森林脑炎病毒

病毒名称	登革病毒	森林脑炎病毒
传播媒介	伊蚊	蜱
流行季节	夏季	春夏季
流行地区	热带、亚热带，我国广东、海南及广西等地区	俄罗斯，我国东北和西北林区
致病性	登革热。病毒通过蚊虫叮咬进入人体，引起发热、肌肉和关节酸痛、淋巴结肿胀及皮肤出血、休克等	森林脑炎。被带毒蜱类叮咬而受感染，引起高热、头痛、呕吐、颈项强直、肢体迟缓性瘫痪等症状
防治原则	灭蚊及改善环境卫生，减少蚊虫滋生和对人叮咬，疫苗尚未研制成功	接种灭活病毒疫苗、感染早期注射大量丙种球蛋白或免疫血清、防蜱叮咬

二、出血热病毒

出血热病毒（hemorrhagic fever virus）引起发热、皮肤黏膜及不同脏器出血，可伴有低血压和休克等症状，统称为出血热。引起出血热的病毒种类很多，主要有汉坦病毒、新疆出血热病毒及埃博拉病毒，其所致疾病及防治原则如表9-6所示。

表9-6 出血热病毒

病毒名称	所致疾病	防治原则
汉坦病毒	流行性出血热。由黑线姬鼠等啮齿类动物唾液、尿液和粪便污染而传播，表现为高热、出血和肾损害，常伴有三痛（头痛、腰痛、眼眶痛）及三红（面、颈、上胸部潮红）	灭鼠，注意食品卫生、环境卫生、个人防护等。对疫区进行疫情监测和调查，对患者要隔离治疗
新疆出血热病毒	新疆出血热。蜱是传播媒介和储存宿主，人被蜱叮咬或经皮肤伤口感染，引起发热、全身疼痛、中毒症状和出血	防蜱叮咬，接种灭活疫苗
埃博拉病毒	埃博拉出血热，是一种烈性传染病，临床特征是突起发病、高热、头痛、肌痛、乏力，进而出现呕血、黑便、瘀斑、黏膜出血等出血现象	尚无有效的疫苗预防。发现患者立即隔离，对患者的分泌物、排泄物、血液及接触过的物品、尸体需消毒

知识拓展

埃博拉病毒西非大流行

2014年西非埃博拉病毒疫情是自2014年2月开始爆发于西非的大规模病毒疫情，截止2014年12月2日，世界卫生组织关于埃博拉疫情报告称，几内亚、利比里亚、塞拉利昂、马里、美国，以及已结束疫情的尼日利亚、塞内加尔与西班牙累计出现埃博拉确诊、疑似和可能感染病例17 290例，其中6 128人死亡。

任务小结

虫媒病毒是一类小球形有包膜的RNA病毒，主要有乙型脑炎病毒和登革病毒，经蚊叮咬传播。乙脑病毒引起人类流行性乙型脑炎，主要传染源是猪，人感染后多数为隐性或顿挫感染，仅少数发展为乙型脑炎，病后可获得牢固免疫力。登革病毒可引起人类普通登革热。

出血热病毒是一类球形有包膜的RNA病毒，由节肢动物或啮齿类动物等传播，所致疾病以发热、出血、肾脏损害为主要特征，有汉坦病毒、新疆出血热病毒、埃博拉病毒引起出血热。

（杜文静）

任务五 疱疹病毒

知识目标

1. 掌握疱疹病毒的共同特征、分型及所致疾病。
2. 熟悉单纯疱疹病毒、EB病毒、水痘带状疱疹病的致病性和免疫性。
3. 了解单纯疱疹病毒、EB病毒、水痘带状疱疹病的防治原则。

疱疹病毒（herpes virus）是一群具有重要医学意义的中等大小、结构相似，有包膜的双股DNA病毒；现已发现110余种，广泛分布于人类、哺乳动物、鸟类、鱼类等动物中。引起人类疾病的疱疹病毒称为人类疱疹病毒（HHV），目前已发现的有8种，其种类及所致疾病如表9-7所示。

表9-7 人疱疹病毒种类及所致的主要疾病

正式命名	常用名	潜伏部位	所致疾病
人类疱疹病毒1型（HHV1）	单纯疱疹病毒1型（HSV1）	三叉神经节和颈上神经节	唇疱疹、龈口炎、结膜炎、脑炎等
人类疱疹病毒2型（HHV2）	单纯疱疹病毒2型（HSV2）	骶神经节	生殖器疱疹
人类疱疹病毒3型（HHV3）	水痘带状疱疹病毒（VZV）	脊髓后根神经节或颅神经感觉神经节	水痘、带状疱疹、脑炎
人类疱疹病毒5型（HHV5）	人巨细胞病毒（HCMV）	腺体、肾脏	先天性巨细胞病毒感染、单核细胞增生样综合征、间质性肺炎、肝炎、先天性畸形
人类疱疹病毒6型（HHV6）	人疱疹病毒6型（HHV6）	淋巴组织	婴儿急疹、间质性肺炎、骨髓抑制
人类疱疹病毒7型（HHV7）	人疱疹病毒7型（HHV7）	淋巴组织	未明确
人类疱疹病毒4型（HHV4）	EB病毒（EBV）	淋巴组织	传染性单核细胞增多症、Burkitt淋巴瘤、鼻咽癌等
人类疱疹病毒8型（HHV8）	卡波西肉瘤相关疱疹病毒（KSHV）	淋巴组织	卡波西肉瘤

疱疹病毒的共同特点：

1. 形态结构。病毒核心由线性双链DNA组成。核衣壳为20面体立体对称，由162个壳粒组成，为球形病毒。核衣壳周围有一层薄厚不等的非对称被膜。最外层为包膜，表面刺突含有病毒编码的糖蛋白、免疫球蛋Fc受体等。有包膜的成熟病毒体直径为120～300 nm。

2. 培养特性。除EBV、HHV6、HHV7、HHV8嗜淋巴细胞外，人疱疹病毒均能在人二倍体成纤维细胞核内复制，产生明显的核内嗜酸性包涵体。病毒可以通过细胞间桥直接扩散感染邻近细胞，与邻近未感染细胞融合形成多核巨细胞。

3. 感染的特点。病毒可经过垂直或水平传播方式传播，表现为急性感染或潜伏性感染。急性感染为病毒增殖性感染，患者出现相应临床表现。潜伏性感染是病毒的基因表达受到抑制，当机体受到内外界不利因素影响时，病毒可从潜伏状态被激活，使机体产生明显的临床症状，呈疾病状态，称其为复发。潜伏和复发感染是疱疹病毒的突出特点，这一生物学行为可导致某些疱疹病毒的基因组整合于宿主的染色体而构成潜在的癌基因。

任务小结

对人类致病的疱疹病毒主要有单纯疱疹病毒、水痘带状疱疹病毒、巨细胞病毒和EB病毒。这些病毒形态结构相似，多数病毒感染可引起细胞病变，形成包涵体，并具有潜伏感染特点。病毒感染后可产生特异性抗体和细胞免疫，但不能清除体内潜伏感染的病毒。

（杜文静）

任务六 逆转录病毒

知识目标

1. 掌握HIV病毒传播途径、致病性及防治原则，人类嗜T细胞病毒的致病性。

2. 熟悉HIV病毒主要生物学性状及检验方法，人类嗜T细胞病毒的主要生物学性状。

3. 了解HIV病毒、人类嗜T细胞病毒的免疫性。

逆转录病毒（retrovirus）是一大组含有反转录酶的RNA病毒，按其致病作用可分为三个亚科，即肿瘤病毒亚科、泡沫病毒亚科和慢病毒亚科。1991年，又将其分成七个属，其中对人致病的主要是人类免疫缺陷病毒和人类嗜T淋巴细胞病毒。

一、人类免疫缺陷病毒

人类免疫缺陷病毒（human immunodeficiency virus，HIV），是获得性免疫缺陷综合征（acquired immunedeficiency syndrome，AIDS）的病原体，又称艾滋病病毒。我国自1985年发现首例AIDS以来，感染人数逐年快速增长，受到人们的广泛关注。

（一）生物学性状

1. 形态与结构。呈球形，直径为100～120 nm，20面体立体对称结构。病毒含有单股RNA和酶，前者含有三个结构基因：gag基因、pol基因、env基因，后者包括反转录酶、整合酶和蛋白酶。HIV结构如图9-4所示。

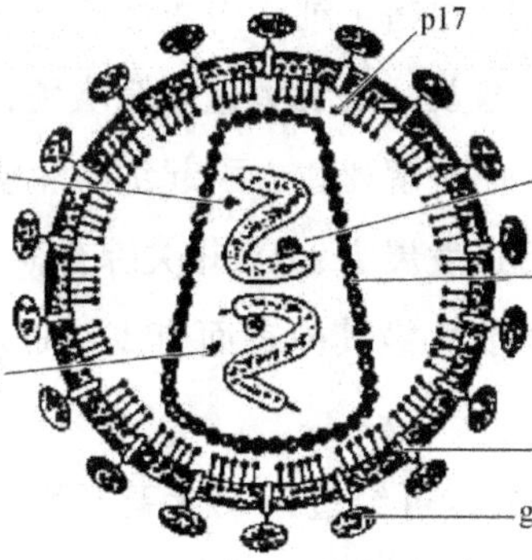

图9-4　人类免疫缺陷病毒模式

HIV的最外层为脂蛋白包膜，膜上有表面蛋白（gp120）和镶嵌蛋白（gp41）两种糖蛋白，由env基因编码产生。gp120是病毒与易感细胞结合的物质基础，依靠gp120，HIV可与靶细胞的CD4膜分子结合而感染细胞。gp120与CD4结合后则导致其构象改变而与gp41分离，使gp41插入受染细胞膜，介导病毒包膜与靶细胞膜的融合及病毒核酸的穿入。

2. 培养特性。HIV仅感染具有表面分子CD4的T细胞、巨噬细胞，因此实验室常用新鲜正常人或患者自身T细胞培养病毒，病毒感染细胞后可形成不同程度的细胞病变。

3. HIV的变异。HIV具有高度变异性，不同毒株间在上述基因的变异率各不相同。包膜糖蛋白抗原（gp120和gp41）的变异与HIV流行和逃避宿主免疫应答密切相关，对制备抗感染疫苗和AIDS防治有重大意义。

4. 抵抗力。HIV对热比较敏感，56 ℃ 30 min即被灭活，在室温保存7 d可保持活性；对消毒剂和去污剂较敏感，5 g/L次氯酸钠、35%（v/v）异丙醇、70%（v/v）乙醇、50%（v/v）乙醚、0.3%（v/v）H_2O_2处理污染物10～30 min即灭活病毒。HIV对紫外线、γ射线有较强抵抗力。

（二）致病性与免疫性

1. 传染源。传染源为HIV感染者，感染者的血液、阴道分泌液、精液、乳汁、脑脊液、唾液等标本中均可分离到HIV。

2. 传播途径

（1）性传播：通过男性同性恋之间及异性间的性接触感染，是HIV的主要传播方式。

（2）血液传播：包括输入带有HIV的血液、血液制品或使用未消毒彻底的注射器等医疗器械传播，静脉吸毒者共用不经消毒的注射器和针头造成严重感染。

（3）母婴传播：包括经胎盘、产道和哺乳方式传播。

3. 致病机制。HIV主要是引起机体免疫系统损伤而造成免疫功能障碍。HIV选择性地侵犯$CD4^{+}T$细胞。细胞表面CD4分子是HIV受体，病毒包膜与细胞膜融合使病毒进入胞内，造成细胞破坏。感染早期，HIV在宿主细胞内慢性或持续性感染，外周血中一般不易检测到HIV病毒。随着感染时间的延长，病毒大量复制增殖，出芽释放并重新感染其他靶细胞，导致大量$CD4^{+}T$细胞被感染而裂解死亡，引起细胞免疫功能低下及包括其他免疫细胞在内的免疫调节功能紊乱，可迅速发展为AIDS相关综合征及AIDS。

HIV除感染$CD4^{+}T$细胞外，还能感染其他表面有少量CD4分子的细胞，如巨噬细胞、神经胶质细胞、树突状细胞等。

4. 临床表现。HIV感染人体后，可经过3~5年甚至更长潜伏期才会发病，说明HIV在感染机体中，以潜伏或低水平的慢性感染方式持续存在。临床上将AIDS分为急性期、潜伏期、AIDS相关综合征期及典型AIDS期等四期。

（1）急性期：为非特异性症状，接触HIV后至发病时间约16周，病毒在机体内大量复制，引起高病毒血症。其主要临床表现有发热、出汗、肌痛、乏力、厌食、恶心、腹泻和无渗出的咽炎、头痛、畏光及脑膜刺激征，25%~50%患者躯干出现皮疹，症状持续1~2周后，大多数病毒以前病毒形式整合于宿主细胞染色体上，长期潜伏下来。

（2）潜伏期：持续6个月至10年或更长。多数无临床症状，外周血中一般不能或很少检测到HIV抗原。当机体受到各种因素刺激后，潜伏病毒可被激活再次大量增殖，导致免疫损伤出现临床症状，从而进入AIDS相关综合征期。

（3）AIDS相关综合征期：除有发热、盗汗、间歇性腹泻、全身倦怠、持续性全身淋巴结肿大外，尚有鹅口疮、口腔黏膜白斑和血小板减少性紫癜等临床症状。

（4）典型AIDS期：艾滋病患者由于免疫功能严重受损，常合并严重的机会感染，最后难以控制而死亡。有一些病例可发生卡波西肉瘤或恶性淋巴瘤。此外，被感染的单核巨噬细胞中HIV呈低度增殖，不引起病变，但损害其免疫功能，可将病毒传播全身，引起间质性肺炎和亚急性脑炎。AIDS 5年病死率约90%，死亡多发生在临床症状出现后两年内。

（5）小儿艾滋病的特殊表现：小儿艾滋病中，70%～75%来源于母婴垂直传播（宫内、产道及哺乳），20%来源于输血及血液制品，其余源于其他途径。

5. 免疫性。HIV感染后可刺激机体产生包膜蛋白（gp120，gp41）抗体和核心蛋白（p24）抗体。在HIV携带者、患者血清中测出低水平的抗病毒中和抗体，其中患者体内抗体水平最低，健康同性恋者最高，说明该抗体在体内有保护作用。但抗体不能与单核巨噬细胞内的病毒接触，且HIV包膜蛋白易发生抗原性变异，使中和抗体不能发挥应有的作用。在潜伏感染阶段，HIV前病毒可整合入宿主细胞基因组中，不被免疫系统识别，逃避免疫清除。这些都与HIV引起持续感染有关。

（三）微生物学检查法

1. 病毒分离培养。对患者的血液单个核细胞、骨髓细胞、血浆或脑脊液等标本进行培养。

2. 病毒抗原、核酸的测定。通过免疫法检测病毒RNA。

3. 病毒抗体的检测。检测HIV抗体。

（四）防治原则

由于艾滋病惊人的蔓延速度和高度的致死率，已引起世界卫生组织和许多国家的重视，普遍采用了一系列综合措施，主要包括：①广泛地开展宣传教育，普及防治知识，认识本病传染源、传播方式及最终结局；②建立HIV感染和艾滋病的监测系统，掌握流行动态，对高危人群实行监测，严格管理艾滋病患者及HIV感染者；③对供血者进行HIV抗体检测，确保输血和血液制品安全；④加强国境检疫，防止本病传入。

目前尚无理想疫苗进行特异性预防。由于减毒活疫苗和灭活疫苗难以保证疫苗安全，不宜人体应用。

目前用于治疗艾滋病的药物有：①核苷类反转录酶抑制剂：如叠氮脱氧胸苷（AZT）、齐多夫定等。②非核苷类反转录酶抑制剂：如地拉韦啶和奈韦拉平等。这两类能干扰病毒DNA合成，从而抑制HIV在体内增殖，缓解症状，延长患者生存期。③蛋白酶抑制剂：如利托那韦，能抑制HIV蛋白水解酶，影响病毒的成熟和释放。临床常用两种以上药物联合治疗，比使用单一药物治疗效果要好。

此外，发现许多抑制蛋白酶、阻止HIV与靶细胞结合或融合的药物，能分别作用于细胞感染的不同阶段，以达到抗HIV的效果，均尚处于研究阶段。

知识拓展

HIV感染

目前在中国，30个省级行政区都有HIV感染者的报告。感染者大多数为流动人口，分布于各种职业人群。但大多数是农民、归国劳工、无业游民及个体从业者，青壮年（20～40岁）约占79%，男女比例为5∶1。在云南和新疆高感染区，HIV多经注射毒品感染，约占报告总数的60%。在中原地区部分省份，职业供浆者HIV感染约占全国报告数量的11%，这些供浆者的感染多是由于非法商业采浆点的针具和设备污染所致。

二、人类嗜T淋巴细胞病毒

人类嗜T淋巴细胞病毒（human T cell lymphotropic virus，HTLV）是人类T细胞白血病及淋巴瘤的病原体。

（一）生物学性状

HTLV在电镜下呈球形，大小约为100 nm，病毒包膜表面的刺突为糖蛋白（gp120），能与细胞表面的CD4分子结合，与病毒的感染、侵入细胞有关；病毒衣壳含p18、p24两种结构蛋白，病毒核心为RNA及逆转录酶，主要有HTLV Ⅰ与HTLV Ⅱ两个亚型。

（二）致病性与免疫性

HTLV Ⅰ主要感染$CD4^+$T淋巴细胞，是成人T细胞白血病（ALT）的病原体。T细胞白血病主要表现为T淋巴细胞大量增生、转化、癌变，淋巴结及肝、脾大，并引发高钙血症、皮肤红斑、皮疹、结节等，预后不良。

HTLV Ⅱ与T多毛细胞/巨粒细胞白血病有关，常见有发热、贫血及脾大为其特征，同时伴有脾功能亢进、门脉高压及腹水等，外周血及骨髓可找到多毛细胞并有高水平的TNFα等。

机体被HTLV Ⅰ感染后，可出现抗体和细胞免疫。细胞免疫可杀伤带有病毒抗原的靶细胞，但抗体的出现可下调病毒抗原的表达，影响细胞免疫清除感染的靶细胞，使感染的细胞得以生存。

（三）防治原则

HTLV Ⅰ所致ATL预后极差，很少自行缓解。慢性型多在诊断明确后几年内死亡，目前尚无有效的抗病毒药物及抗HTLV疫苗。

任务小结

逆转录病毒是一组含逆转录酶的RNA病毒，呈球形，有包膜，对人类致病的主要是人类免疫缺陷病毒和人类嗜T细胞病毒。HIV是艾滋病的病原体，主要通过性接触、输血及母婴传播。病毒体包膜嵌有gp120和gp41两种糖蛋白。病毒通过gp120与细胞表面受体CD40分子特异性结合，有gp41介导使病毒传入易感细胞内而感染宿主细胞，主要造成以$CD4^{+}$T细胞缺损为中心的严重免疫缺陷。患者易并发各种条件致病菌感染，出现艾滋病相关综合征。特异性预防疫苗正在研制中，监控HIV感染者，阻断传播途径是预防HIV感染的重要措施。

（杜文静）

任务七 其他病毒

知识目标

1. 掌握狂犬病病毒的致病性与防治原则，熟悉其病毒形态、培养等生物学性状，了解其检测方法。

2. 掌握人乳头瘤病毒、人类细小病毒B19致病性及传播途径，熟悉它们的生物学性状和治疗方法，了解它们的检测方法。

一、狂犬病病毒

（一）生物学性状

1. 形态结构。狂犬病病毒外形呈子弹状，一端钝圆，一端平凹，大小约为75 nm×180 nm。核酸是单股负链RNA，核衣壳为螺旋对称型，有包膜，包膜上有糖蛋白刺突。在易感动物或人的中枢神经细胞（以大脑海马回的锥体细胞为主）胞质内增殖时，形成嗜酸性、圆形或椭圆形的包涵体，称为内基小体，具有诊断价值。

2. 抵抗力。狂犬病病毒对热、日光、紫外线、干燥抵抗力较弱，加热50 ℃ 1 h、60 ℃ 5 min即被灭活，也易被强酸、强碱、碘、甲醛、乙酸、肥皂水及离子型和非离子型去污剂灭活；于4℃可保存1周，室温下可保持活性1～2周。

（二）致病性

狂犬病是人兽共患性疾病，主要在家畜和野生动物中传播。人类狂犬病主要由被患病动物咬伤所致，也可通过与病畜密切接触经破损皮肤、黏膜而感染，如宰狗、切狗肉等引发感染。

人被咬伤后，病毒通过伤口进入体内，先在肌纤维细胞中增殖，沿着传入感觉神经纤维上行至脊髓后角，然后散布至脊髓和脑各部位增殖发生损害。在发病前数日，病毒从脑内和脊髓沿传出神经进入涎腺内增殖，不断随唾液排出。潜伏期常为1～2个月，短者5～10 d，长者1年至数年。潜伏期的长短取决于咬伤部位与头部距离远近、伤口的深浅和大小、有无衣服阻挡，以及侵入病毒的数量。

人发病时，先感不安、发热、头痛，侵入部位有刺痛或出现虫爬蚁走的异常感觉，继而出现神经兴奋性增强，脉速、出汗、流涎、瞳孔放大，吞咽时咽喉肌发生痉挛，水或其他轻微刺激可引起发作，故又名“恐水病”；最后转入麻痹、昏迷、呼吸及循环衰竭而死亡，病程5～7 d，病死率几乎为100%。

（三）微生物学检查法

根据人被动物咬伤史并结合临床典型症状可做出狂犬病诊断，但对于潜伏期、发病早期或咬伤不明确的患者，需及时进行微生物辅助检查。人被动物咬伤后，应将咬伤人的可疑动物捕获，观察7～10 d，如观察期动物发病，杀死动物取脑组织进行切片或涂片，采用免疫荧光抗体法检查病毒抗原，同时做组织切片检查内基小体；也可将10%脑组织悬液接种于小白鼠脑内，待发病后取脑组织检查内基小体和抗原，可提高检出阳性率。

（四）防治原则

1. 公共卫生措施。捕杀野犬，加强家犬管理或口服兽用减毒活疫苗（与食物混合喂食）。预防家畜及野生动物的狂犬病是防止人狂犬病的根本措施。任务涉及面广，需要全社会的配合与支持。

2. 咬伤处理。人被疑似狂犬病动物咬伤时，伤口局部要及时、彻底处理，立即用20%（v/v）肥皂水、1 g/L苯扎氯铵或清水反复冲洗伤口，再用碘酒及70%（v/v）乙醇涂擦。

3. 特异预防。用高效价抗狂犬病毒血清（人狂犬病免疫球蛋白或抗狂犬病马血清）在伤口周围与底部浸润注射及肌内注射，同时立即肌内注射狂犬疫苗1次，于第一次注射后3、7、14、28 d再行注射，共5次，可防止发病。

知识拓展

狂犬咬伤后发病的影响因素

1. 病毒数量。进入人体的病毒量是主要的影响因素。如果疯狗咬人时处于发病的早期阶段，它的唾液中所带的狂犬病毒就比处于发病后期时少。

2. 咬伤程度。大面积深度咬伤比伤口很小的浅表咬伤容易发病，多部位咬伤比单一部位咬伤容易发病，通过黏膜感染发病比咬伤皮肤感染发病难。

3. 伤口处理。被咬伤后正确及时地处理伤口，是防治狂犬病的第一道防线，如果及时对伤口进行了正确处理和抗狂犬病暴露治疗，可大大减少发病的危险。

4. 咬伤部位。咬伤头、面和颈部等靠近中枢神经系统的部位或周围神经丰富的部位，比咬伤四肢者的发病率和病死率要高。

5. 抵抗力低下的人较抵抗力强的人更易发病。

二、人乳头瘤病毒

（一）生物学性状

人乳头瘤病毒（human papilloma virus， HPV），引起人类皮肤、黏膜多种良性乳头状瘤或疣。HPV病毒是一种DNA病毒，呈球形，直径为45～55 nm，衣壳呈20面体立体对称，无包膜，基因组为双股环状DNA。

（二）致病性与免疫性

1. 致病性。HPV具有宿主和组织特异性，仅感染人的皮肤和黏膜上皮细胞。在易感细胞核内增殖，形成核内嗜酸性包涵体。人类是HPV的唯一自然宿主，传播途径为直接接触，也可通过公用毛巾、游泳、洗澡等间接途径传播。生殖器感染主要通过性行为传播，新生儿在通过产道时可受到感染。病毒侵入人体后，停留于感染部位皮肤和黏膜中引起多种疣，不发生病毒血症。

不同型HPV侵犯部位和所致疾病也有所不同，例如，寻常疣（主要为1、4型）也称刺瘊，可发生于任何部位，以手部最常见；跖疣（主要为2、4型）生长在跰胝下面，行走易引起疼痛；扁平疣（主要为3、10型）好发于面部，手、臂、膝等部位；尖性湿疣（主要为6、11型），好发于温暖潮湿的部位，生殖器湿疣发病率最高，是一种性传播疾病，传染性强，且有恶性变的报道。近年研究资料证明，HPV与宫颈癌、喉癌、舌癌等发生有关。

2. 免疫性。一般认为，疣的病程与机体免疫特别是细胞免疫功能低下密切相关，患有恶性淋巴瘤、艾滋病等有免疫缺陷的患者疣发病率增高、病损数目多、病程延长。

在感染病灶出现1～2个月内，血清内出现抗体，阳性率为50%～90%；病灶消退后，抗体尚维持数月到数年，但无保护作用。

（三）防治原则

目前尚无特异预防方法，可根据HPV传染方式，切断传播途径，是有效的预防措施。疣状病损需彻底治疗，方法有：①局部涂药，使用50 g/L氟尿嘧啶或250 g/L竹叶脂液；②采用激光、冷冻、手术或电灼等方法去除疣体；③局部注射干扰素。上述方法除去疣后还有复发者，可进行连续治疗或综合治疗。

任务小结

狂犬病病毒是一种子弹头状RNA病毒。病毒主要由狂犬或其他携带病毒的动物咬伤或抓伤而被感染，引起人致死性狂犬病。病毒感染后在中枢神经细胞的胞质内可形成具有特征性的嗜酸性包涵体，即内基小体。对狂犬病的特异性预防可用减毒活疫苗。

人乳头瘤病毒是一种小球形无包膜DNA病毒，可引起皮肤、黏膜的寻常疣、扁平疣和尖锐湿疣，都与宫颈癌关系密切，主要通过接触传播。

（杜文静）

思考与练习

一、单项选择题

1. 主要通过呼吸道传播病毒的是 ( )

A. 冠状病毒 B. HBV C. HAV D. HIV E. HDV

2. 关于流感病毒，下列叙述正确的是 ( )

A. 属DNA病毒
B. HA是引起感染的关键性结构
C. 抗原稳定
D. 乙型流感病毒常引起世界大流行
E. 可以在无生命培养基上培养

3. SASR病毒与哪种病毒变异有关 ( )

A. 风疹病毒
B. 冠状病毒
C. 流感病毒
D. 乙脑病毒
E. HIV病毒

4. 脊髓灰质炎的特异性预防是 ( )

A. 消灭苍蝇
B. 隔离患者
C. 注射丙种球蛋白
D. 口服脊髓灰质炎减毒活疫苗糖丸
E. 以上都对

5. 除哪项外，下列微生物均可经消化道传播 ( )

A. 霍乱弧菌
B. 脊髓灰质炎病毒
C. 甲型肝炎病毒
D. 轮状病毒
E. 乙脑病毒

6. 关于HAV的致病性与免疫性，下述错误的是 ( )

A. 粪-口传播途径
B. 很少转为慢性
C. 病后粪便或血中可长期携带病毒
D. 可引起散发或爆发流行
E. 病后可产生抗HAV抗体，对病毒再感染有保护作用

7. 乙肝患者有传染性的分泌物主要是 ( )

A. 鼻咽分泌物 B. 血液 C. 粪便 D. 尿液 E. 唾液

8. 下列可以抗HBV感染的是 ( )

A. Dane颗粒 B. 抗HBs C. 抗HBc D. DNA多聚酶 E. HBcAg

9. 血液中不易检测的HBV抗原抗体的血清学标志是 ( )

A. HBsAg B. HBeAg C. HBcAg D. 抗HBs E. 抗HBe

10. 下列病毒感染类型中，与肿瘤发生有关的是 ( )

A. 急性感染 B. 慢发感染 C. 隐伏感染 D. 整合感染 E. 慢性感染

11. 带状疱疹病毒潜伏感染与下列原发感染有关的是 ( )

A. 麻疹　B. 单纯疱疹　C. 水痘　D. EBV感染　E. 流行性感冒

12. HIV的主要致死原因是 ( )

A. 白细胞减少　B. 免疫系统严重受损

C. 继发感染与肿瘤　D. 细胞免疫功能低下

E. 体液免疫功能低下

13. HIV主要侵犯的细胞是 ( )

A. T淋巴细胞　B. 巨噬细胞　C. 星形细胞　D. B淋巴细胞　E. NK细胞

14. HIV的传播途径不包括以下 ( )

A. 输血或血制品　B. 同性或异性间的性行为

C. 静脉吸毒者共用针具　D. 蚊虫叮咬

E. 母婴传播

15. 关于狂犬病毒，以下说法错误的是 ( )

A. 可通过虫媒传播　B. 在中枢神经细胞质中形成内基小体

C. 病毒沿感觉神经末梢扩散到脑干　D. 沿传出神经传至唾液腺及其他组织

E. 抵抗力不强，56 ℃ 30 min即被灭活

16. 能引起“恐水病”的病原体是 ( )

A. 狂犬病毒　B. 乙脑病毒

C. 汉坦病毒　D. 登革病毒

E. 出血热病毒

17. 预防狂犬病的主要措施不包括 ( )

A. 捕杀病犬　B. 捕杀野犬

C. 加强家犬管理　D. 对家犬注射犬用狂犬疫苗

E. 所有人群接种疫苗

18. 下列哪项不是HPV的传播途径 ( )

A. 直接接触感染者的部位　B. 间接接触被感染者污染的物品

C. 性传播　D. 通过产道时传播

E. 呼吸道传播

19. 新疆出血热病毒的传播媒介是 ( )

A. 蚊　B. 鼠　C. 蚤　D. 蜱　E. 虱

20. 流行性乙型脑炎的主要传播媒介是 ( )

A. 蜱　B. 三带喙库蚊　C. 螨　D. 蚤　E. 虱

二、简答题

1. 简述甲型流行性感冒病毒发生变异的主要因素及其与流感流行的关系。

2. 简述强化脊髓灰质炎疫苗接种的实际意义。

3．列表比较引起人类肝炎的病毒主要特性，其传播途径有哪些异同？

4．简答乙肝病毒的抗原抗体系统及其临床意义。

5．虫媒病毒的共同特点、常见的病毒有哪些？

6．流行性乙型脑炎病毒生物学特征、传播途径及临床症状是什么？

7．简述单纯疱疹病毒生物学特征、传播途径、临床特征。

8．HIV的传播途径有哪些？如何有效地预防HIV传播？

9．狂犬病典型症状是什么？如何进行伤口处理及预防发病？

10．如何防治HPV感染？

项目十 人体寄生虫

任务一 医学蠕虫

知识目标

1. 掌握蛔虫、钩虫、日本血吸虫。
2. 熟悉华支睾吸虫、猪带绦虫。
3. 了解蛲虫、鞭虫、旋毛虫、丝虫、姜片吸虫、牛带绦虫、微小膜壳绦虫、细粒棘球绦虫。

蠕虫（helminth）是一类软体借肌肉收缩做蠕形运动的多细胞无脊椎动物。寄生于人体的蠕虫称为医学蠕虫（medical helminth），包括线虫纲、吸虫纲、绦虫纲。

一、线虫

线虫属于线形动物门的线虫纲（Class Nematoda），是无脊椎动物中一个很大的类群，不但种类繁多，而且数目也极大，在自然界中分布广泛，有自生生活，少数有寄生生活，寄生于动物及植物。自然界里线虫可达1万多种，寄生于人体的线虫有10余种。

似蚓线蛔虫

似蚓线蛔虫（Ascaris lumbricoides）简称蛔虫，是祖国医学最早记载的人体“三虫”之一，为祖国医书中的“蛟蛔”或“蛔虫”，是人体常见的消化道线虫，常引起蛔虫病。

知识链接

患者王某某，男，8岁，小学生，"反复脐周疼痛，伴厌食、恶心、消瘦1月余"就诊，2天前，大便中排出长圆柱形、淡红色的虫体。

问题：该患儿可能是什么疾病？是如何感染的？感染后主要临床表现是什么？如何预防？

（一）形态

1. 成虫

虫体呈长圆柱形，两端稍细，形似蚯蚓，活虫粉红色或微黄色，死后灰白色；体表有横纹，两侧有明显的侧索；口孔位于虫体顶端，周围有三片排列呈"品"字形的唇瓣；雌虫长20～35 cm，个别达49 cm，尾端尖直；雄虫长15～31 cm，尾端向腹面弯曲（图10-1），有1对象牙状的交合刺。

2. 虫卵

虫卵随人体粪便排出，蛔虫卵分受精卵和未受精卵两种。

受精蛔虫卵：呈宽椭圆形，大小为（45～75）μm×（35～50）μm，其表面常带有一层凸凹不平的蛋白质膜，常被胆汁染成棕黄色，卵壳厚而透明，自外向内分三层，即受精膜、壳质层与蛔甙层。卵内含一个未分裂的大圆形卵细胞，在卵细胞与两端卵壳之间，有新月形的间隙，如图10-1所示。

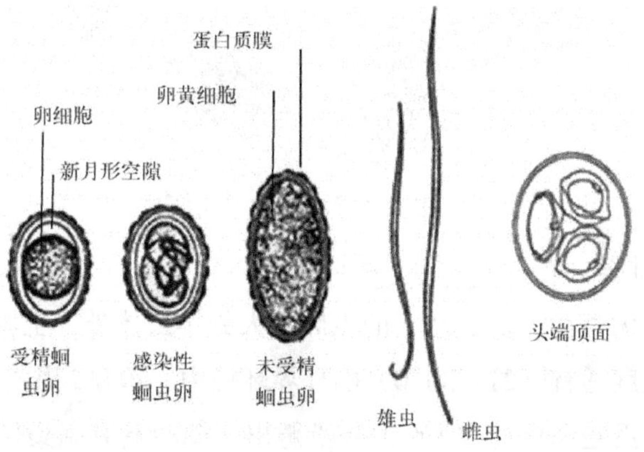

图10-1 蛔虫的形态

未受精卵：大小为（88～94）μm×（39～44）μm，形状不规则，常呈长椭圆形，卵壳与蛋白质膜均较薄，无蛔甙层。卵内含有许多大小不等折光性强的卵黄颗粒（图

10–1)。

受精卵或未受精卵的蛋白膜有时可脱落而显现出透明无色的卵壳，应与钩虫卵相区别。

（二）生活史

蛔虫不需要中间宿主，属于直接发育型蠕虫。其生活史简单，分为人体内和人体外两个过程，如图10–2所示。

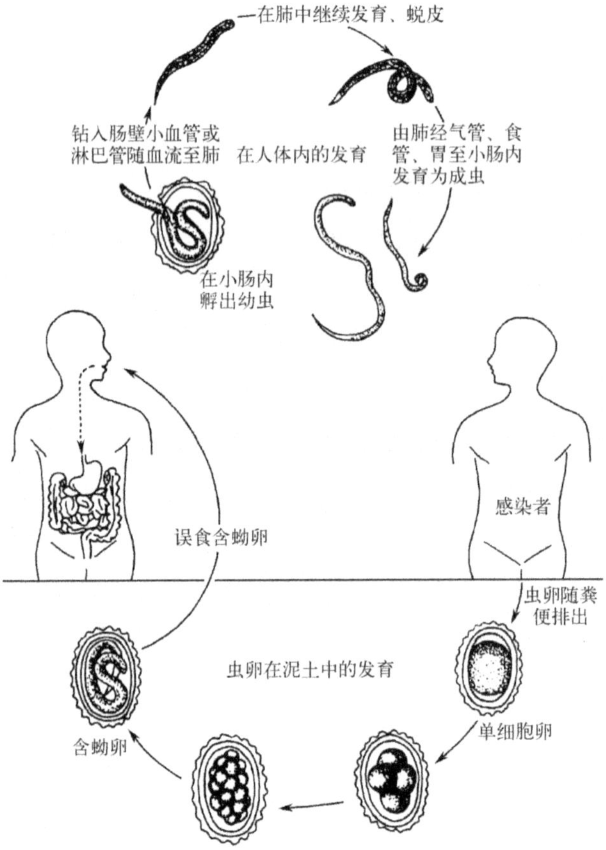

图10–2 蛔虫生活史

1. 人体外发育过程

成虫在人体小肠内寄生，雌虫产出的虫卵随人粪排出体外，土壤中的受精卵在潮湿、荫蔽、氧气充足和温度适宜（21～30 ℃）的外界环境中，约在2周内卵细胞发育成含有幼虫的卵。经1周，幼虫在卵内蜕皮1次但并不孵出，此时具有感染性，称为感染性虫卵。未受精卵不能发育为感染性虫卵。如果人误食了污染有感染性虫卵的食物，或经污染的手把感染性虫卵带入口中，就有可能被感染。

2. 在人体内发育过程

人经口误食感染性虫卵，在小肠内，蛔虫幼虫从卵孵出，孵出的幼虫钻入肠壁，进入小血管和小淋巴管；经肝脏、右心到达肺部，再穿破肺泡上的毛细血管，进入肺泡；在肺泡内约经2周的发育，进行蜕皮后，幼虫经支气管、气管到达咽部，被吞咽入食管，经胃到小肠；在小肠内经第4次蜕皮成为童虫，再经数周，发育为成虫（图10-2）。

自感染期虫卵感染人体到雌虫开始产卵，需60～70 d。蛔虫在人体内的寿命一般为1年左右。成虫寄生数量通常为一条至数十条，我国曾有1例报告尸体解剖时检获成虫1 978条。

（三）致病性

1. 幼虫致病

幼虫在肝、肺等组织移行，造成机械性损伤，尤其在肺部移行穿过肺泡毛细血管时，引起组织损伤，引起蛔蚴性肺炎，临床表现为咳嗽、哮喘、痰中带血、呼吸困难、发热及血液中嗜酸性粒细胞增高等。多数病例于发病后1～2周内可自愈，有时幼虫也可移行至其他脏器引起异位损伤。

2. 成虫致病

成虫寄居在人体小肠中，引起蛔虫病。成虫的致病因素主要为机械损伤、夺取营养和毒素作用，常引起腹痛、消化不良、腹泻、便秘和荨麻疹等。儿童重度感染，可出现营养不良，甚至发育障碍。

3. 并发症

成虫有钻孔习性，如钻入胆管、胰管、阑尾等处，可引起胆道蛔虫病、胰腺炎和阑尾炎，严重者可穿通肠壁引起肠穿孔，导致腹膜炎。此外，成虫大量扭结成团，堵塞肠管或蛔虫寄生部位的肠段蠕动障碍，可引起肠梗阻，是常见的并发症之一。

（四）实验诊断

粪便中检获虫卵或虫体是蛔虫感染或蛔虫病确诊的依据。

（1）虫卵的检查：蛔虫产卵量多，一般用粪便直接涂片法即可查获蛔虫卵，必要时也可采用沉淀法和饱和盐水漂浮法检查虫卵。

（2）成虫的检查：由粪便排出、从口吐出或由其他部位取出的成虫，可根据虫体的形态特征进行确诊。

（五）流行

1. 分布

蛔虫感染在世界各地最为常见，我国各省区均有蛔虫流行，农村人口的感染率高于城市。蛔虫病仍是危害我国农村的主要寄生虫病之一。

2. 传染源与传播途径

患者和带虫者的粪便及粪便污染的土壤是主要传染源，人因误食感染性虫卵而感染。

3. 易感人群

人群普遍易感。蛔虫的感染，儿童高于成人，农村高于城市。

（六）防治原则

1. 加强卫生宣传教育。普及卫生知识，纠正不良生活习惯和行为，防止食入蛔虫卵，减少感染机会。

2. 做好粪便管理及粪便无害化处理，改善环境卫生，消灭苍蝇。

3. 药物治疗。对患者及感染者进行驱虫治疗是控制和消灭传染源的重要措施，常用药物有阿苯达唑、甲苯达唑等。

钩　虫

钩虫（Hookworm）是钩口线虫的统称，成虫寄生于人体小肠。钩虫主要有十二指肠钩口线虫（Ancylostomaduodenale），简称十二指肠钩虫；美洲板口线虫（Necatoramericanus），简称美洲钩虫。钩虫病主要临床症状是缺铁性贫血，是我国严重危害人民健康的重要寄生虫病之一。

知识链接

患者，李某，男，42岁，农民，赤脚在田间干活，脚趾间、手指间出现针刺感奇痒。查体：脚趾间、手指间可见红色小丘疹。2个月后表现出头昏、疲乏、食欲缺乏、胸闷、活动后气促。

思考题：该患者可能感染哪种寄生虫？是怎样感染的？

（一）形态

1. 成虫

虫体圆柱形，活时呈肉红色，死后呈灰白色，体细小，十二指肠钩虫雌、雄虫稍长于美洲钩虫。十二指肠钩虫前端与虫体均向背侧弯曲，呈C形；美洲板口线虫前端向背侧弯曲，呈∫形。虫体前端为一发达的角质口囊。十二指肠钩虫口囊腹侧前缘有钩齿两对，美洲钩虫口囊有板齿1对。虫体前段两侧有一对头腺，能分泌一种抗凝血物质即抗凝素（表10-1）。

表10-1　寄生人体两种钩虫成虫的鉴别要点

鉴别要点	十二指肠钩虫	美洲钩虫
体长（mm）	♀10～13　♂8～11	♀9～11　♂7～9
体形	C形	ʃ形
口囊	2对钩齿	1对半月形板齿
交合伞	圆形	扁圆形
背辐肋	2，3分	2，2分
交合刺	长鬃状，末端分开	一刺末端呈钩状，包于另一刺凹槽中
阴门	体中部略后	体中部略前
尾刺	有	

2. 虫卵

两种钩虫卵的形态不易区别，均呈椭圆形，大小为（56～76）μm×（36～40）μm，比重约为1.06。卵壳薄，无色透明，如图10-3所示。自粪便中排出时，卵内含有4～8个卵细胞。卵壳与卵细胞之间有明显的空隙。如室温较高或粪便放置过久，卵内的卵细胞可发育为多细胞或胚胎期，甚至可发育为活动的幼虫。钩虫卵与脱蛋白膜的受精蛔虫卵，卵壳都是无色透明，大小形状相似易混淆，但钩虫卵壳薄，内含多个卵细胞，而脱蛋白膜的受精蛔虫卵壳厚，一般只含1个卵细胞，两者可以区别。

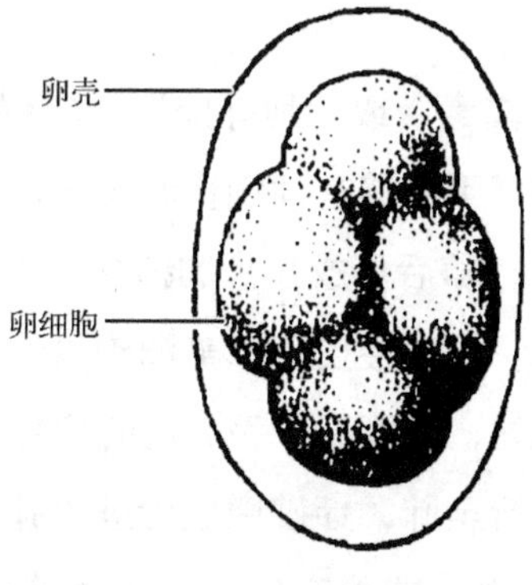

图10-3　钩虫卵

（二）生活史

钩虫的生活史，不需要中间宿主，可分为人体外发育和人体内发育两个过程，如图10-4所示。

1. 在人体外发育过程

钩虫成虫寄生在人体小肠内，雌虫成熟交配后产卵，虫卵随粪便排出体外，在潮湿、阴暗、含氧充分、肥沃的土壤中，温度在25～30 ℃，约经24 h，幼虫即可孵出，为杆状蚴。杆状蚴在土壤中以细菌和有机物为食物，在5～8 d内蜕皮两次发育为丝状蚴，即感染性幼虫。丝状蚴一般可存活1～2个月，在适宜环境中，可存活15周左右，丝状蚴有向温性，与人体皮肤接触后就可侵入人体。

2. 在人体内发育过程

丝状蚴侵入皮肤后24 h内，大多仍停留在侵入处的局部皮肤和肌肉中，然后进入小静脉或淋巴管，随血流经右心到肺，穿过肺微血管进入肺泡。再循支气管、气管到达咽部，然后被咽下，经胃到小肠蜕皮两次发育为成虫。经口腔或食道黏膜血管侵入的幼虫，一般仍循上述途径到达小肠，少数经胃未被杀死的幼虫，进入小肠可直接发育为成虫。自感染期蚴虫钻入皮肤至成虫交配产卵，一般需5～7周。雌虫产卵数因虫种、虫数、虫龄而不同，每条十二指肠钩虫日平均产卵为1～3万个，美洲钩虫为0.5～1万个。成虫在人体内一般可存活3年左右。寄生人体钩虫数量自1条至数千条，甚至上万条不等，如福建1例患者躯出钩虫达14 907条（图10-4）。

（三）致病性

人体感染钩虫后是否出现临床症状，除与钩蚴侵入皮肤的数量及成虫在小肠寄生的数量有关外，也与人体的健康状况、营养条件及免疫力有密切关系。

1. 幼虫致病

（1）钩蚴性皮炎：俗称“粪毒”或“地痒疹”。丝状蚴侵入皮肤时，穿刺活跃，因机械穿刺和化学性分泌物的作用，引起移行性创伤和皮炎。其主要临床症状有针刺、烧灼和奇痒感，皮肤出现红斑和水肿，随后形成丘疹和疱疹，大约在感染2周内这些病理改变自动消退，除非有继发细菌感染。钩虫性皮炎以美洲钩虫最常见。皮炎部位多见于与泥土接触的足趾、手指间等皮肤较薄处，也可见于手、足的背部。

（2）钩蚴性肺炎：钩蚴移行至肺，穿破微血管进入肺泡时，可引起局部出血及炎性病变。患者可出现咳嗽、痰中带血，并伴有畏寒、发热等全身症状，此时嗜酸性粒细胞增多，重症患者可表现持续干咳和哮喘。

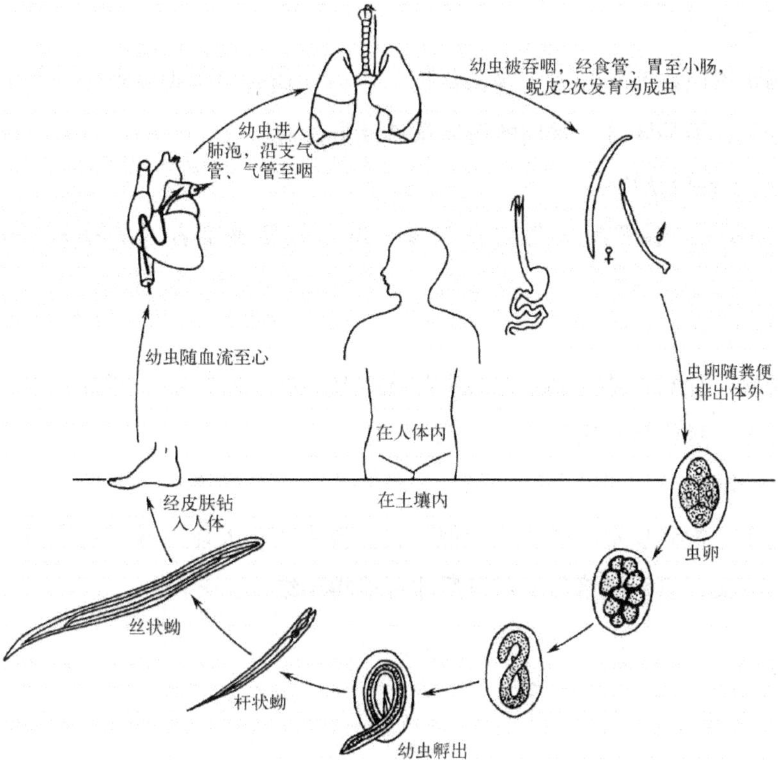

图10-4 钩虫生活史

2. 成虫致病

（1）肠道症状：成虫以口囊咬附肠黏膜，可造成散在性出血点及小溃疡，有时也可形成片状出血性瘀斑。病变深可累及黏膜下层，甚至肌层，偶尔出现肠黏膜大量出血，引起肠功能的紊乱，影响小肠消化与吸收营养的功能，加速贫血的发生。其主要临床表现为上腹部疼痛、食欲缺乏、胃肠胀气、腹泻。严重感染的婴幼儿可出现急性消化道大出血，钩虫病引起的消化道出血以柏油样便、血便或血水便为主。

（2）贫血：钩虫对人体的危害是由于成虫的吸血活动，致使患者长期慢性失血。钩虫寄生引起患者慢性失血的主要原因是钩虫的口囊咬附肠黏膜时，由于机械和溶解破坏组织，导致肠黏膜损伤，此时钩虫分泌抗凝集素，使血液不凝固，伤口不断渗血，加重失血，有利钩虫吸血。虫体更换咬啮部位后，原伤口在凝血前仍可继续渗出少量血液。大量钩虫寄生可导致急性肠黏膜出血。每条十二指肠钩虫每日所致的失血量为0.14～0.26 mL，每条美洲钩虫每日所致的失血量为0.010～0.106 mL。

（3）异嗜症：少数严重感染者可出现喜食生米、生豆，甚至泥土、煤渣、破布等异常症状，称为“异嗜症”，补充铁剂后，大多数患者此现象消失。

（四）实验诊断

钩虫病的检查以病原学检查为确诊依据，主要依赖粪便中查获虫卵。美洲钩虫和十二指肠钩虫卵相似，不易区分，常用的病原学诊断方法有：

1. 生理盐水直接涂片法

此法检出率低，轻度感染者常易漏诊，适于重度感染者（每克粪便中含1 200个虫卵）。

2. 饱和盐水浮聚法

钩虫卵较轻，比重约为1.06，在饱和盐水（比重为1.20）中，容易上浮。此法操作简便，检出率较高，故较为常用。

3. 钩蚴培养法

此法检出率与饱和盐水浮聚法相近似，且可鉴别寄生人体的两种钩虫的虫种，在选用驱虫药物上有意义，但须经培养5～7 d后才可能得出结果。

（五）流行

1. 分布

在我国：淮河及黄河一线以南的广大地区，钩虫感染和钩虫病流行极为严重，东北、华北、西北地区钩虫的感染率较低。北方以十二指肠钩虫为主，南方以美洲钩虫为主，海南感染率最高可达33.18%。

2. 传染源与感染方式

钩虫患者和带虫者是钩虫病的传染源，主要经皮肤感染，也可经口感染。

3. 易感人群

儿童感染率随年龄增长而增加，到20～50岁感染率处于稳定状态。

（六）防治原则

对钩虫病防治要采用综合性防治措施，主要包括控制传染源，加强粪便管理和无害化处理，注意个人防护、防止感染。

1. 管理粪便

采用粪尿混合贮存，密封式沼气池、三坑式沉淀密封粪池等杀灭粪便中的钩虫卵。在易感季节，应尽量不用未经处理的人粪施于旱地作物，必要时可用畜粪或化肥代替。

2. 加强个人防护和防止感染

提倡穿鞋下地，手、脚皮肤上涂抹防护剂，如15 g/L左旋咪唑硼酸乙醇溶液或噻苯达唑150 g/L软膏等预防感染。

3. 治疗钩虫病患者和带虫者，以控制和消灭传染源

由于钩虫卵在10 ℃以下死亡，因此在温带地区普查普治应放在冬春季，以避免重复感染。常用药物有阿苯达唑、甲苯达唑。对钩虫病患者要适当补充铁剂和维生素。用噻苯达唑配制成150 g/L软膏局部涂敷，同时辅以透热疗法，可以治疗钩蚴性皮炎。

其他线虫

寄生人体的其他线虫，如表10-2所示。

表10-2 寄生人体的其他线虫

虫名	蛲虫	鞭虫	丝虫	旋毛虫
成虫大小	♀：8～13 mm ♂：2～5 mm	♀：35～55 mm ♂：30～45 mm	班氏♀：72～105 mm 班氏♂：28～42 mm 马来♀：50～62 mm 班氏♂：20～28 mm	♀：3～4 mm ♂：1.4～1.6 mm
寄生部位	盲肠、升结肠和回肠末端	盲肠	淋巴系统	成虫寄生在十二指肠和空肠上段，幼虫寄生在同一宿主的横纹肌细胞内
感染阶段	含蚴卵	含蚴卵	丝状蚴	囊包
感染方式	口	口	皮肤	口
主要致病	蛲虫病	鞭虫病	淋巴丝虫病	旋毛虫病
诊断方法	肛门拭擦法检查虫卵	粪便查虫卵	淋巴结节中抽取成虫，血液查微丝蚴	肌肉活检和免疫学诊断
流行情况	世界性分布	热带亚热带及温带	热带或亚热带	世界性分布
预防措施	注意卫生，防止自身反复感染	注意饮食卫生，做好水源和粪便管理	普查、普治，防蚊、灭蚊	肉类熟食，加强肉类检查
治疗药物	甲苯达唑、外用蛲虫膏	阿苯达唑和甲苯达唑	枸橼酸乙胺嗪、呋喃嘧酮	阿苯达唑和甲苯达唑

二、吸虫

吸虫（trematode）属扁形动物门（Platyhelminthes）的吸虫纲（Trematoda）。已知感染人体的吸虫有210种，广泛寄生于软体动物和脊椎动物体内，生活史复杂。

日本血吸虫

日本裂体吸虫（Schistosomajaponicum），简称血吸虫（schistosome），成虫寄生于人、畜体内的门静脉系统，引起血吸虫病。除日本裂体吸虫外，寄生于人体的血吸虫还有五种：埃及裂体吸虫、曼氏裂体吸虫、间插裂体吸虫、湄公裂体吸虫和马来裂体吸虫等，我国只有日本裂体吸虫。

知识链接

患者李某，男，30岁，农民。某年8月上旬，在湖南一渔村从事水上作业。2周后出现发热、咳嗽、腹痛、腹泻、脓血便等症状，体温最高时达到40 ℃。8月25日经市疾控中心诊断为急性血吸虫病。

思考题：人是怎样感染日本血吸虫的？如何诊断日本裂体吸虫病？

（一）形态

1. 成虫

雌雄异体，成虫在宿主体内呈合抱状态；雄虫较粗短，呈圆柱状，乳白色或微灰白色，体长12～20 mm，宽0.5～0.55 mm，常向腹面弯曲呈镰刀状，有口吸盘与腹吸盘各1个，腹吸盘之后的虫体略扁平，其两侧向腹面卷折，形成沟槽，称为抱雌沟（gynecophoralcanal），用以夹抱雌虫，在腹吸盘之后的背部有睾丸7个，呈串珠状；雌虫纤细如丝线，暗褐色，口、腹吸盘不发达，体长12～26 mm，宽0.3 mm，生殖系统有卵巢、卵黄腺等，如图10-5所示。

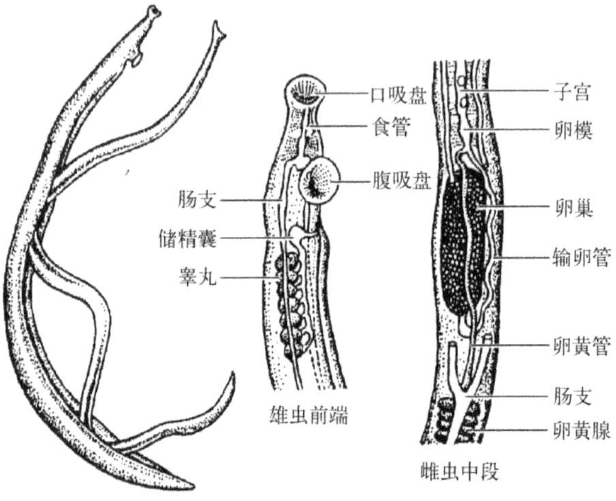

图10-5 日本血吸虫成虫

2. 虫卵

椭圆形，淡黄色，大小为（70～100）μm×（50～65）μm，无卵盖，卵壳一侧有一指状棘突，位于卵的中横线与顶端之间，卵内含一成熟毛蚴，偶见含胚胎随粪便排出的虫卵，卵壳周围常附有黏液与粪渣，如图10-6所示。

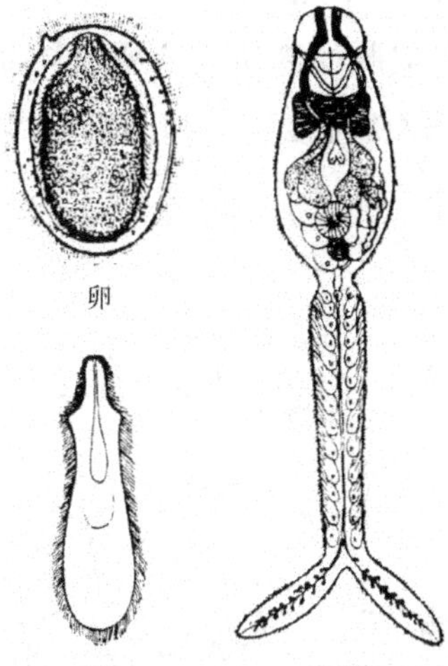

图10-6 日本血吸虫卵和幼虫

3. 尾蚴

呈蝌蚪状，尾部分叉，体长280～360 μm，分体部和尾部，尾部又分尾干和尾叉，体部长100～150 μm，尾干长140～160 μm。体部有口、腹吸盘，前端有特化的头器，内有单细胞头腺，腹吸盘周围有5对穿刺腺，分泌多种酶类，协助尾蚴侵入皮肤。

（二）生活史

血吸虫的生活史需要两个宿主。终宿主为人和其他多种哺乳动物，中间宿主为钉螺。成虫寄生于人或动物的门脉肠系膜静脉系统，雌虫在肠黏膜下层的静脉末梢内产卵，一部分虫卵随门静脉系统入肝门静脉并沉积在肝组织内，另一部分虫卵沉积在肠壁，或随坏死的肠组织落入肠道，随粪便排出体外。若虫卵随粪便被带入水中，在水里孵出毛蚴。毛蚴在水中游动，并钻入钉螺体内，经母胞蚴、子胞蚴的无性繁殖后，发育成大量尾蚴，尾蚴自钉螺逸出，在水面表层游动。当人或其他哺乳动物接触含有尾蚴的疫水后，尾蚴钻入宿主皮肤，脱去尾部转化为童虫，穿入静脉或淋巴管，随血液移行至门脉肠系膜静脉系统内定居并发育为成虫。雌、雄成虫合抱，发育成熟后，雌虫开始产卵。完成生活史约需1个月的时间，如图10-7所示。

（三）致病性

血吸虫生活史发育中的各个阶段，如尾蚴、童虫、成虫和虫卵均可对宿主造成不同的机械性损害和复杂的免疫病理反应。其中，虫卵危害最严重。

1. 尾蚴所致损害

尾蚴穿过皮肤时，其穿刺腺分泌的蛋白水解酶及童虫体表C3激活剂等，引起速发型和迟发型超敏反应。在尾蚴侵入皮肤的部位出现粟粒样红色丘疹或荨麻疹、水肿、瘙痒等，数小时至2～3 d内消失，称尾蚴性皮炎。初次接触尾蚴者，反应较轻；反复接触时，反应加重。

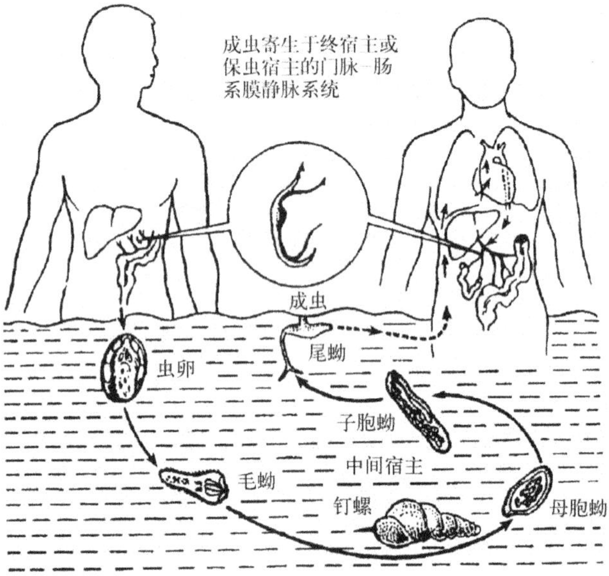

图10-7 日本血吸虫的生活史

2. 童虫所致损害

童虫在血管内移行或经过肺部时，其活动及代谢产物等可引起血管炎和肺炎，肺组织点状出血，白细胞浸润等。重度感染者，可发生出血性肺炎，患者多出现发热、咳嗽、痰中带血、嗜酸性粒细胞增多等症状。

3. 成虫所致损害。

成虫在门静脉和肠系膜静脉内定居，一般无明显致病作用，少数可引起轻微的机械性损害，如静脉内膜炎等。主要是虫体的代谢产物、分泌物、排泄物及虫体的皮层更新脱落的表膜等可溶性抗原与人体产生的抗体结合成免疫复合物，沉积在宿主的组织和器官产生免疫复合物型超敏反应。

4. 虫卵所致损害

虫卵是血吸虫病的主要致病阶段。虫卵沉积在宿主的肝和肠壁等组织，释放可溶性虫卵抗原（SEA），经卵壳微孔渗透到组织中，被巨噬细胞吞噬、处理、呈递，激活T淋巴细胞。致敏的T细胞再次受到抗原刺激，可产生多种淋巴因子，趋化淋巴细胞、嗜酸性粒细胞、中性粒细胞及浆细胞等集聚在虫卵周围，形成虫卵肉芽肿。一方面，虫卵肉芽肿的形成有利于隔离和清除虫卵释放的抗原，减少血液循环中抗原抗体复合物的形成和对机体的损害；另一方面，虫卵肉芽肿的形成破坏了宿主的正常组织，导致以肝硬化和肠纤维化为主的血吸虫病典型病变。

（四）临床表现

根据患者的感染程度、免疫状态、营养状况、治疗是否及时等因素不同表现为急性、慢性、晚期及异位损害等类型。

1. 急性血吸虫病

常在接触疫水后1～2个月出现，多发生于夏秋季，以7～9月份为常见，男性青壮年与儿童居多。雌虫大量产卵，患者出现急性超敏反应症状，如发热、腹痛、腹泻、肝脾大及嗜酸性粒细胞增多，粪检血吸虫卵或毛蚴孵化结果阳性，称急性血吸虫病。病程一般不超过6个月，经杀虫治疗后，患者常迅速痊愈。如不及时治疗，则可发展为慢性或晚期血吸虫病。

2. 慢性血吸虫病

反复轻度感染或急性症状逐渐消失或病情平稳，表现为慢性血吸虫病。患者可无症状或轻微肝脾大，出现不定期腹泻、腹痛，粪便中带有黏液及脓血。随病情进展，症状加重，脾脏增大，达肋下2～3 cm，出现乏力、贫血和消瘦、劳动能力减退，进而发展为肝纤维化。

3. 晚期血吸虫病

晚期血吸虫病系指肝硬化出现门静脉高压、腹水、侧支循环形成及严重生长发育障碍者，临床表现为巨脾、腹水、结肠肉芽肿性增殖和侏儒。

4. 异位损害

日本血吸虫成虫寄生在门静脉系统以外的静脉，或虫卵在肝脏、肠壁以外的器官或组织沉着形成肉芽肿所造成的损害称异位血吸虫病，常见于肺、脑等组织。

（五）实验诊断

1. 病原学检查。从粪便中检出虫卵、毛蚴孵化及活检直肠黏膜内的虫卵是确诊和考核疗效的主要依据。但轻度感染或晚期患者，检出率较低，故粪检阴性不能排除血吸虫病。

（1）直接涂片法：虫卵检出率低，适用于急性或感染较重的早期患者。

（2）毛蚴孵化法：血吸虫卵内毛蚴在适宜温度（20～30 ℃）的清水中，经4～6 h，可孵出毛蚴，在水体表面运动，可用肉眼或放大镜观察。因此，将患者整份粪便标本沉渣孵化，可提高检出率，优于直接涂片法。

（3）肠黏膜活体组织检查虫卵：多用于粪检阴性者。乙状结肠镜或直肠镜钳取小块可能有病变的黏膜压片镜检，可发现沉积在黏膜组织内的虫卵。检出虫卵可证明其感染过血吸虫，但不能说明体内有活虫，只有查见活卵或近期变性卵才有诊断意义。

2. 免疫学诊断

患者血清中血吸虫抗原或抗体阳性可作为本病的辅助诊断依据。

（六）流行

血吸虫病流行于世界上76个国家和地区，在我国流行于长江流域及长江以南的13个省、市、区。经过多年的防治工作，大部分地区已经基本控制或消灭了本病。近年来，由于洪水不断，残存的钉螺迅速繁殖，防疫体制不完善，血吸虫病的感染率在我国江西、湖南、湖北、四川等疫区有明显的回升趋势。血吸虫病流行的三个基本环节：

1. 传染源

血吸虫病属人兽共患寄生虫病，患者和带虫者及保虫宿主如牛、猪、犬、猫、羊等均为传染源。

2. 传播途径

人们因生产劳动、生活用水、游泳戏水等多种方式接触含尾蚴的疫水，含血吸虫卵的粪便入水，水中有钉螺滋生，构成了血吸虫病传播的重要环节。

3. 易感人群

人群对血吸虫普遍易感，但15～44岁的青壮年感染率最高。

（七）防治原则

1. 控制传染源

治疗血吸虫病患者及病畜，首选药为吡喹酮。加强粪便管理，避免虫卵入水，可有效控制传染源。

2. 消灭钉螺

灭螺应根据钉螺生态特点和地理条件，因地制宜，采取改变钉螺滋生环境，结合物理和化学药物灭螺方法。物理灭螺方法有铲草、火烧、土埋等，化学灭螺药物有氯硝柳胺、五氯酚钠、烟酰苯胺等。

3. 加强个体防护

尽量避免与疫水接触，如必须在疫水中作业时，应采取皮肤涂抹防护药物（氯硝柳胺或邻苯二甲酸二丁酯油膏、乳剂），或穿防水胶鞋、塑料防护裤等防护措施。

华支睾吸虫

华支睾吸虫（Clonorchis sinensis）成虫首次被发现于一印度华侨的肝胆管内，故俗称为肝吸虫（liver fluke）。由该虫引起的疾病称华支睾吸虫病（肝吸虫病）。本病在我国流行至少有2 300年的历史。

（一）形态

1. 成虫

外形如葵花子状，背腹扁平，前端较窄，后端钝圆。虫体长10～25 mm，宽3～5 mm。口吸盘位于虫体的前端，腹吸盘位于虫体前1/5处，口吸盘略大于腹吸盘。消化道分为口、咽、食管及分叉的肠支。雌雄同体，两个分支状的睾丸前后排列于虫体的后1/3处。卵巢位于睾丸之前，边缘分叶，睾丸与卵巢之间可见椭圆形的受精囊。卵黄腺呈滤泡状，分布于虫体的两侧。腹吸盘与受精囊之间可见盘曲的子宫，内含大量的虫卵，其开口于腹吸盘前缘的生殖腔。如图10-8所示。

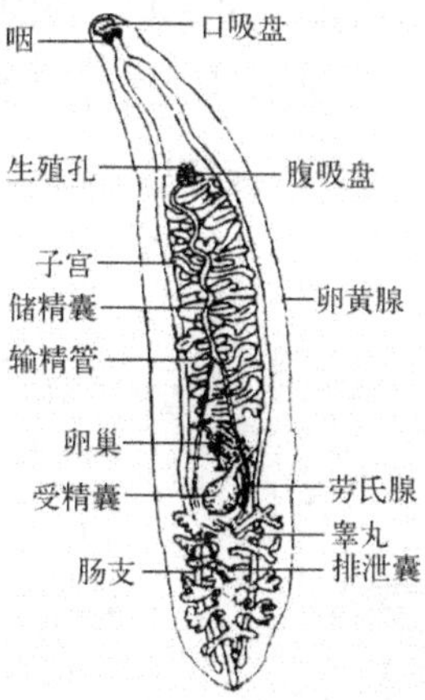

图10-8 肝吸虫成虫

2. 虫卵

呈黄色，低倍镜下形似芝麻，平均大小为29 μm×17 μm。较窄的一端有盖，盖周围卵壳增厚，形成肩峰，卵盖的对侧有一疣状突起。卵内含一成熟的毛蚴，如图10-9所示。

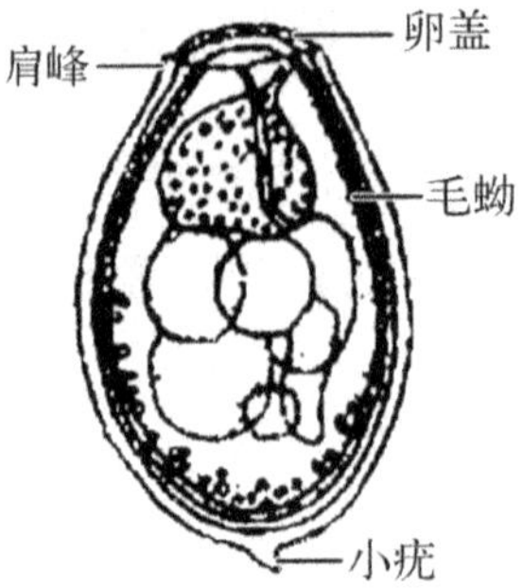

图10-9 肝吸虫卵

（二）生活史

成虫寄生于人或哺乳动物（猫、狗）的肝胆管内。虫卵随胆汁进入消化道，与粪便排出体外。虫卵一旦进入水中，被第一中间宿主淡水螺（如豆螺）吞食，则在螺的消化道孵出毛蚴；随后经过胞蚴、雷蚴、尾蚴的发育，成熟尾蚴从螺体内逸出在水中游动，如遇到第二中间宿主淡水鱼、虾，则侵入其肌肉内发育成囊蚴。囊蚴为圆形或椭圆形，大小约为0.138 mm×0.115 mm，囊内含活动的幼虫，可见口、腹吸盘和暗黑色的排泄囊。人或哺乳动物若食入含有活囊蚴的鱼、虾后，囊蚴在十二指肠内脱囊，脱囊后的童虫经胆总管逆行至肝胆管，通常在感染后1个月左右发育为成虫。成虫的寿命为20～30年。肝吸虫生活史如图10-10所示。

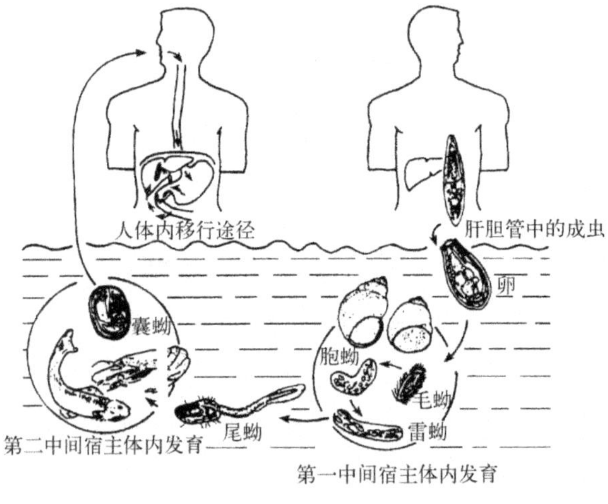

图10-10 肝吸虫生活史

（三）致病性

1. 致病机制

华支睾吸虫病主要表现为肝胆疾病。成虫寄生于肝胆管内，虫体对胆道上皮细胞机械性的损害和分泌物、代谢产物的刺激，使胆管上皮脱落、增生、管壁增厚、管腔狭窄，加之虫体的阻塞作用，引起胆汁淤积和管腔扩张，导致阻塞性黄疸。胆汁引流不畅，易合并细菌感染，引起胆囊炎、胆管炎。虫体碎片、虫卵及脱落的胆管上皮细胞可作为胆石的核心形成胆管结石，引起胆石症。感染严重时在门脉区周围可出现纤维组织增生和肝细胞的萎缩变性，甚至形成胆汁性肝硬化。

2. 临床表现

本病一般为慢性过程，临床表现根据感染的虫数、病程及机体的反应而异，潜伏期一般为2~3个月。轻者无明显的临床表现，仅在粪便中查出虫卵，为带虫者。一般患者可有上腹部不适、腹痛腹胀、消化不良、腹泻、肝区隐痛、肝脏轻度增大等症状和体征。重度感染者急性期可出现寒战、发热、胃肠道症状明显、腹泻突出，有肝大伴压痛、眩晕等。晚期患者可出现黄疸、肝硬化的症状，如脾大、腹水、门脉高压等，患者可因上消化道大出血、肝性脑病而死亡。儿童反复重度感染，可影响其生长发育，甚至致侏儒。

（四）实验诊断

对有肝胆疾病临床表现和体征的患者询问其是否居住或到过流行区，有无生食或半生食鱼、虾史，有助于确定诊断。本病应与病毒性肝炎、胆囊炎、胆石症及肝硬化相鉴别。

1. 病原学检查

检获虫卵是确诊本病的主要依据，一般感染后1个月，粪便中可检出虫卵。常用的粪检虫卵的方法有粪便直接涂片法和集卵法。检查十二指肠引流液内虫卵，可提高虫卵检出率。

2. 免疫学诊断

患者血清华支睾吸虫抗原或抗体阳性可作为本病的辅助诊断依据。

（五）流行

华支睾吸虫病主要分布于亚洲，中国、日本、朝鲜和越南等东南亚国家。我国除西北省区外，已有25个省、自治区、直辖市有不同程度流行，以广东省较为严重。猫、犬以及鼠类、野猫等均是该虫的保虫宿主，也是传染源。华支睾吸虫病的传播有赖于虫卵有机会入水，且水中存在第一、第二中间宿主，人或其他哺乳动物吞食含囊蚴的第二中间宿主后而感染。第一中间宿主在我国主要为纹沼螺、长角涵螺和赤豆螺，第二中间宿主为淡水鱼、虾。本病的传播主要与当地居民有生吃或半生吃鱼、虾习惯有关。如若生、熟食砧板不分，切过生鱼的刀和砧板未经处理再切熟食，也易造成人体感染。

（六）防治原则

积极治疗患者和感染者，以吡喹酮为首选药物。做好卫生宣传教育工作，提高群众对华支睾吸虫病传播途径的认识。改变饮食习惯和烹调方法，不食生的或不熟的鱼虾，不混用生、熟食砧板及器皿，把住“虫从口入”这一关。治疗保虫宿主，不用生鱼喂猫、犬等动物，消灭传染源。加强粪便管理，避免未经无害化处理的粪便进入鱼塘，切断传播途径。

其他吸虫

除血吸虫外，寄生于人体的其他吸虫如表10-3所示。

表10-3　其他吸虫

内容	姜片吸虫	肺吸虫
寄生部位	人或猪的小肠上段	肺脏
感染阶段	囊蚴	囊蚴
感染途径	口	口
感染方式	生食茭白、荸荠、水红菱等水生植物	生食或半生食溪蟹、蛄
诊断方法	粪便检查虫卵	痰液或粪便检查虫卵
致病性	小肠壁炎症、溃疡或脓肿	肺、肝、脑等多组织器官损害
流行概况	亚洲的温带和亚热带	亚洲
预防措施	加强人粪便的管理，防止污染水体	不食生的或不熟的溪蟹、蝲蛄
治疗药物	吡喹酮	吡喹酮

三、绦虫

绦虫（tapeworm）属于扁形动物门绦虫纲，有两个亚纲，即单节亚纲和多节亚纲。寄生于人体的绦虫属于多节亚纲中的假叶目和圆叶目，主要有链状带绦虫（taenia solium）、肥胖带绦虫（taenia saginata），我国的个别地区发现有亚洲带绦虫（taenia asiatica）。

链状带绦虫

链状带绦虫，也称猪肉绦虫、猪带绦虫或有钩绦虫，成虫寄生于人体的小肠内，引起绦虫病；幼虫寄生于猪或人体的皮下、肌肉、眼、脑等处引起囊尾蚴病（也称囊虫病）。

知识链接

患者刘某，男性，29岁，佤族，云南省某县农民。因头胀痛、颈强直半个月，加重3 d伴有癫痫发作而入院就诊。查体：无异常。磁共振检测可见脑灰白质间有多个1 cm大小的囊性结节病灶，诊断为脑囊虫病。追问病史，半年前有大便排出“寸白虫”。

思考题：该患者可能感染何种寄生虫？怎样感染？

（一）形态

1. 成虫

雌雄同体，白色或乳白色，背腹扁平，带状，分节，体长2～4 m。虫体由头部、颈部和链体组成。头节圆球形，有顶突、四个吸盘和两圈小钩是固着器官。头节之后，为细小而不分节的颈部，颈部具有很强的生发能力。颈部之后，是由700～1 000节片组成的链体。依生殖器官的发育情况，可将节片分为三类：连接颈部之后的节片，生殖器官尚未发育成熟，称为幼节。链体中部的节片，内部具有发育成熟的雌雄性生殖器官各一套，称为成节。成节内有150～200个滤泡状的睾丸分布于节片两侧。卵巢有三叶。链体后部的节片，雌雄性生殖器官已大部萎缩或消失，但子宫却很发达，充满虫卵，称为孕节。子宫主干的两侧各有7～13个侧支。

2. 幼虫

幼虫称囊尾蚴或囊虫，卵圆形，白色半透明，大小为（8～10）mm×5 mm，囊内充满囊液，囊内有一向内翻卷的白色头节。

3. 虫卵

圆球形，棕褐色。直径为31～43 μm，虫卵的最外层是无色透明的卵壳，易脱落，其次是胚膜，胚膜较厚上有放射状条。链状带绦虫的形态如图10–11所示。

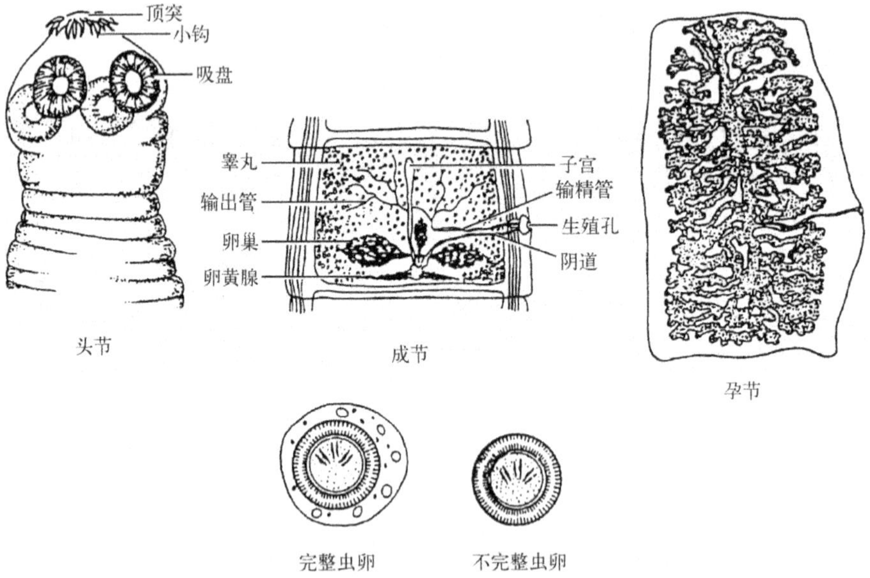

图10-11　链状带绦虫的形态

（二）生活史

成虫寄生在人体小肠内，以吸盘和小钩附着于肠壁。虫体末端的孕节脱落，随粪便排出。孕节或虫卵被猪食入，在小肠内经消化液的作用，胚膜破裂，六钩蚴逸出，钻入肠壁进入血管或淋巴管，随血循环到达猪的全身各部位，尤以运动较多的肌肉为多，经10周左右囊尾蚴发育成熟。含囊尾蚴的猪肉称为“米猪肉”或“豆猪肉”。猪囊尾蚴在猪体内可存活数年。人若食入含有活囊尾蚴的猪肉会受染。囊尾蚴到达人的小肠后，在肠内消化液的作用下，头节翻出，附着在肠壁上，2～3个月发育为成虫。成虫在人体可活10～20年，有的可长达25年。人如误食虫卵或患者肠内脱落的孕节、虫卵因恶心等肠逆向蠕动反流至胃、十二指肠而自体内重复感染，此时，人也可作为本虫的中间宿主。六钩蚴也可在人体组织中发育为囊尾蚴。链状带绦虫生活史如图10-12所示。

（三）致病性

猪带绦虫的成虫和囊尾蚴均可寄生于人体，成虫引起猪带绦虫病，囊尾蚴引起囊虫病。

1. 成虫致病

成虫寄生多为一条，也有报道多条寄生，但个体较小。成虫寄生时常无明显症状。由于吸盘、小钩刺激肠黏膜引起的炎症及虫体毒素和代谢产物的吸收，临床上可出现腹部不适、腹痛、腹泻、消化不良、腹胀及消瘦等症状，偶尔可致肠梗阻、肠穿孔导致腹膜炎。

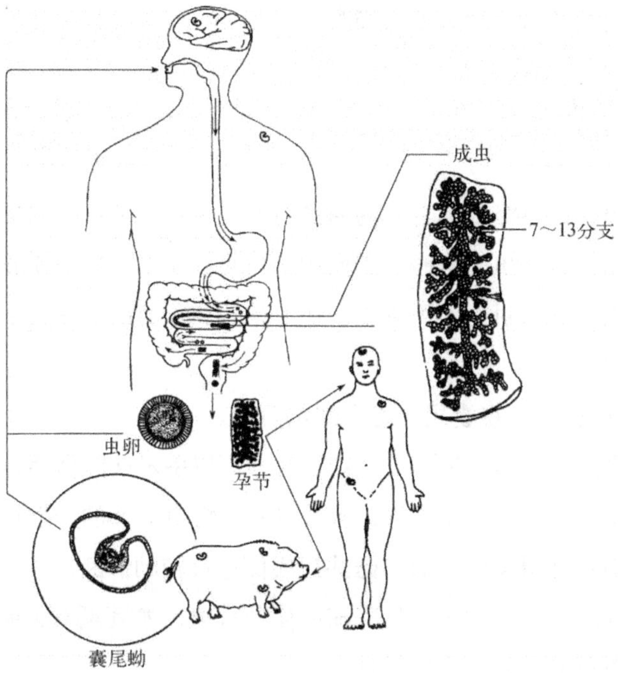

图10-12 链状带绦虫生活史

2. 囊尾蚴致病

其危害远大于成虫。囊虫病的感染方式有三种：①自体内感染：由于肠道的逆蠕动，将脱落在小肠中的孕节带入胃内，在消化液的作用下，释放出大量虫卵，造成严重感染。②自体外感染：由于自身有成虫寄生，误食自己排出的虫卵而感染。③异体感染：食入外界虫卵污染的食物而感染。囊尾蚴寄生部位有皮下、肌肉、脑、眼、心、肝、肺、腹膜等处。根据寄生部位不同，囊虫病可分为以下三型。

(1) 皮下及肌肉囊虫病：本病最为常见。寄生在皮下时呈结节状，结节数目可从一个至数千个不等，以头部及躯干较多见，四肢较少。结节呈圆形或椭圆形，硬如软骨，可在皮下稍有移动，无压痛。寄生在肌肉时，可引起局部肌肉酸痛、发胀，轻者也可无症状。

(2) 脑囊虫病：本病对人体危害最为严重。其症状复杂，有的可无症状，有的症状严重甚至突然死亡。本型病程缓慢，以癫痫发作最为常见。发作前可有一时性的记忆力丧失，发作时间可长可短。其他可有头痛、意识不清、视力模糊、颅压增高等症状，也可出现偏瘫、失语、眼底病变等，还可出现精神症状。

(3) 眼型囊虫病：猪囊尾蚴可寄生于眼的任何部位，以眼球深部玻璃体及视网膜下最为常见；通常累及单眼，少数双眼同时有囊尾蚴寄生。症状轻者可出现视力障碍，眼底镜检查有时可见头节蠕动。眼内囊尾蚴存活时，患者尚能忍耐，一旦囊尾蚴死亡，虫体的分解物可产生强烈的刺激，造成眼内组织变性，导致玻璃体混浊，视网膜脱离，视神经萎缩，并发白内障、青光眼，最后导致失明。

（四）实验诊断

1. 猪带绦虫病

（1）询问病史：针对绦虫患者应询问食肉方式及有无节片排出史。

（2）病原诊断：有绦虫感染时，粪便中常可见到孕节，将孕节洗净，夹在两张载玻片之间，观察子宫侧分支数目，即可确诊。还可采用粪便直接涂片法、饱和盐水漂浮法或沉淀法检查虫卵。

2. 囊虫病。检查方法视囊尾蚴寄生部位而异。

（1）皮肌型囊虫病：当触摸到皮下结节时，可以手术摘除做活组织检查。

（2）眼囊虫病：可用眼底镜检查，多数可看到囊虫头节的伸缩活动。

（3）脑囊虫病：可用X线、CT、磁共振成像进行辅助诊断。

（4）免疫学诊断：免疫学试验具有辅助诊断价值，尤其是对无明显临床体征的脑型患者具有重要的参考意义，如酶联免疫吸附实验。

（五）流行

1. 分布

我国东北、华北、西南等少数地区感染率也较高，呈区域性流行。

2. 流行因素

生食或食用未熟的含囊尾蚴猪肉是本病传播的重要因素，如广西、云南少数地区有食生肉或半生肉的习惯。国内大部分地区多因肉块过大，烹炒不够，或刀和砧板的污染，造成传播。

（六）防治原则

1. 加强卫生宣传

不吃生肉或半生肉。切生肉、熟肉或蔬菜的刀和砧板要分开。注意个人卫生和饮食卫生，饭前便后要洗手。如有节片排出，应尽早驱虫，防止自体感染囊虫病。

2. 改善养猪方法

改善养猪方法和条件。厕所与猪圈应分开，改放养为圈养等。

3. 加强肉食的检疫

严格肉类的检验，严禁出售“米猪肉”。

4. 治疗方法

（1）绦虫病治疗：这是消除传染源的重要手段，常用的药物有吡喹酮、氯硝柳胺、槟榔和南瓜子等。槟榔作用于虫体前部，南瓜子作用于虫体后部，在泻药硫酸镁的协同下，可驱除绦虫。驱虫后应检查有无头节排出，若头节排出，表明虫体已驱净。如未获得头节应继续随访，2～3个月后复查，无孕节、虫卵发现可视为治愈，如有孕节、虫卵发现，还需进行复治。

（2）囊虫病的治疗：①手术摘除：治疗囊尾蚴病常用的方法为手术摘除囊尾蚴，对眼囊尾蚴病唯一合理的方法是手术摘除囊尾蚴。若虫体死亡，引起剧烈的炎症反应，必须摘除整个眼球，但在特殊部位或深处的囊尾蚴不易施行手术，只能给予对症治疗。②药物治疗：脑囊虫病患者应在医师的密切观察下进行治疗，可用吡喹酮、阿苯哒唑和甲苯达唑，可使囊尾蚴变性和坏死，特别是吡喹酮具有疗效高、药量小、给药方便等优点，对绦虫病也有较好的效果。

其他绦虫

寄生于人体的其他绦虫，如表10-4所示。

表10-4　寄生于人体的其他绦虫

虫名	牛带绦虫	微小膜壳绦虫	细粒棘球绦虫
寄生部位	人体小肠上段	人或猪的小肠上段	人的肺、肝等处
感染阶段	囊尾蚴	似囊尾蚴或虫卵	虫卵
感染途径	口	口	口
感染方式	生食或半生食牛肉	直接感染或经中间宿主蚤类	含虫卵的粪便污染牧草、水源或牲畜的皮毛，通过污染的食物、水、手等被人误食
致病性	牛带绦虫病	微小膜壳绦虫病	棘球蚴病
诊断方法	粪便检查虫卵及节片	粪便检查虫卵	询问病史、免疫学诊断、影像学检查
流行概况	世界性分布，以牧区或以牛肉为主要肉食的民族地区为多见	呈世界性分布	亚洲
预防措施	加强粪便管理及肉检，不食生的或未煮熟的牛肉	消灭鼠类、蚤类，注意个人卫生	注意个人卫生，不喝生水或生奶，定期为牧犬驱虫，严格处理病畜内脏
治疗药物	同猪带绦虫	吡喹酮	阿苯达唑

（孟二艳）

任务二 医学原虫

知识目标

1. 掌握溶组织内阿米巴、阴道毛滴虫和疟原虫的致病作用。

2. 熟悉溶组织内阿米巴、阴道毛滴虫和疟原虫的生活史、检查方法和防治原则。

3. 了解杜氏利什曼原虫、蓝氏贾第鞭毛虫、弓形虫、隐孢子虫、结肠小袋纤毛虫。

原虫（protozoa）即原生动物，是由单个细胞构成的真核生物，虽然体积微小，却能完成生命活动所需的全部功能，包括摄食、代谢、呼吸、排泄及生殖等。原虫种类繁多，目前已发现65 000余种，多数以自生或腐生生活，有近万种为寄生性原虫。医学原虫是指寄生于人体管腔、体液、组织或细胞内的致病或非致病性的原虫。致病性原虫对人类的危害极大。

溶组织内阿米巴

溶组织内阿米巴（Entamoebahistolytica，Schaudinn，1903年）主要寄生于结肠，引起阿米巴痢疾和阿米巴性结肠炎，也可侵犯肝、肺、脑等器官，引起肠外阿米巴病。该病主要流行于热带和亚热带地区，全球每年因寄生虫病死亡的人中，患阿米巴病死亡的人数仅次于疟疾和血吸虫，居第三位。

知识链接

患者，男性，10岁，因“腹泻数日，发热、腹痛及果酱样粪便5日”而入院治疗。平时不注意饮食卫生，经常在校园周围无证照摊点就餐。取粪便脓血部分，涂片染色后进行病原学检查，光镜下可见阿米巴滋养体。

思考题：该病原体是如何感染人体的？怎样预防感染？

一、形态

溶组织内阿米巴形态可分为滋养体和包囊两个阶段。

（一）滋养体

滋养体是虫体摄食、运动及增殖的阶段。根据大小不同分为大滋养体和小滋养体。

1. 大滋养体。大滋养体又称组织型滋养体，体积较大，直径为20～60 μm，运动活泼。虫体分为内质和外质，内外质界限明显，外质均匀，无色透明，常伸出伪足做定向阿米巴运动，运动活泼。内质呈颗粒状，内含细胞核、食物泡及吞噬的红细胞等。内质中有被吞噬的红细胞是溶组织内阿米巴大滋养体与其他肠内阿米巴区别的最重要依据，铁苏木素染色后，滋养体结构清晰，外质不着色。内质呈蓝灰色颗粒状，可见1个典型的泡状核，蓝黑色。核膜较薄，内缘有一层排列均匀整齐的染色质粒，核仁居中，核膜与核仁之间有网状的核纤维。内质中被吞噬的红细胞被染成蓝黑色，其大小与数目不等。

2. 小滋养体。小滋养体又称肠腔型共栖型滋养体，虫体呈圆形或椭圆形，直径为12～30 μm，寄生于肠腔中，无致病力；运动较慢，内外质界限不明显，内质中含有许多细菌而无红细胞。铁苏木素染色后，核结构特征与大滋养体相同，如图10-13所示。

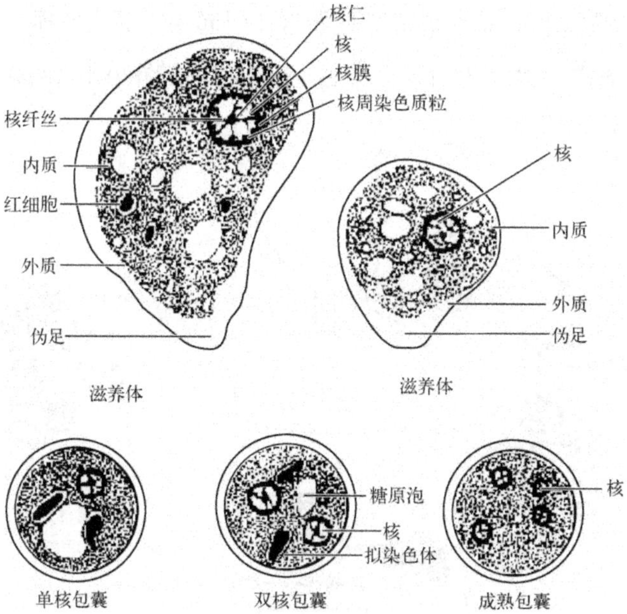

图10-13 阿米巴原虫滋养体及包囊

（二）包囊

包囊呈圆球形，直径为10～20 μm，未染色的包囊囊壁折光性强，内含1～4个细胞核，核呈圆形，包囊有单核包囊、双核包囊和四核包囊，单核包囊和双核包囊为未成熟包囊，四核包囊为成熟包囊，拟染色体棒状透明，糖原泡一般不可见（图10-13）。碘液染色后包囊呈淡棕色或黄色，拟染色体不着色，棒状透明，糖原泡呈棕红色。铁苏木素染色后，包囊呈深蓝色，糖原泡被溶解成空泡，拟染色体呈蓝褐色。

二、生活史

溶组织阿米巴的生活史简单，包括滋养体和包囊两个阶段。滋养体是溶组织内阿米巴运动、摄食及增殖的阶段，也是其致病阶段；包囊是不摄食、不繁殖的静止阶段，也是其感染阶段。当宿主误食了被成熟包囊污染的食物或水时，包囊通过胃和小肠，在小肠碱性消化液和消化酶的作用下，囊壁变薄，形成囊后期，随后虫体脱囊而出，经多次分裂形成8个单核滋养体，在结肠上段摄食细菌，以二分裂方式增殖。滋养体继续下行，随着环境的改变，如肠内水分减少、成形粪便增多，滋养体排出内含物，虫体缩小、变圆，停止活动，形成囊前期，再分泌囊壁形成包囊。最初形成的包囊为单核，经两次分裂形成四核包囊，未成熟包囊和成熟包囊随成形粪便排出，完成其生活史，如图10-14所示。在一定条件下，滋养体可侵入人体的肠黏膜，破坏肠壁组织，形成原发病灶。侵入肠壁的滋养体也可侵入肠壁血管，随血行播散到肝、肺、脑等其他器官，引起相应部位的损害。部分滋养体可随溃破的肠壁组织落入肠腔，随粪便排出。寄生于组织内的滋养体不能继续发育形成包囊。

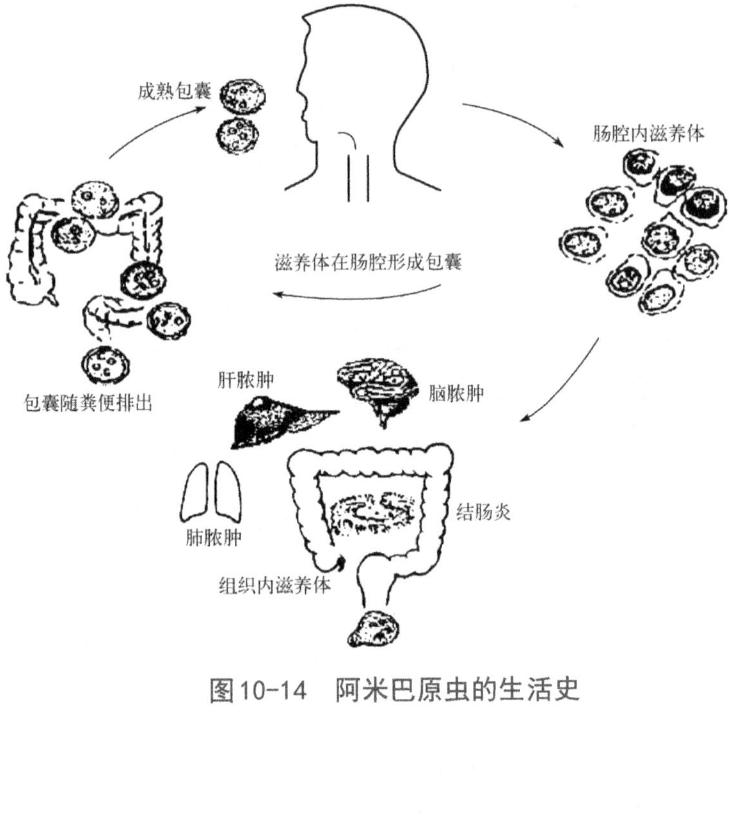

图10-14 阿米巴原虫的生活史

三、致病机制与临床表现

（一）致病机制

溶组织内阿米巴的致病与虫株毒力、滋养体的侵袭力、宿主的免疫力和宿主肠道的菌群有关。滋养体的侵入过程是溶组织内阿米巴接触肠黏膜，通过接触性溶解作用，侵入肠壁组织。由于黏膜肌层为天然屏障，一般情况下，阿米巴侵入在此停止，病变向两侧延伸和扩大，形成口小底大的“烧瓶”状溃疡。病情严重时，阿米巴可穿破肌层，造成肠穿孔和继发性损伤，或随血液、淋巴液播散至其他器官（如肝、肺、脑、皮肤等），引起相应部位的脓肿。

（二）临床表现

溶组织内阿米巴感染后，潜伏期一般为2～26 d，以2周多见，短的仅2 d，可表现为起病突然或隐匿，呈爆发性或迁延性，临床上分为无症状的带虫者、肠阿米巴病和肠外阿米巴病。

1. 无症状的带虫者。无症状的带虫者是指感染溶组织内阿米巴后，无明显的临床症状或仅出现轻微的胃肠道不适，为阿米巴包囊的携带者，占感染人群的绝大多数，在国外多见于同性恋者。

2. 肠阿米巴病。肠阿米巴病常累及回盲部、阑尾、乙状结肠等，轻者常表现为腹部不适、慢性或间歇性腹泻，严重者为急性直肠结肠炎，常称为阿米巴痢疾，典型的症状有腹痛、腹泻、里急后重、黏液血便，每日4～6次，粪便含脓血黏液，腥臭明显。重症病例病灶可深达肌层，并与邻近溃疡融合，致使大片黏膜脱落，可引起肠穿孔。其常见的并发症有肠阿米巴脓肿、中毒性巨结肠和阿米巴性腹膜炎等。

3. 肠外阿米巴病。以阿米巴肝脓肿为多见，约占全部阿米巴病患者的10%。阿米巴肝脓肿主要由肠道病灶经血行播散所致，多见于青壮年，常累及肝右叶，临床症状有畏寒、发热、食欲缺乏，右上腹或肝区疼痛，有时向右肩放射。约有10%的阿米巴肝脓肿患者有近期腹泻或痢疾史。阿米巴肺脓肿，通常由肝脓肿中滋养体通过横膈侵入肺部，也可由肠阿米巴病经血行播散所致，常累及右下肺叶，临床表现为发热、胸痛、咳嗽、咳巧克力色脓痰。阿米巴脑脓肿，常呈现中枢皮质单一性脓肿，临床症状有头痛、头晕、恶心、呕吐和精神异常。皮肤阿米巴病，常因直接接触阿米巴滋养体而引发，如直肠病灶滋养体接触到会阴部皮肤、肝脓肿穿孔部位周围的皮肤都易引起皮肤阿米巴病。

四、实验诊断

（一）粪便检查

使用洁净容器采集新鲜粪便标本立即检查，不应与尿液或消毒液混合以免杀死滋养体，秋冬季检查时应注意保温。

1. 生理盐水直接涂片法。生理盐水直接涂片法适用于急性痢疾患者的脓血便或阿米巴肠炎的稀便，主要检查活动的滋养体。用竹签挑选带有脓血和黏液的粪便部分，混悬于1滴生理盐水的洁净玻片上制成薄片，镜检观察：可见黏液中活动的滋养体，黏聚成团的红细胞和少量白细胞，或有菱形结晶（夏科莱登晶体）。

2. 碘液染色法。对慢性病患者的成形粪便，需从粪便表面、深处及粪端多处取样涂片，做碘液染色以检查包囊。轻度感染可用浓集法提高检出率，常用的方法有硫酸锌漂浮法或醛醚沉淀法。每份标本应查3张涂片，以提高检出阳性率。由于包囊的排出具有间歇性，需隔日并连续3 ~ 5次送检，阳性率可提高60% ~ 90%。

（二）肝脓肿穿刺液检查

在疑有阿米巴肝脓肿时，可行肝穿刺抽取脓肿边缘样本检查滋养体。滋养体主要存在于脓肿边缘的坏死组织中，在脓肿液中一般不易检查到。

五、流行

溶组织内阿米巴呈世界性分布，主要流行于热带和亚热带地区。我国溶组织内阿米巴的平均感染率为0.949%，其中西藏、云南、新疆、贵州、甘肃五省区的感染率较高。溶组织内阿米巴的感染阶段是成熟包囊，主要感染人体的途径为经口感染。

六、防治原则

加强卫生宣教，养成良好卫生习惯。注意饮食卫生及个人卫生，不饮生水，不吃未洗净的瓜果蔬菜；消灭蝇、蜚蠊等传播媒介。加强粪便和水源管理，对粪便进行无害化处理，杀灭粪便中的包囊，严格防止污染水源。查治患者和带虫者控制传染源，治疗肠及肠外阿米巴病的首选药物是甲硝唑，也可选用替硝唑、奥硝唑。

疟原虫

疟原虫（plasmodium）是引起疟疾的病原体，疟原虫的种类很多，广泛寄生于脊椎动物体内，寄生于人体的共有四种，间日疟原虫（plasmodium vivax）、恶性疟原虫（plasmodium falciparum）、三日疟原虫（plasmodium malariae）和卵形疟原虫（plasmodium ovale）。

知识链接

患者张某，男，40岁，云南边境地区农民，8月份出现不明原因高热，皮肤苍白。发热为典型间歇热，患者同村有多人有同样症状，到当地医院就诊。血涂片检查，可见不同时期间日疟原虫。

思考题：该患者患何种疾病？该患者是如何感染的？

疟疾是一种非常古老的传染病，俗称“发疟子”“打摆子”，其典型的临床症状是周期性的寒战、发热、出汗退热，严重感染者可致死亡。新中国成立前疟疾在我国流行猖獗，新中国成立初期被列为我国重点防治的五大寄生虫病之一。经过不懈努力，疟疾疫情在我国的流行得到了有效的控制，但一些地区（如云南、海南等地）疫情波动很大，并有回升趋势。

（一）形态

1. 早期滋养体。早期滋养体又称环状体，胞质呈环状，中间大空泡，细胞核点状，位于胞质的一侧，虫体似一枚宝石戒指。红细胞没有明显变化。

2. 晚期滋养体。晚期滋养体又称大滋养体，由环状体发育而来，虫体增大胞质中出现少量棕褐色丝状疟色素和少量空泡。红细胞胀大，颜色变淡并出现薛氏小点。

3. 裂殖体。晚期滋养体发育成熟，核开始分裂后即称为裂殖体。核经反复分裂，最后胞质随之分裂，每一个核都被部分胞质包裹，成为裂殖子。早期的裂殖体称为未成熟裂殖体，晚期含有一定数量的裂殖子且疟色素已经集中成团的裂殖体称为成熟裂殖体。

4. 配子体。疟原虫经过数次裂体增殖后，部分裂殖子侵入红细胞中发育长大，核增大而不再分裂，胞质增多而无伪足，最后发育成为圆形、卵圆形或新月形的个体，称为配子体；配子体有雌、雄（或大小）之分：雌（大）配子体虫体较大，胞质致密，疟色素多而粗大，核致密而偏于虫体一侧或居中；雄（小）配子体虫体较小，胞质稀薄，疟色素少而细小，核质疏松、较大，位于虫体中央。

四种人体疟原虫红内期形态鉴别，如表10-5所示。

表10-5 四种疟原虫形态的鉴别

鉴别要点	间日疟原虫	恶性疟原虫	三日疟原虫	卵形疟原虫
环状体	环较粗壮，约等于红细胞直径的1/3；核1个，红细胞内多只有1个原虫寄生	环纤细，约等于红细胞直径的1/5；核1个，或2个；红细胞内可有多个原虫寄生	核较粗壮，约等于红细胞直径的1/3；核1个，红细胞内多只有1个原虫寄生	似三日疟原虫
大滋养体	虫体由小变大，胞质增多，有伪足伸出，空泡明显，虫体形态不规则；疟色素棕黄色，细小烟丝状	体小圆形，不活动；疟色素集中一团，黑褐色，此时原虫开始集中在内脏毛细血管	体小圆形或呈带状，空泡小或无；亦可呈大环状，中有一大空泡；疟色素棕黑色，颗粒状，常分布于虫体的边缘	虫体圆形，似三日疟原虫，但较大；疟色素似间日疟原虫，但较细小
成熟裂殖体	裂殖子12~24个，排列不规则；疟色素集中成堆，虫体占满了胀大的红细胞	裂殖子8~36个，排列不规则；疟色素集中成一团，虫体占红细胞体积的2/3	裂殖子6~12个，通常8个，排成1环；疟色素集中在中央，虫体占满整个不胀大的红细胞	裂殖子6~12个，通常8个，排成1环；疟色素集中在中央或一侧
雄配子体	圆形，略大于正常红细胞，胞质蓝而略带红色，核疏松，淡红色，位于中央；疟色素分散	腊肠形，两端钝圆，胞质蓝而略带红，核疏松，淡红色，位于中央；疟色素黄棕色，小杆状	圆形，略小于正常红细胞，细胞质淡蓝色，核疏松，淡红色，位于中央；疟色素分散	似三日疟原虫，但稍大；疟色素似间日疟原虫
雌配子体	圆形，占满胀大的红细胞，胞质蓝色，核结实，较小，深红色，偏于一侧；疟色素分散	新月形，两端较尖，胞质蓝色，核结实，较小，深红色，位于中央；疟色素深褐色	圆形，如正常红细胞大，细胞质深蓝色，核结实，偏于一侧；疟色素多而分散	似三日疟原虫，但稍大；疟色素似间日疟原虫
被寄生红细胞的变化	胀大，常呈长圆形或多边形；滋养体期开始出现红色的薛氏小点	大小正常或略缩小；常见有几颗粗大紫褐色的茂氏点	大小正常，有时缩小，颜色无改变，偶可见西门点	略胀大，有的变长形，边缘锯齿状；薛氏点较大，环状体期即出现

（二）生活史

四种人体疟原虫的生活史发育过程基本相同，需要人和雌性按蚊两个宿主。在人体肝细胞内（红外期）进行裂体增殖，并在人体红细胞内（红内期）进行裂体增殖并开始配子生殖；在雌性按蚊体内进行配子生殖和孢子增殖。现以间日疟原虫为例，叙述人体疟原虫的生活史，如图10-15所示。

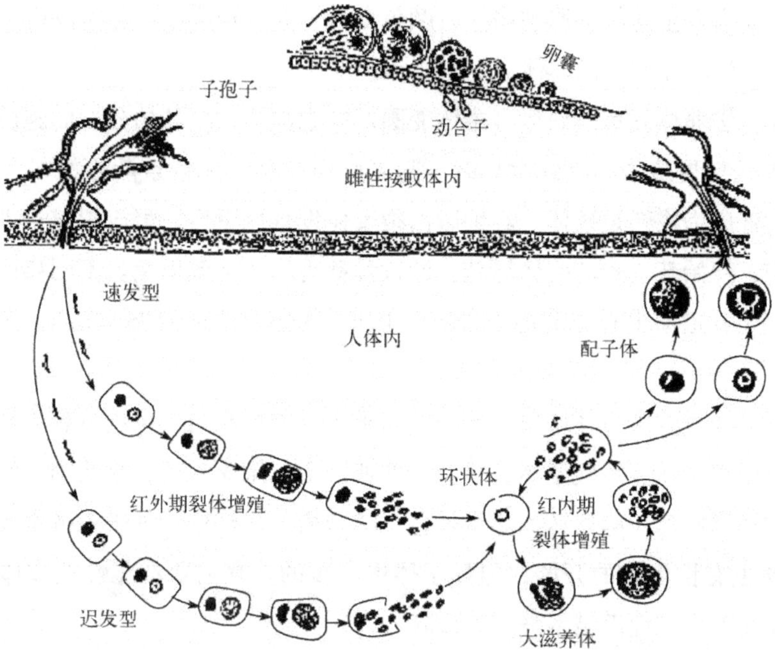

图10-15 疟原虫的生活史

1. 在人体内的发育。疟原虫在人体肝细胞内的发育增殖称为红细胞外期（简称红外期），在人体红细胞内的发育增殖称为红细胞内期（简称红内期）。

（1）红细胞外期：当涎腺内含子孢子的雌性按蚊在叮刺人吸血时，子孢子就随蚊的唾液进入人体血液中，随血液循环侵入人体肝细胞，在肝细胞内以胞质液为食，进行裂体增殖，产生成千上万个裂殖子，形成红外期裂殖体（或称肝细胞期裂殖体）。当裂殖体发育成熟后，胀破其寄生的肝细胞，裂殖子被释放进入血液，一部分被吞噬细胞消灭，另一部分侵入红细胞，开始红细胞内的发育。大多数学者认为，间日疟原虫和卵形疟原虫具有两种不同的遗传类型，即速发型子孢子和迟发型子孢子。速发型子孢子，侵入肝细胞后很快发育成红外期成熟裂殖体；迟发型子孢子，侵入肝细胞后经过一段或长或短的休眠期后，才开始发育，并形成红外期成熟裂殖体，破裂释放裂殖子进入血液，引起疟疾的复发。恶性疟原虫和三日疟原虫没有复发现象。

（2）红细胞内期：红外期裂殖子释放入血，侵入红细胞内，进行发育和裂体增殖，包括滋养体的发育、裂体增殖和配子体的形成。疟原虫经瑞特或姬氏染液染色，光学显微镜观察，核呈红色，胞质呈蓝色，疟色素不着色，为棕褐色或黑褐色。红细胞内各期原虫的形态特征描述如下：

①滋养体：在红细胞内，裂殖子发育为早期滋养体。早期滋养体的胞质较少，呈纤细的环状，中间为空泡，核位于环的一侧，故又称为环状体。环状体继续发育，虫体逐渐变大，胞质增多，伸出伪足，并有空泡形成，同时胞质中出现疟色素。随虫体继续增大，疟

色素增多，疟原虫寄生的红细胞被胀大，颜色变淡，并出现染成红色的薛氏点，此时的疟原虫被称为晚期滋养体或大滋养体。

②裂殖体：滋养体发育成熟后，虫体变圆，空泡消失，核开始分裂而胞质未分裂，此时原虫称为未成熟裂殖体。核继续分裂，随之胞质分裂，疟色素渐趋集中，形成12～24个裂殖子，发育成为成熟裂殖体。红细胞内裂殖体发育成熟后，释放裂殖子进入血液，侵入新的红细胞，开始新一轮的裂体增殖。此过程称为裂体增殖周期。不同疟原虫的裂体增殖周期不同：间日疟原虫和卵形疟原虫均为48 h，恶性疟原虫为36～48 h，三日疟原虫为72 h。

③配子体：经过几次裂体增殖，部分裂殖子进入红细胞内不再进行裂体增殖，而是分别发育为雌、雄配子体。雌配子体，呈圆形或卵圆形，胞质深蓝，核致密，红色，位于虫体一侧；雄配子体圆形，胞质蓝而略带红色，核疏松，淡红色，位于虫体中央。配子体的出现标志疟原虫有性生殖的开始，但配子体进一步的发育需要在雌性按蚊体内进行，否则，过一段时间发生变性而被吞噬细胞清除。

2. 在按蚊体内的发育

（1）配子生殖：当雌性按蚊叮刺疟疾患者或带虫者时，红内期各期原虫随血液进入蚊胃内，只有发育成熟的配子体可以在蚊胃内进行配子生殖，其余各期疟原虫都被蚊胃消化掉。雌、雄配子体分别发育为雌、雄配子（大、小配子），雌、雄配子结合，形成圆球形的合子。合子在数小时内变为香蕉状，具有活动能力的动合子，动合子穿过蚊胃上皮细胞间隙，停留在蚊胃壁弹性纤维膜下，发育成球形的卵囊（或称囊合子）。

（2）孢子生殖：卵囊逐渐发育长大，形成半透明球状体，并向蚊胃壁外突出，在卵囊内疟原虫进行孢子增殖，形成成千上万个新月形的子孢子。子孢子可主动从卵囊囊壁钻出，也可因卵囊破裂散出而进入蚊血腔，随血淋巴流动进入涎腺内。当受染雌性按蚊再次叮刺人吸血时，子孢子随蚊唾液进入人体。

（三）致病与临床表现

疟原虫对人体的致病阶段是红细胞内期。疟原虫致病的严重程度与侵入的虫种、虫株、原虫数量及人体的免疫状态有关。

1. 潜伏期。疟原虫从子孢子侵入人体到出现疟疾初次发作症状所经过的时间称潜伏期。它包括疟原虫红外期发育成熟所需时间和红内期裂体增殖到一定数量，出现疟疾症状所需的时间。潜伏期的长短决定于疟原虫种、株的遗传特性、感染方式、感染数量、机体的免疫力及是否服用抗疟药等。

2. 发作。典型的疟疾发作表现为周期性的寒战、发热和出汗退热三个连续阶段，两次发作之间为间歇期。疟疾发作周期与红内期裂体增殖周期一致。典型的间日疟和卵形疟隔日发作1次，三日疟为隔2 d发作1次，恶性疟隔36～48 h发作1次。若寄生的疟原虫增殖不同步时，发作间隔则无规律。

3. 再燃与复发。疟疾患者经过若干次发作后，由于人体产生了免疫力或经不彻底治疗，大部分红内期原虫被消灭，不再出现临床症状，但在血中仍残存少量原虫，这部分残存的红内期疟原虫，在一定条件下大量增殖，引起疟疾的再次发作，称为疟疾的再燃。疟疾初发后红内期原虫因人体免疫作用或药物治疗被彻底消灭掉，仅由于肝细胞内的迟发型子孢子在某种条件下结束休眠，开始裂体增殖，产生大量裂殖子释放入血，并引起疟疾的再次发作，称为复发。再燃和复发均是在没有蚊媒传播再感染的情况下疟疾的再次发作。间日疟原虫和卵形疟原虫既有再燃也有复发现象，而恶性疟原虫和三日疟原虫只有再燃没有复发现象。

4. 贫血。疟疾患者在多次发作后均表现出不同程度的贫血，贫血的严重程度与疟原虫虫株、病程长短及感染者年龄等有关。恶性疟患者和儿童患者贫血尤为严重。红内期疟原虫对红细胞的直接破坏作用，是疟疾患者发生贫血的原因之一，此外还与脾功能亢进、红细胞生成障碍和免疫病理反应等因素有关。

5. 肝、脾大。肝、脾大是疟疾患者的常见体征，一般在疟疾发作3～4 d就开始出现脾大，主要原因是单核吞噬细胞增生、充血，以增强吞噬功能。长期不愈及反复感染者，脾大明显，严重的可达脐下。

6. 重症疟疾。重症疟疾主要由恶性疟原虫引起，多见于对恶性疟原虫无免疫力的人群。其特点是来势凶猛、病情险恶、病死率高。重症疟疾在临床上可分为脑型疟、肺水肿、严重贫血、超高热和冷厥型等，其中脑型疟最常见，临床表现为剧烈头痛、高热、痉挛和昏迷。

7. 疟疾肾病。疟疾肾病多见于三日疟患者，以非洲儿童患者居多，主要表现为全身性水肿、腹水、蛋白尿、高血压，最后导致肾衰竭。此病是由超敏变态反应所致。此外还有妊娠疟疾、婴幼儿疟疾和先天性疟疾。

（四）实验诊断

1. 病原学诊断。厚、薄血膜染色镜检是目前最常用的方法。从受检者外周血液中检出疟原虫是确诊的最可靠依据，最好在服药以前取血检查。取外周血制作厚、薄血膜，经姬氏或瑞氏染液染色后镜检查找疟原虫。薄血膜中疟原虫形态完整、典型，容易识别和鉴别虫种，但原虫密度低时，容易漏检。厚血膜由于原虫比较集中，易检获，但染色过程中红细胞溶解，原虫形态有所改变，虫种鉴别较困难。

2. 免疫学诊断。常用的方法有间接荧光抗体实验、间接血凝实验和酶联免疫吸附实验等。由于抗体在患者治愈后仍能持续一段时间，且广泛存在着个体差异，因此检测抗体主要用于疟疾的流行病学调查、防治效果评估及输血对象的筛选。

（五）流行

疟疾呈世界性分布，在我国，主要集中于云南的边境地区和海南的中南部山区。疟疾的传染源是周围血中带有配子体的患者或带虫者，血液中有红内期疟原虫者经输血也可导致他人感染；疟疾的传播媒介为按蚊，主要是中华按蚊、嗜人按蚊、微小按蚊和大劣按蚊。一般而言，大多数人都属于疟疾的易感者。疟疾的流行通常还会受到自然因素、社会因素和生物因素的影响。

（六）防治原则

疟疾的防治必须采取综合防治措施，即治疗患者和带虫者，控制传染源；防蚊灭蚊，切断传播途径；保护易感者，预防感染。主要的抗疟药有以下几类：①杀灭红外期裂殖子及迟发型子孢子药物：伯氨喹、乙胺嘧啶，可防止发作及复发。②杀灭红内期裂体增殖期药物：氯喹、奎宁、咯萘啶、青蒿素、蒿甲醚等，可控制临床发作。③杀灭配子体药物：伯氨喹，可切断传播。④杀灭孢子增殖期药物：乙胺嘧啶，可抑制蚊体内的孢子增殖发育。在防治疟疾流行方面，除积极治疗现症患者外，流行区可对人群进行预防服药，加强流动人口疟疾的管理，做好疟疾的监测工作。

其他常见原虫

其他常见原虫，如表10-6所示。

表10-6　其他原虫

内容	杜氏利什曼原虫	阴道毛滴虫	蓝氏贾第鞭毛虫	弓形虫	隐孢子虫	结肠小袋纤毛虫
形态	无鞭毛体：卵圆形，核大而圆，位于虫体一侧，动基体1个，细小杆状。前鞭毛体：梭形，细胞核1个，前为动基体1个，前鞭毛1根	滋养体梨形或椭圆形，核1个，核前有5颗基体，由其发出4根前鞭毛和1根后鞭毛，后鞭毛与波动膜的外缘相连。轴柱，贯穿虫体，并从虫体末端伸出	滋养体：梨形，两侧对称，前端钝圆，后端尖细，腹面内凹形成吸盘，有4对鞭毛。包囊：椭圆形，囊壁厚，内有2~4个核，多偏于一侧	滋养体：香蕉形，核位于虫体中央。包囊：圆形或卵圆形，外有一层弹性囊壁，内含大量缓殖子。卵囊：卵圆形，囊壁光滑	卵囊：圆形或卵圆形，囊壁光滑，成熟卵囊内含4个月牙形子孢子和一团残留体	滋养体：近似椭圆形，易变形，整个虫体覆盖纵行的纤毛。有胞口、胞肛，肾形的大核，大核凹侧缘附1个圆形小核。包囊：圆形或卵圆形，囊壁厚而透明

续表

内容	杜氏利什曼原虫	阴道毛滴虫	蓝氏贾第鞭毛虫	弓形虫	隐孢子虫	结肠小袋纤毛虫
生活史	当感染有前鞭毛体的雌性白蛉叮人或犬吸血时，将前鞭毛体注入体内，侵入巨噬细胞，转变为无鞭毛体；当雌性白蛉叮刺患者或病犬时，将含无鞭毛体的巨噬细胞吸入白蛉体内，发育为前鞭毛体	生活史简单，仅有滋养体阶段，以细菌、白细胞等为食，以二分裂增殖。主要寄生于女性阴道、泌尿道，也可寄生于男性前列腺、尿道。通过直接或间接接触感染	滋养体主要寄生于人体十二指肠，靠吸盘吸附于肠黏膜上，以二分裂方式繁殖，四核包囊为感染阶段，经口进入人体	终宿主为猫科动物，寄生于小肠上皮细胞；中间宿主为人和牛、羊等脊椎动物，感染阶段卵囊、包囊、假包囊可经口、胎盘、损伤的皮肤和黏膜、输血等侵入，在肠内逸出子孢子、缓殖子和速殖子，进入有核细胞	寄生于宿主小肠上皮细胞膜与胞质间的纳虫空泡。卵囊经口进入人或动物体内，在同一宿主体内进行裂体增殖、孢子增殖和配子生殖	包囊经口进入人或猪体内，在肠内脱囊形成滋养体，寄生于结肠和盲肠，进行二分裂和结合生殖，到达结肠下段，虫体变圆，形成包囊。滋养体在外界适宜条件下也可形成包囊
致病	可致黑热病，不规则发热，肝、脾、淋巴结增大，全血性贫血，白蛋白球蛋白比例倒置。患者可有肝大、消瘦、蛋白尿、血尿等	滋养体寄生于女性阴道，破坏了女性阴道的自净作用，引起滴虫性阴道炎；其次引起尿道炎或前列腺炎	虫体吸附于肠黏膜，夺取营养，影响吸收。临床表现为腹痛、腹泻、厌食等。典型患者出现暴发性水泻	先天性弓形虫病，获得性弓形虫病，隐性感染者的机会致病。弓形虫主要侵犯脑、眼、淋巴结、心、肺和肌肉等组织器官	条件致病原虫，一般为隐性感染，当机体免疫力下降时，虫体发育、增殖迅速而致病，主要临床表现为胃肠道症状，以腹泻为主	滋养体寄生于结肠，虫体分泌透明酸质酶，借助自身活动侵犯结肠，可致消化道功能紊乱。急性期可有腹痛、腹泻、脓血便
实验室诊断	骨髓穿刺物涂片、染色检查无鞭毛体	生理盐水直接涂片法检查滋养体	生理盐水直接涂片检查滋养体；碘液染色检查包囊、十二指肠引流液检查滋养体	病原学检查成功率低，临床常用免疫学检查	取粪便标本做金胺酚或改良抗酸染色法	取新鲜粪便用生理盐水直接涂片法检查
流行和防治	在我国流行于长江以北地区。白蛉是主要传播媒介，传染源包括患者和病犬等。治疗首选药物葡萄糖酸锑钠	世界性分布。传染源为阴道炎患者或带虫者和男性感染者。常用的防治药物为甲硝唑	世界性分布，在我国分布也很广泛，儿童多于成人，常用的防治药物为甲硝唑	世界性分布。弓形虫病为人兽共患病，动物感染率高。乙胺嘧啶与磺胺类药物联合应用是目前治疗弓形虫病的首选方法	世界性分布。经粪口途径传播。主要的预防措施是注意环境和饮食卫生。目前，尚无理想的有效药物治疗隐孢子虫病	主要分布于热带和亚热带，猪的感染较普遍。防止包囊污染食物和饮水是预防的关键环节。患者可用甲硝唑或小檗碱治疗

（孟二艳）

任务三 医学节肢动物

知识目标

1. 掌握医学节肢动物的概念及对人体的危害。
2. 熟悉节肢动物及其与疾病的关系。
3. 了解医学节肢动物的分类及其特征。

一、概述

医学节肢动物（medical arthropod）是指与医学有关、危害人畜健康的节肢动物。医学节肢动物学（medical arthropodology）是研究节肢动物的形态、分类、生活史、生态、地理分布，与传染病的关系及防治措施的科学。因为昆虫纲在节肢动物中占绝大多数，所以通常称为医学昆虫学（medica lentomology）。节肢动物在形态上具有以下主要特征：身体两侧对称，具有成对而分节的附肢；体表骨骼化，由几丁质及醌单宁蛋白质组成的表皮，亦称为外骨骼。节肢动物门包括10个纲，与医学有关的仅涉及5个纲。

1. 昆虫纲（Insecta）。虫体分头、胸、腹三部分。头部有触角1对，胸部有胸足3对，有翅或无翅；与医学有关的类群有蚊、蝇、白蛉、蠓、蚋、虻、蚤、虱、臭虫、蟑螂等。

2. 蛛形纲（Arachnida）。虫体分头胸和腹两部，或头胸腹愈合成躯体，成虫有足4对，无触角，无翅；能传播疾病或引起疾病的有硬蜱、软蜱、恙螨、疥螨、蠕形螨、尘螨、粉螨，能毒害人体的有蜘蛛和蝎子等。

3. 甲壳纲（Crustacea）。虫体分头胸部和腹部，有触角2对，步足5对，生于头胸部两侧，大多数种类水生，有些是蠕虫的中间宿主，常见的类群有淡水蟹、淡水虾、蝲蛄、剑水蚤。

4. 唇足纲（Chilopoda）。虫体窄长，背腹扁平，分为头和躯体两部，躯体由若干相似的体节组成，头部有触角1对，每一体节各有足1对。第一体节有1对毒爪，蜇人时，毒腺排出有毒物质伤害人体，如蜈蚣。

5. 倍足纲（Diplopoda）。体呈长管形，分头和躯体两部，躯体由若干形状相似的体节组成，头部有触角1对，无翅，除第一体节外，每节有足2对（倍足），所分泌的物质常引起皮肤过敏，如马陆。

二、对人体的危害

节肢动物对人体的危害可直接或间接造成。节肢动物直接损害人体健康，称为直接危害；作为传播媒介，传播某些病原体导致人体疾病，则称为间接危害。间接危害比直接危害更为严重。

（一）直接危害

1. 叮刺、吸血和骚扰。蚊、白蛉、蠓、蚋、虻、蚤、臭虫、虱、蜱、螨等都能叮刺吸血，造成骚扰，影响工作和休息。非洲某些地区婴儿贫血与臭虫吸血有关。

2. 毒害。节肢动物通过分泌毒性物质或叮刺时将毒液注入人体造成危害，严重时可致人死亡。如蜈蚣、蝎子、毒蜘蛛等刺、咬人后，不仅局部产生红、肿、痛，而且可引起全身症状；桑毛虫、松毛虫的毒毛及毒液可引起皮炎、结膜炎；松毛虫还可致骨关节疼痛，严重者可致骨关节畸形、功能障碍等；蠓、蚋、虻等叮刺人体后可出现红肿，甚至溃烂；硬蜱叮刺后唾液可使宿主出现蜱瘫痪；毒隐翅虫的体液接触皮肤可致皮炎。

3. 过敏反应。节肢动物的唾液、分泌物、排泄物和皮壳等作为过敏源接触有过敏体质的人，可引起人体发生过敏反应。如尘螨引起的哮喘、鼻炎等；粉螨、尘螨、革螨引起的螨性皮炎；蚊、蠓、蚤、臭虫等螯刺后，有时人体也会出现过敏反应。

4. 寄生。有些节肢动物可寄生于人畜的体内或体表引起损害，蝇类幼虫寄生引起蝇蛆病，疥螨寄生引起疥疮，潜蚤寄生引起潜蚤病，蠕形螨寄生引起蠕形螨病，粉螨等侵入肺、肠引起肺螨病和肠螨病。

（二）间接危害

由节肢动物传播的疾病称为虫媒病，传播疾病的节肢动物称为传播媒介或病媒节肢动物或病媒昆虫。国内外主要虫媒病如表10-7所示。

表10-7 国内外主要虫媒病

类别	传播疾病	病原体	主要传播媒介	媒介传播方式
蚊媒病	疟疾	疟原虫	中华按蚊、嗜人按蚊、微小按蚊、大劣按蚊	叮咬吸血
	丝虫病	丝虫	中华按蚊、嗜人按蚊致倦库蚊、淡色库蚊	叮咬
	流行性乙型脑炎	乙型脑炎病毒	三带喙库蚊	叮咬吸血
	登革热	登革病毒	埃及伊蚊、白纹伊蚊	叮咬吸血
	黄热病	黄热病病毒	埃及伊蚊、非洲伊蚊	叮咬

续表

类别	传播疾病	病原体	主要传播媒介	媒介传播方式
蜱媒病	森林脑炎	森林脑炎病毒	全沟硬蜱	叮咬吸血
	新疆出血热	新疆出血热病毒	亚东璃眼蜱	叮咬吸血
	蜱媒回归热	波斯疏螺旋体	钝缘蜱	叮咬、基节液污染
	莱姆病	伯氏疏螺旋体	全沟硬蜱	叮咬吸血
	Q热	贝氏立克次体	硬蜱和软蜱	叮咬、粪污染
蛉媒病	黑热病	杜氏利什曼原虫	中华白蛉、长管白蛉、吴氏白蛉	叮咬吸血
蚤媒病	鼠疫	鼠疫杆菌	印鼠客蚤	叮咬、粪污染
	地方性斑疹伤寒	莫氏立克次体	印鼠客蚤	蚤粪污染伤口
螨媒病	恙虫病	恙虫病东方体	地里纤恙螨、红纤恙螨	叮咬吸血
	流行性出血热	流行性出血热病毒	革螨	叮咬吸血
蚋媒病	旋盘尾丝虫病	盘尾丝虫	蚋属	叮咬
虻媒病	罗阿丝虫病	罗阿丝虫	斑虻属	叮咬
虱媒病	流行性斑疹伤寒	普氏立克次体	人虱	虱碎体、粪污染伤口
	虱媒回归热	俄拜疏螺旋体	人虱	虱碎体污染皮肤伤口
	战壕热	巴尔通体	人虱	虱粪污染伤口

根据病原体与节肢动物的关系，将节肢动物传播疾病的方式分为以下两大类。

1. 机械性传播。有些节肢动物在传播疾病时，病原体在媒介节肢动物体内或体表没有明显的形态或数量变化，节肢动物在病原体传播过程中只起携带输送的作用，这种传播方式称为机械性传播。病原体可以附着于节肢动物的体表、口器上或通过消化道从而散播。机械性传播的节肢动物媒介主要是蝇类和蟑螂，传播的病原体主要是能引起痢疾、伤寒、霍乱的病原微生物和一些寄生虫包囊或虫卵等。

2. 生物性传播。有些节肢动物传播疾病时，病原体在媒介节肢动物体内经历发育和（或）增殖的阶段，才具有感染性，这个过程是病原体完成生活史必不可少的环节，这种传播方式称为生物性传播。根据病原体在媒介节肢动物体内发育、增殖的情况，分为以下四种传播方式。

（1）发育式：病原体在节肢动物体内只发育（有形态变化），不增殖（无数量增加）。例如，丝虫的微丝蚴进入蚊胃内，可发育为感染期幼虫，然后进入蚊喙部，但数量上没有增加。

（2）增殖式：病原体在节肢动物体内只有数量的增加，但无形态的变化。例如，登革病毒在伊蚊体内、恙虫立克次体在恙螨体内、鼠疫杆菌在蚤体内的大量增殖等。

（3）发育增殖式：病原体在节肢动物体内必须经历发育和增殖两个过程，既有形态的变化，也有数量的增加。例如，疟原虫的雌、雄配子体在雌性按蚊体内经配子生殖形成合子、动合子和卵囊，在卵囊内经孢子增殖形成数千个子孢子，子孢子进入涎腺，经蚊虫叮刺人吸血而感染人体。

（4）经卵传递式：有些病原体不仅在节肢动物体内增殖，而且可侵入雌虫的卵巢，经卵传递，以致节肢动物下一代仍具感染性。经卵传递式多见于蜱螨类及蚊等。恙螨幼虫叮刺恙虫病宿主后，病原体可经卵传递给下一代，使大量幼虫具有感染性。蜱体内的森林脑炎病毒、贝氏立克次体等，蚊体内的乙型脑炎病毒和登革病毒，都可经卵传递。节肢动物传播病原体首先从传染源体内获得病原体，然后再把病原体通过机械性传播或生物性传播使病原体进入另外的宿主体内。节肢动物传播病原体的过程可通过不同的途径实现：①叮刺吸血，可经唾液注入、血液反流注入、经口器溢出；②粪便污染；③虫体破碎；④虫体分泌物污染；⑤宿主食入。节肢动物对人体健康最大的危害是传播虫媒病。虫媒病不但能在人与人之间传播，也能在动物与动物之间以及动物与人之间传播。节肢动物既是某些疾病的传播媒介，又是病原体的长期贮存宿主。常见医学节肢动物及其与疾病的关系，如表10-8所示。

表10-8　常见医学节肢动物及其与疾病的关系

纲	种类	生态习性	与疾病的关系
昆虫纲	蚊	蚊滋生于水中，卵在水中才能孵化，幼虫和蛹在水中生活，成虫生活于陆地上。雄蚊吸植物汁液及花蜜，雌蚊吸血	有中华按蚊、微小按蚊、嗜人按蚊、大劣按蚊、淡色库蚊、致倦库蚊、三带喙库蚊和白纹伊蚊，能传播疟疾、丝虫病、流行性乙型脑炎和登革热等疾病
	蝇	蝇滋生于粪类、腐败动植物、垃圾等地，在腐生动植物上产卵，幼虫在土壤或滋生物中化蛹。吸血蝇以动物和人的血液为食，非吸血蝇杂食性，边吃、边吐、边排泄，不食蝇则不取食。蝇一般以蛹越冬	有家蝇、巨尾阿丽蝇、丝光绿蝇、大头金蝇、厩螯蝇和麻蝇，能机械传播伤寒、痢疾、肺结核、沙眼等，还可生物性传播线虫病和蝇蛆病
	白蛉	卵产于泥土及墙缝、洞穴，幼虫生活于土壤中，以有机物为食，蛹不取食。雌成蛉多在吸血前交配，一生交配1次，雄蛉以植物汁液为食，雌蛉吸血兼吸植物汁液。活动多在黄昏至次日清晨，四龄幼虫在地表浅土中越冬	有中华白蛉和长管白蛉，能传播黑热病、东方疖、皮肤黏膜利什曼病、白蛉热及巴尔通病
	蚤	蚤是温血动物的体外寄生虫。幼虫爬行敏捷，咀嚼式口器，以成虫粪便、动物皮屑、血块等为食。成蚤羽化后即可交配、吸血，雌蚤在宿主皮毛或窝巢中产卵。	有印鼠客蚤、致痒蚤、具带病蚤、犬栉首蚤和猫栉首蚤。蚤通过吸血骚扰、寄生危害人体，更重要的是蚤能传播鼠疫、地方性斑疹伤寒和绦虫病

续表

纲	种类	生态习性	与疾病的关系
蛛形纲	蜱	硬蜱多生活在森林、灌木丛等处，软蜱多栖息于宿主的巢穴；雌蜱产卵后干瘪死亡，雄蜱一生可交配数次；幼虫、若虫、雌雄成虫都吸血。蜱在生活史中有更换宿主现象	有全沟硬蜱、草原革蜱、亚东璃眼蜱和乳突钝缘蜱。蜱除直接叮刺损害和引起蜱瘫痪外，还能传播疾病：森林脑炎、新疆出血热、蜱媒回归热、莱姆病等
	螨	螨分布广泛，可滋生于枕头、被褥、软垫中，也可寄生于人体，包括皮肤薄嫩处，或毛囊、皮脂腺内等处；通过叮咬感染，也可通过直接或间接接触等方式感染	疥螨可引起疥疮；蠕形螨可引起蠕形螨皮炎；恙螨可引起恙螨皮炎，也可传播恙虫病；革螨叮咬可引起革螨性皮炎，也可传播流行性出血热、立克次体病等

项目小结

蠕虫（helminth）是一类软体借肌肉收缩做蠕形运动的多细胞无脊椎动物。寄生于人体的蠕虫称为医学蠕虫（medical helminth），包括线虫纲、吸虫纲、绦虫纲。

线虫成虫一般为圆柱状，大多数为雌雄异体。除少数线虫为生物源性蠕虫（如丝虫）外，大多数为土源性蠕虫，常见的有蛔虫、钩虫、蛲虫、丝虫、鞭虫、旋毛虫。

吸虫成虫除日本血吸虫外均为雌雄同体，所有吸虫生活史均需淡水螺，除日本血吸虫感染阶段为尾蚴外，其余均为囊蚴。常见的吸虫有日本血吸虫、肝吸虫、肺吸虫、姜片吸虫。

绦虫成虫扁平、带状、分节，大多数为雌雄同体，由头节、颈部、链体组成，链体包括幼节、成节、孕节，头节和孕节是鉴别绦虫的重要依据，常见的有猪带绦虫、牛带绦虫、包生绦虫、微小膜壳绦虫。

原虫即原生动物，常见的有阿米巴原虫、疟原虫、贾第鞭毛虫、阴道毛滴虫、弓形虫、隐孢子虫。

医学节肢动物是指与医学有关、危害人畜健康的节肢动物，常见的有蚊、蝇、白蛉、蚤、蜱、螨。

（潘连贞）

思考与练习

一、单项选择题

1．蛔虫的感染阶段为 （ ）

A．受精蛔虫卵　B．未受精蛔虫卵

C．感染期蛔虫卵　D．丝状蚴

E．蛔虫受精卵、未受精卵

2．蛔虫幼虫对人的危害主要是 （ ）

A．肺部损伤　B．消化道症状　C．肝炎　D．血管炎　E．并发症

3．导致蛔虫病广泛流行的因素很多，但除外 （ ）

A．蛔虫生活史简单，卵在外界环境中直接发育为感染期虫卵

B．虫卵对外界环境的抵抗力强

C．蛔虫产卵量大，每天每条雌虫产卵约24万个

D．粪便管理不当，不良的个人卫生和饮食卫生习惯

E．感染期虫卵可经多种途径进入人体

4．确诊钩虫病最常用阳性率高的方法是 （ ）

A．饱和盐水漂浮法　B．直接涂片法

C．自然沉淀法　D．肛门拭子法

E．肠黏膜活组织检查

5．钩虫吸血时，咬啮部位伤口不易凝血，是由于 （ ）

A．口囊内钩齿的作用　B．口囊内板齿的作用

C．头腺分泌抗凝素　D．成虫机械刺激作用

E．成虫代谢产物所致过敏反应

6．钩虫排离人体阶段和感染阶段分别是 （ ）

A．虫卵和第二期杆状蚴　B．虫卵和丝状蚴

C．第一期杆状蚴和丝状蚴　D．含蚴卵和微丝蚴

E．微丝蚴和丝状蚴

7．吸虫生活史的中间宿主必须有 （ ）

A．肉食类哺乳动物　B．草食类哺乳动物

C．淡水螺　D．水生植物

E．淡水鱼、溪蟹

8．华支睾吸虫成虫寄生于人体 （ ）

A．肝脏　B．肠系膜静脉

C．腹腔　D．肝胆管

E．肺脏

9．日本血吸虫的中间宿主为（　）

A．赤豆螺　B．扁卷螺

C．川卷螺　D．钉螺

E．拟钉螺

10．日本血吸虫的保虫宿主是（　）

A．急性血吸虫病患者　B．慢性血吸虫病患者

C．牛、马等哺乳动物　D．鸡、鸭等禽类

E．医学节肢动物

11．日本血吸虫对人的危害主要是由于虫卵（　）

A．机械性阻塞血管

B．作为异物，刺激周围组织发生炎症

C．分泌的可溶性虫卵抗原导致虫卵肉芽肿

D．沉积在组织、器官中压迫周围组织

E．虫卵死亡后造成周围组织的变态反应

12．人感染日本血吸虫是由于皮肤接触（　）

A．急性血吸虫病患者的粪便　B．慢性血吸虫病患者的粪便

C．水中的日本血吸虫囊蚴　D．水中的日本血吸虫尾蚴

E．水中的日本血吸虫毛蚴

13．在我国日本血吸虫病主要流行于（　）

A．长江中下游　B．长江流域及其以南地区

C．华北地区　D．西北部牧区

E．东北部地区

14．临床上常用抗吸虫药物哪项最常用（　）

A．吡喹酮　B．甲苯达唑

C．阿苯达唑　D．硫双二氯酚

E．乙胺嗪

15．链状带绦虫的感染阶段为（　）

A．虫卵　B．囊尾蚴

C．似囊尾蚴　D．虫卵与囊尾蚴

E．虫卵与似囊尾蚴

16．引起人脑部病变的寄生虫为（　）

A．链状带绦虫　B．肥胖带绦虫

C．链状带绦虫囊尾蚴　D．肥胖带绦虫囊尾蚴

E．华支睾吸虫

17. 在中国流行最广泛的疟原虫是 ( )

A. 恶性疟原虫　B. 间日疟原虫

C. 三日疟原虫　D. 卵形疟原虫

E. 间日疟原虫和卵形疟原虫

18. 疟原虫在人群之间传播是通过 ( )

A. 雄库蚊　B. 雌库蚊　C. 雄按蚊　D. 雌按蚊　E. 雌伊蚊

19. 人疟原虫生活史是 ( )

A. 蚊唾腺→人肝细胞→人红细胞→蚊胃→蚊唾腺

B. 蚊唾腺→蚊胃→人肝细胞→人红细胞→蚊唾腺

C. 人肝细胞→蚊胃→蚊唾腺→人红细胞→蚊唾腺

D. 人红细胞→人肝细胞→蚊唾腺→蚊胃→蚊唾腺

E. 人肝细胞→人红细胞→蚊唾腺→蚊胃→蚊唾腺

20. 疟疾病原学诊断常用的方法为 ( )

A. 浓集法　B. 体外培养法

C. 骨髓穿刺　D. 薄、厚血膜涂片

E. 动物接种法

21. 常用的杀灭红细胞外疟原虫，病因性预防疟疾的药物为 ( )

A. 奎宁　B. 氯喹　C. 伯氨喹　D. 咯萘啶　E. 乙胺嘧啶

22. 能通过垂直传播，常引起胎儿早产或死产的寄生虫是 ( )

A. 钩虫　B. 丝虫

C. 溶组织内阿米巴　D. 弓形虫

E. 日本血吸虫

23. 溶组织内阿米巴的感染阶段是 ( )

A. 单核包囊　B. 双核包囊　C. 四核包囊　D. 大滋养体　E. 小滋养体

24. 滋养体既是感染阶段又是致病阶段的寄生虫是 ( )

A. 日本裂体吸虫　B. 阴道毛滴虫

C. 溶组织阿米巴　D. 钩虫

E. 华支睾吸虫

25. 治疗阿米巴原虫感染的首选药物 ( )

A. 青蒿素　B. 甲苯达唑

C. 灭滴灵（甲硝唑）　D. 氯喹

E. 吡喹酮

26. 蚊属于医学节肢动物的 ( )

A. 昆虫纲　B. 蛛形纲　C. 甲壳纲　D. 唇足纲　E. 倍足纲

27. 传播乙型脑炎的节肢动物是 （ ）

A. 蝇　B. 蚤　C. 虱　D. 蜱　E. 蚊

28. 由蚤传播的病原体是 （ ）

A. 恙虫病立克次体　B. 鼠疫耶氏菌
C. 疟原虫　D. 钩端螺旋体
E. 衣原体

29. 蜱和螨属于医学节肢动物的 （ ）

A. 昆虫纲　B. 蛛形纲　C. 甲壳纲　D. 唇足纲　E. 倍足纲

30. 医学节肢动物的防治原则为 （ ）

A. 环境　B. 化学防制
C. 生物防制　D. 遗传和法规防制
E. 以上都是

项目十一 免疫系统

知识目标

1. 掌握中枢与外周免疫器官的作用，T细胞、B细胞的主要表面标志、亚群和功能，HLA-Ⅰ类和Ⅱ类的分布。

2. 熟悉细胞因子、组织相容性抗原的概念。

3. 了解细胞因子的种类、特性，HLA-Ⅰ类和Ⅱ类分子的结构、主要生物学作用。

免疫系统（immune system）是生物体在长期种系进化过程中形成的，能够对“非己”抗原性异物产生应答，发挥免疫防御功能的组织系统。免疫系统是一个十分复杂的系统，由免疫器官、免疫细胞和免疫分子三大部分组成。

任务一 免疫器官

免疫器官与组织是免疫系统的重要组成部分，解剖学中又称为淋巴器官与组织。免疫器官与组织可分为中枢和外周两部分。

一、中枢免疫器官

中枢免疫器官（central immune organ）是免疫细胞发生、分化、发育和成熟的主要场所；人和哺乳动物的中枢免疫器官包括骨髓和胸腺，鸟类的腔上囊（法氏囊）相当于哺乳动物的骨髓。

（一）骨髓

骨髓（bone marrow）是造血器官，是各种血细胞的发源地，也是人和哺乳动物B细胞发育成熟的场所。

骨髓位于骨髓腔中，分为红骨髓和黄骨髓。红骨髓具有活跃的造血功能。多能造血干细胞在骨髓内分化为髓样干细胞和淋巴样干细胞，前者最终分化成熟为粒细胞、红细胞、血小板、单核细胞等，后者则分化为有待于进一步分化的始祖T细胞以及成熟的B细胞和NK细胞等，如图11-1所示。

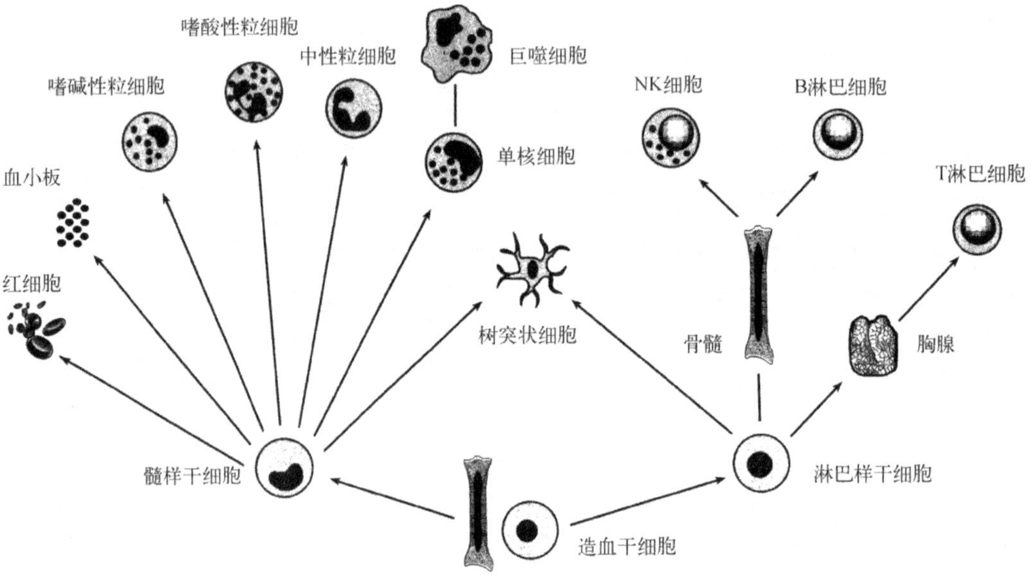

图11-1　造血干细胞的分化发育过程

（二）胸腺

胸腺（thymus）是T细胞分化发育成熟的场所。胸腺位于胸腔纵隔上部、胸骨后方。胸腺的大小和结构随年龄不同而有明显差异。新生儿期胸腺15～20 g，以后逐渐增大，青春期可达30～40 g，以后随年龄增长而逐渐萎缩退化；老年期胸腺多被脂肪组织取代，功能衰退导致细胞免疫功能下降。

二、外周免疫器官

外周免疫器官（peripheral immune organ）是成熟T细胞、B细胞等免疫细胞定居、增殖的场所，也是接受抗原刺激后产生免疫应答的场所。外周免疫器官主要包括淋巴结、脾和黏膜相关的淋巴组织。

（一）淋巴结（lymph nodes）

淋巴结沿淋巴管道分布，遍布全身各处。淋巴结是由致密结缔组织被膜包被的实质性器官，其实质可分为皮质和髓质两部分，如图11-2所示。

皮质又可分为靠近被膜的浅皮质区和靠近髓质的深皮质区（副皮质区）。

浅皮质区含有淋巴滤泡，其内含有大量B细胞，也含有滤泡树突状细胞及少量巨噬细胞和Th细胞，又称B细胞区或胸腺非依赖区。

深皮质区为弥散的淋巴组织，主要由T细胞组成，富含并指状细胞及少量巨噬细胞，又称T细胞区或胸腺依赖区。

髓质区由髓索和髓窦组成，髓索内主要为B细胞和浆细胞，也含部分T细胞和巨噬细胞。髓窦内富含巨噬细胞，能吞噬清除病原微生物、毒素等抗原性异物，发挥过滤作用。

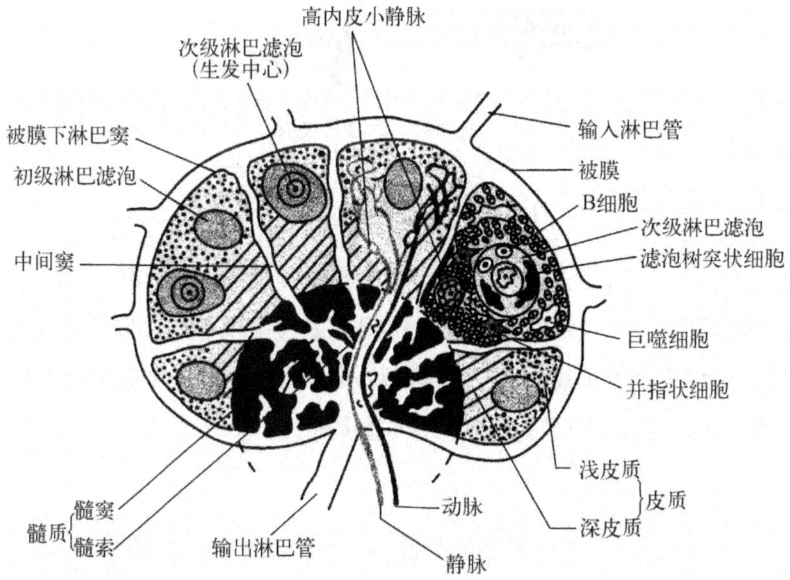

图11-2 淋巴结的结构

（二）脾脏（spleen）

脾脏是胚胎时期的造血器官，具有贮血和过滤作用，也是体内最大的外周免疫器官。脾实质由红髓和白髓两部分组成，如图11-3所示。

白髓由中央动脉周围淋巴鞘和鞘内淋巴滤泡（脾小结）组成，中央动脉周围鞘为弥散的淋巴组织，包绕在脾中央小动脉周围，其内主要含T细胞、树突状细胞和少量巨噬细胞，为胸腺依赖区。淋巴滤泡分布于淋巴鞘内，主要由B细胞和少量巨噬细胞组成，为胸腺非依赖区。

红髓包括脾索和脾窦。脾索呈海绵网状，其网孔中富含B淋巴细胞、浆细胞、巨噬细胞和其他血细胞。脾窦内充满血液，大量巨噬细胞附着在血窦壁上，能有效地清除病原体、免疫复合物和衰老损伤的血细胞，并具有抗原呈递作用。

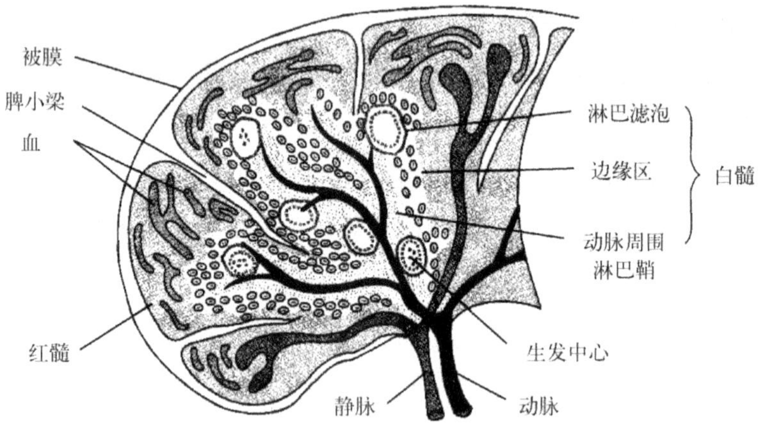

图11-3　脾的结构

（三）黏膜免疫系统

黏膜免疫系统又称黏膜相关的淋巴组织，主要指呼吸道、消化道及泌尿生殖道黏膜固有层中的弥散淋巴组织，以及器官化的淋巴组织，如腭扁桃体、小肠派氏集合淋巴结和阑尾等。黏膜免疫系统中的B细胞多产生分泌型IgA，经黏膜上皮细胞分泌到黏膜表面，抵御病原微生物的入侵，在黏膜局部免疫中发挥重要作用。

（孟二艳）

任务二 免疫细胞

所有参与免疫应答或与免疫应答有关的细胞及其前体细胞，统称为免疫细胞。免疫细胞包括造血干细胞、淋巴细胞、单核吞噬细胞、树突状细胞、粒细胞、肥大细胞、红细胞、血小板、血管内皮细胞以及许多基质细胞等。

T细胞、B细胞接受抗原刺激后，可活化、增殖、分化，发生适应性免疫应答，称为免疫活性细胞，也称抗原特异性淋巴细胞。

一、T淋巴细胞

T淋巴细胞是淋巴样干细胞，随血液迁移至胸腺，在胸腺基质细胞及其分泌的细胞因子和胸腺激素的作用下，逐渐分化发育成熟的淋巴细胞，所以称为胸腺依赖性淋巴细胞(thymus dependent lymphocytes)，简称为T淋巴细胞或T细胞。成熟T细胞离开胸腺，进入外周免疫器官和组织定居，接受抗原刺激产生免疫应答，也可通过血液和淋巴参与淋巴细胞再循环。T细胞占外周血中淋巴细胞总数的60%～70%。

（一）T细胞在胸腺内的发育成熟

髓样干细胞随血液进入胸腺，称为胸腺细胞；开始位于胸腺皮质内，称为始祖T细胞，细胞表面既不表达T细胞受体（TCR)，也不表达CD4和CD8分子，称为$CD4^-CD8^-$双阴性细胞；随后在胸腺微环境内，经过胸腺基质细胞分泌的细胞因子刺激，$CD4^-CD8^-$双阴性细胞逐渐表达CD3、CD4、CD8分子和TCR，称为$CD4^+CD8^+$双阳性T细胞；以后当双阳性T细胞表面的CD4分子与胸腺皮质上皮细胞表面的MHCⅡ类分子结合相互作用后，则CD4表达，CD8丢失，发育为$CD4^+$、$CD8^-$的单阳性T细胞；若CD8分子与胸腺皮质上皮细胞表面MHCⅠ类分子结合相互作用后，则CD8表达，CD4丢失，发育为$CD4^-$、$CD8^+$的单阳性T细胞。单阳性T细胞在胸腺皮质与髓质交界处通过其表面的TCR和CD4或CD8与胸腺树突状细胞/并指状细胞和巨噬细胞表面的自身抗原肽MHCⅡ类或Ⅰ类分子复合物结合后，可发生凋亡而被清除；而那些不能与自身抗原肽MHCⅡ类或Ⅰ类分子复合物结合的，才能分化发育为成熟T细胞。

（二）T细胞的表面分子

1. TCRCD3复合物。TCRCD3复合物是T细胞特有的重要标志。TCR由α、β或γ、δ两条肽链组成，胞外区均有可变区和恒定区两个结构域，可变区是识别抗原肽MHC分子复合物的功能区，TCR仅识别结合与MHC分子结合的抗原肽。TCR胞内区短小，没有传递信号的作用。TCR能与CD3分子组成TCRCD3复合受体分子，如图11-4所示。CD3分子胞内区含免疫受体酪氨酸活化基序，具有信号转导的能力。

2. CD4和CD8分子。CD4和CD8分子是TCR的辅助受体，CD4识别MHC Ⅱ类分子，而CD8识别MHC Ⅰ类分子，参与T细胞内活化信号的转导。CD4分子也是人类免疫缺陷病毒（HIV）的受体，HIV可感染$CD4^+$T细胞，引发艾滋病（AIDS）。

3. 协同刺激分子。协同刺激分子最重要的有CD28，能与抗原提呈细胞表面的CD80/CD86（B7分子）结合诱导产生共刺激信号，即T细胞活化第二信号。此外，还有CD2、CD18、CD154（CD40L）等，分别能与CD58（LFA3）、CD54、CD40结合诱导产生共刺激信号。CD2又是绵羊红细胞受体，能在体外与绵羊细胞结合，形成E玫瑰花结。

4. 其他分子。T细胞表面具有植物血凝素（PHA）、刀豆蛋白A（ConA）和美洲商陆（PWM）等丝裂原受体。T细胞受丝裂原刺激后，可出现有丝分裂等转化为淋巴母细胞。

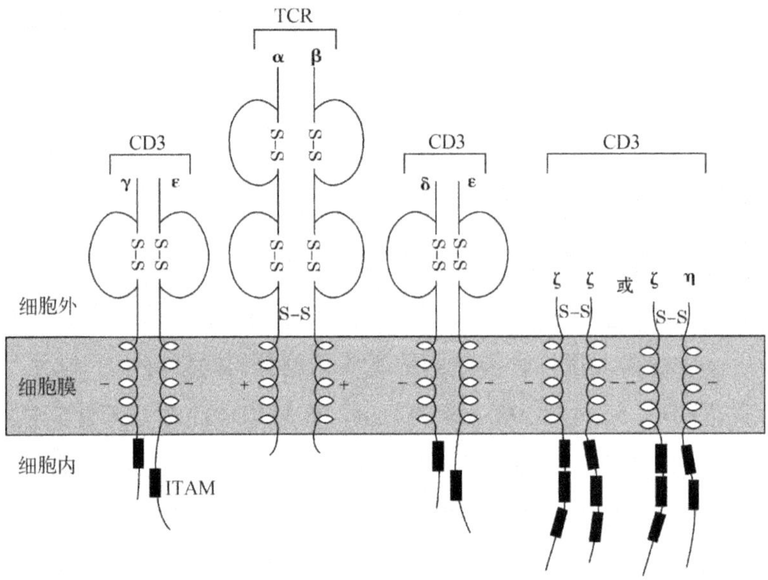

图11-4 TCRCD3复合体结构

（三）T细胞亚群

根据功能亚群可分为辅助性T细胞、细胞毒性T细胞和调节性T细胞。在免疫应答中具有辅助B细胞活化等作用的称为辅助性T细胞（Th），Th细胞为$CD4^+$ T细胞。Th细胞又可分为Th1细胞和Th2细胞；Th1细胞可通过分泌IL2、IFNγ、TNFβ和IL12等Th1型细胞因子，参与细胞免疫应答，介导炎症反应和迟发型超敏反应；Th2细胞可分泌IL4、IL5、IL6、IL10和IL13等Th2型细胞因子，主要参与体液免疫应答。能特异性杀伤肿瘤和病毒感染等靶细胞的称为细胞毒性T细胞（CTL或Tc），CTL或Tc细胞为$CD8^+$ T细胞，可通过脱颗粒释放穿孔素和颗粒酶，使靶细胞溶解破坏或发生凋亡。具有负向调节作用的细胞称为调节性T细胞（Treg），Treg为$CD4^+$ T细胞。Treg通过抑制$CD4^+$和$CD8^+$ T细胞的活化与增殖，达到免疫的负调节作用。

二、B淋巴细胞

因B淋巴细胞在哺乳动物骨髓或禽类法氏囊中分化成熟，故称为骨髓或囊依赖性淋巴细胞，简称B淋巴细胞或B细胞。B细胞占外周血中淋巴细胞总数的10%～15%。

（一）B细胞在骨髓中的发育成熟

人和哺乳动物的B细胞在骨髓中发育成熟，经历了始祖B（pro B）细胞、前B（pre B）细胞、未成熟B细胞和成熟B细胞四个阶段。未成熟B细胞表面开始表达B细胞受体（BCR）即mIgM，以及Igα/Igβ、MHCⅡ类分子，CD19、CD21和CD40等膜分子；成熟B细胞表面除具有未成熟B细胞表面分子外，还表达了另一种BCR即mIgD，以及CD81、CD32、CD35等膜分子。

（二）B细胞表面分子及其功能

1. BCR-Igα/Igβ复合物。BCR是B细胞表面特异性识别抗原的受体，是所有B细胞的特征性表面标志，其化学本质是膜表面免疫球蛋白（mIg）。未成熟B细胞表面的BCR为mIgM，成熟B细胞表面的BCR为mIgM和mIgD。BCR具有高度特异性，不同B细胞克隆的BCR有所不同，分别识别结合不同的抗原表位。BCR可直接识别结合抗原分子表面的抗原表位。BCR胞内区短小，没有传递抗原刺激信号的作用。BCR能与胞内区含ITAM结构域的Igα/Igβ非共价结合，组成BCRIgα/Igβ复合受体分子，获得信号转导能力，如图11-5所示。

2. CD19-CD21-CD81复合物。该复合物是B细胞表面的BCR辅助受体。CD19是B细胞特有的表面标志。CD21是补体C3裂解产物C3d的受体，CD19与CD21紧密相连，其胞内区含有ITAM结构域，可转导活化信号。CD81为跨膜蛋白，具有稳定CD19-CD21-CD81复合物的作用（图11-5）。

3. 协同刺激分子。协同刺激分子最重要的是CD40，可与活化的$CD4^+$ Th细胞表面CD40L（CD154）互补结合，还有CD80/CD86（B7）、CD58（LFA 3）等，可分别与$CD4^+$ Th表面的CD28、CD2结合，诱导产生T细胞活化第二信号。

4. 其他分子。CD32为中亲和力IgGFc受体（FcγRⅡ），CD35是结合C3b和C4b的补体受体，CD21也是EB病毒的受体。此外，B细胞表面还具有脂多糖（LPS）受体、葡萄球菌A蛋白（SPA）受体和与T细胞共有的美洲商陆（PWM）受体等，接受相应丝裂原刺激后，可发生有丝分裂转化为淋巴母细胞。

（三）B细胞亚群及其功能

根据发育早晚、存在部位、表面标志和功能差异，可将B细胞分为B1细胞和B2细胞两个亚群。B1细胞是参与非特异性免疫应答的细胞，B2细胞是参与特异性体液免疫应答的细胞，通常所说的B细胞即指B2细胞。

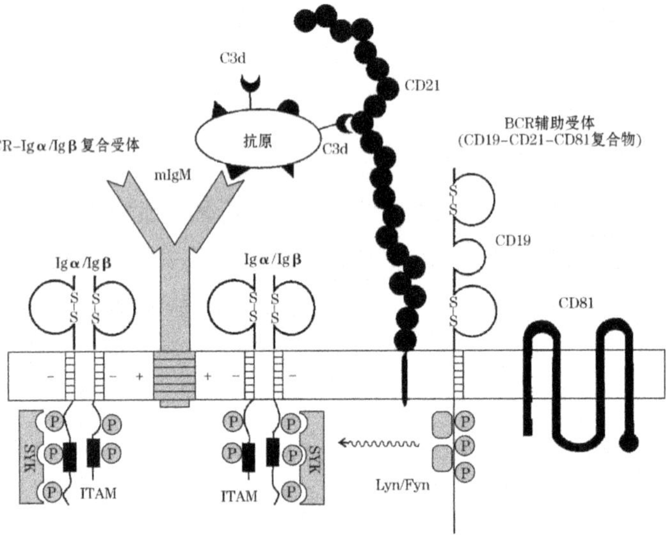

图11-5　BCR与BCR辅助受体结构及其作用

三、抗原提呈细胞

抗原提呈细胞（APC）是指能摄取、加工、处理抗原，并将抗原呈递给抗原特异性淋巴细胞的一类免疫细胞。专职APC主要包括单核吞噬细胞、树突状细胞和B细胞，如表11-1所示。该类APC表达MHC Ⅱ类分子和参与T细胞活化的协同刺激分子。

1. 单核吞噬细胞。单核吞噬细胞包括血液中的单核细胞（Mo）和分布于组织中的巨噬细胞（MΦ），单核细胞来源于骨髓的髓样干细胞，单核细胞经血流可穿越血管壁移行至全身各组织器官，发育成熟为巨噬细胞。不同组织器官的巨噬细胞其名称不同，如皮肤与结缔组织的组织细胞、肝脏的库普弗细胞、骨的破骨细胞、神经系统的小胶质细胞、关节的滑膜A型细胞、淋巴结与脾的巨噬细胞等。单核吞噬细胞（尤其是MΦ）表面具有多种膜分子，包括MHC Ⅰ类与Ⅱ类分子、CD18、CD58、CD40等，以及FcγRⅠ（CD64）、FcαR、CR（CD35）等调理性受体和甘露糖受体、清道夫（清除）受体、Toll样受体等模式识别受体。单核吞噬细胞能产生各种溶酶体酶、溶菌酶和髓过氧化物酶等，还能产生和分泌多种生物活性物质，如IL1、IL2、IFNα、TNF等。单核吞噬细胞具有吞噬消化、抗原呈递、免疫调节和抗肿瘤作用，以及致炎、调节生血与止血、组织修复和再生等生物学作用。

表11-1　专职性APC的类别、分布及主要特征

细胞名称	朗格汉斯细胞	树突状细胞	单核吞噬细胞	B淋巴细胞
体内分布	表皮颗粒层及基底层、胃肠上皮层	心、肝、肾、肺等非淋巴组织间质	全身组织、器官	外周血、淋巴结、脾
吞噬作用	+	-	+	-
MHC Ⅱ类分子	++++	++++	++/-	++
FcR	+	?	+	+
C3b	+	+	-	-

注：?说明功能或结果尚未确定。

2. 树突状细胞（DC）。树突状细胞（DC）是体内具有许多树突状或伪足样突起的、抗原提呈功能最强的一类专职性APC。它是唯一能刺激初始T细胞增殖，激发初次免疫应答的APC。DC的分化发育过程可分为前体期、未成熟期、迁移期和成熟期。来源于骨髓的DC前体，经血进入非淋巴组织，分化为未成熟的DC，定居于上皮组织、胃肠道、生殖和泌尿管道、气道以及肝、心、肾等实质脏器的间质。未成熟DC具有很强的摄取、处理和加工抗原的能力，但提呈抗原的能力很弱。在炎性因子和抗原刺激下，未成熟DC迁移至淋巴结、脾等淋巴组织并逐渐发育成熟。

3. 其他抗原呈递细胞。B细胞表面具有MHC Ⅱ类分子和参与T细胞活化的协同刺激分子，既是免疫应答产生抗体的效应细胞又是专职的APC。内皮细胞、上皮细胞、成纤维细胞和活化的T细胞等，它们通常情况下并不表达MHC Ⅱ类分子，但在炎症过程中或受到IFNγ诱导，也可表达MHC Ⅱ类分子并处理和提呈抗原。此外，所有表达MHC Ⅰ类分子并具有提呈内源性抗原能力的有核细胞，也属于APC。

四、其他免疫细胞

1. 自然杀伤（NK）细胞。该细胞来源于骨髓淋巴样干细胞，是不同于T、B淋巴细胞的第三类淋巴细胞，主要分布在外周血和脾脏。NK细胞不表达特异性抗原受体，无须抗原预先致敏，在自然情况下可直接发挥非特异性杀伤靶细胞作用。NK细胞在体内发挥

免疫监视作用，是机体抗肿瘤、早期抗病毒感染或细胞内寄生菌的重要因素。

2. 中性粒细胞。该细胞是体内除单核吞噬细胞外另一类重要的吞噬细胞，胞质内有大小两种颗粒，颗粒内含有溶酶体酶、乳铁蛋白、溶菌酶、胶原酶、碱性磷酸酶和阳离子蛋白等，两种颗粒均能与吞噬体融合，参与抗原的消化处理。中性粒细胞表面具有FcγR、CR，可介导免疫调理作用，具有高度的趋化性和非特异性吞噬功能。

3. 嗜酸性粒细胞。该细胞表面有FcγR、FcεR、CR，胞质内含有嗜酸性颗粒，其中含有碱性蛋白、嗜酸性粒细胞阳离子蛋白、嗜酸性粒细胞过氧化物酶、组胺酶、芳基硫酸酯酶B和磷酸酯酶D等。嗜酸性粒细胞可经表面受体与寄生虫抗体/补体复合物结合，释放阳离子蛋白杀伤虫体，发挥抗寄生虫感染免疫作用。

4. 嗜碱性粒细胞和肥大细胞。两者极为相似，其表面具有FcεRⅠ，胞质内含有嗜碱性颗粒，其中含有大量肝素、组胺和各种酶。前者分布于血液中，后者主要分布于黏膜和皮下疏松结缔组织中。两者均是参与Ⅰ型超敏反应的重要效应细胞。

5. 血小板。血小板表面具有FcγRⅡ、FcεRⅡ、C3bR，血小板内含有许多颗粒，其内含组胺等血管活性介质。血小板具有免疫黏附作用，趋化因子和某些黏附分子可刺激血小板活化发生黏附和聚集，并释放血管活性介质，与Ⅲ型超敏反应的发生密切相关。

6. 红细胞。红细胞表面具有CR1，除有携带和运输气体（O_2和CO_2）的功能外，还能经CR1黏附抗原抗体补体复合物，促进吞噬细胞对抗原的清除。由于红细胞在血液中的数量很大，因此红细胞在清除免疫复合物、抗感染方面发挥着重要的作用。

（杜文静）

任务三 免疫分子

免疫分子包括存在于体液中的抗体、补体和细胞因子等分泌型分子和表达于细胞膜表面参与免疫应答及发挥免疫效应的组织相容性抗原（MHC分子）、白细胞分化抗原（CD分子）、抗原识别受体（TCR/BCR）、模式识别受体（PRR）等膜型分子。本节仅介绍细胞因子、MHC分子和CD分子。

一、细胞因子

细胞因子（CK）是指由多种细胞，特别是免疫细胞产生的具有调节细胞生长与分化、调节免疫应答、参与炎症反应和组织修复等多种功能的小分子多肽或糖蛋白。最初根据产生细胞因子的细胞，分为由淋巴细胞产生的淋巴因子（lymphokine，LK）和单核吞噬细胞产生的单核因子（MK）。目前根据其结构和生物学功能，将细胞因子分为白细胞介素、干扰素、肿瘤坏死因子、集落刺激因子和生长因子等。

（一）各类细胞因子的特性

1. 白细胞介素（IL）。白细胞介素（IL）是一组由淋巴细胞、单核吞噬细胞和其他非免疫细胞产生的介导白细胞间和白细胞与其他细胞间相互作用的细胞因子。已命名的IL有37种，即IL1～IL37，其主要作用是调节机体免疫应答、介导炎症反应和刺激造血功能。

2. 干扰素（IFN）。干扰素（IFN）是由多种细胞产生的具有广泛抗病毒、抗肿瘤和免疫调节作用的可溶性蛋白。干扰素是最早发现的细胞因子，因能干扰病毒感染和复制，故得名。根据其来源、生物学活性和性质的不同，可分为Ⅰ型和Ⅱ型。Ⅰ型干扰素包括IFNα和IFNβ，主要由白细胞、成纤维细胞和病毒感染的组织细胞产生；Ⅱ型干扰素即IFNγ，主要由活化的T细胞和NK细胞产生。Ⅰ型和Ⅱ型干扰素均具有抗病毒、抗肿瘤和免疫调节等生物学作用。Ⅰ型干扰素主要发挥抗病毒、抗肿瘤作用，同时具有免疫调节作用；Ⅱ型干扰素以免疫调节作用为主。

3. 肿瘤坏死因子（TNF）。肿瘤坏死因子（TNF）是一类能引起肿瘤出血坏死的细胞因子，主要有TNFα和TNFβ两种。TNFα主要由活化的单核巨噬细胞产生，又称恶液质素；TNFβ主要由抗原或有丝分裂原刺激活化的T细胞和NK细胞产生，又称淋巴毒素。两种细胞因子的生物学作用基本相似，主要包括：①杀/抑瘤作用；②免疫调节作用；③抗感染作用；④致炎作用；⑤致热作用；⑥引起恶病质。

4. 集落刺激因子（CSF）。集落刺激因子（CSF）是指在体内外均能够选择性刺激多能造血干细胞和不同发育阶段造血干细胞定向增殖分化、形成某一谱系细胞集落的细胞因子。目前，发现的集落刺激因子包括巨噬细胞集落刺激因子（MCSF）、粒细胞集落刺激因子（GCSF）、粒细胞巨噬细胞集落刺激因子（GMCSF）、多重集落刺激因子（multi CSF，即IL3）、干细胞因子（SCF）、红细胞生成素（EPO）和血小板生成素（TPO）。

5. 生长因子（GF）。生长因子（GF）是一类可介导不同类型细胞生长和分化的细胞因子。根据其功能和作用靶细胞的不同有不同的命名，如转化生长因子β（TGFβ）、表皮生长因子（EGF）、成纤维细胞生长因子（FGF）、血小板源生长因子（PDGF）、神经生长因子（NGF）和血管内皮生长因子（VEGF）等。它们均能不同程度地促进相应细胞增殖，其中转化生长因子β不仅影响一些非免疫细胞的增殖和分化，而且对免疫系统还有显著的负性调节作用。

（二）细胞因子的生物学作用

细胞因子生物学作用极其广泛而复杂，不同细胞因子的功能既有特殊性又有重叠性、协同性与拮抗性。众多细胞因子在机体内相互促进或相互抑制，形成十分复杂的细胞因子调节网络。

1. 参与和调节免疫应答。细胞因子可通过合成分泌的相互调节、受体表达的相互控制和生物学效应的相互影响等组成细胞因子网络，实现对免疫应答的正负调节。如IFN和TNF等可促进APC表达MHCⅡ类分子，增强抗原呈递作用；IL10则可减少MHCⅡ类分子和B7分子等共刺激分子的表达，降低抗原呈递能力。有些细胞因子具有双向调节作用，可决定免疫应答的类型。

2. 介导炎症反应发挥抗感染免疫作用。IL1、IL8、INFγ和TNFα等细胞因子能够促进单核吞噬细胞和中性粒细胞等炎性细胞聚集，并可激活这些炎性细胞和血管内皮细胞使之表达黏附分子和释放炎性介质，引起或加重炎症反应。IL1和巨噬细胞炎症蛋白1（MIP1）可激活进入感染部位的中性粒细胞等吞噬细胞，使之吞噬能力明显增强，有效发挥抗感染免疫作用。此外，IL1和TNFα还可直接作用于下丘脑体温调节中枢引起体温升高，有助于特异性免疫应答的发生。

3. 抗病毒和对肿瘤细胞的作用。有些细胞因子可直接作用于组织细胞或肿瘤细胞产生抗病毒或抗肿瘤作用，如IFN能诱导组织细胞产生抗病毒蛋白，从而抑制病毒在细胞内的复制，起到防止病毒感染和扩散的能力；有些细胞因子能激活效应细胞产生抗病毒或抗肿瘤作用，如IFNγ等可激活NK细胞和促进效应CTL细胞生成，增强机体抗病毒和抗肿瘤作用。某些肿瘤细胞可高表达IL6和MCSF等细胞因子，促进肿瘤细胞生长。

4. 刺激造血功能。在机体正常生理代谢及免疫应答和炎症过程中，白细胞、红细胞和血小板不断被消耗，因此机体需不断动员骨髓造血干细胞进行补偿。从造血干细胞到成熟血细胞的发育分化过程中，每一阶段都需要有细胞因子的参与，如GCSF、MCSF和GMCSF能刺激粒细胞、单核巨噬细胞增殖分化，IL7刺激未成熟T细胞前体细胞的生长与分化；EPO刺激骨髓红细胞前体使之分化为成熟红细胞，IL11和TPO可刺激骨髓巨核细胞分化成熟为血小板。

5. 诱导细胞凋亡。激活诱导细胞凋亡是一种重要的免疫应答负调节机制。近年发现有些细胞因子可直接或间接参与细胞凋亡过程，如IL2可诱导抗原活化的T细胞发生凋亡，从而限制免疫应答的强度；IL4可诱导IL2和LPS活化的单核巨噬细胞发生凋亡，从而限制炎性介质过度生成，避免免疫损伤的发生。

（三）细胞因子的临床应用

临床上已应用某些重组细胞因子治疗肿瘤、自身免疫病和免疫缺陷病等，已成为一类重要的生物应答调节剂。已获准上市的重组细胞因子，如表11-2所示。

表11-2 已批准上市的部分细胞因子

名称	适应证
IFNα	白血病、卡波西肉瘤、肝炎、癌症、AIDS
EPO	慢性肾衰导致的贫血、癌症或癌症化疗导致的贫血、失血后贫血
IFNγ	慢性肉芽肿、生殖器疣、过敏性皮炎、感染性疾病、类风湿关节炎
GCSF	自身骨髓移植、化疗所致粒细胞减少症、AIDS、白血病、再生障碍性贫血
IFNβ	多发性硬化症
IL11	放化疗所致血小板减少症
GMCSF	自身骨髓移植、化疗导致的血细胞减少症、AIDS、再生障碍性贫血
IL2	癌症、免疫缺陷、疫苗佐剂
EGF	外用药治疗烧伤、溃疡
BFGF	外用药治疗烧伤、外周神经炎
SCF	与GCSF联合应用于外周血干细胞移植

二、组织相容性抗原

进行组织器官移植时，可因受体和供体组织细胞表面同种异型抗原存在差异而发生排斥反应。这种代表个体特异性的引起移植排斥反应的同种异型抗原，称为组织相容性抗原或移植抗原。其中能引起强烈而迅速排斥反应的抗原称为主要组织相容性抗原（MHA），编码MHA的基因是一组紧密连锁的基因群，称为主要组织相容性复合体（MHC）。MHC在哺乳动物中普遍存在，不同动物的MHC命名不同。小鼠的MHC称H2系统；人的MHA因首先在白细胞上发现而被称为人类白细胞抗原（HLA），故人类的MHC则称为HLA复合体。

（一）HLA复合体及其产物

HLA复合体位于第6号染色体短臂上，可分为Ⅰ类基因区、Ⅱ类基因区和位于Ⅰ与Ⅱ类基因区之间的Ⅲ类基因区，如图11-6所示。

1. HLA-Ⅰ类基因区基因及其产物。HLA-Ⅰ类基因区可分为经典和非经典Ⅰ类基因。

经典Ⅰ类基因包括HLA B、C、A三个基因座位，每个基因座位存在多个复等位基因，具有高度多态性，分别编码化学结构相似但抗原特异性不同的HLA A、B、C肽链，即HLA-Ⅰ类分子的重链（α链）。这些α链分别与$β_2$微球蛋白（$β_2M$）结合，共同组成HLA-Ⅰ类分子。非经典Ⅰ类基因包括HLA E、F、G、H等，其中有些是免疫功能相关基因，有些功能不明。

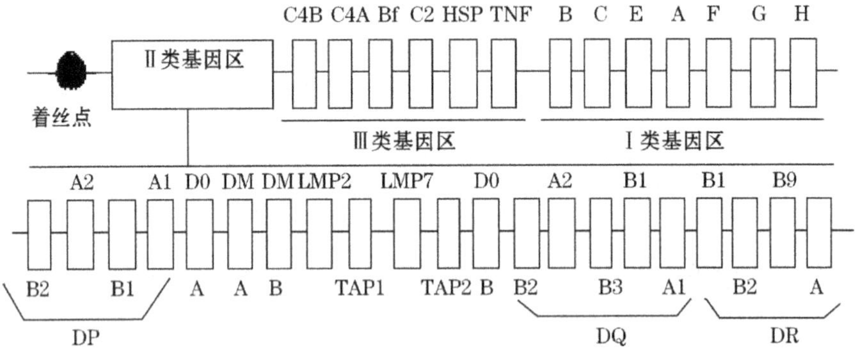

图11-6 HLA复合体结构

2. Ⅱ类基因区基因及其产物。HLA-Ⅱ类基因区较为复杂，主要包括经典的HLA DP、DQ、DR三个亚区和非经典的HLA DO、DM两个亚区，经典HLA DP、DQ、DR亚区基因编码的产物统称为HLA-Ⅱ类分子。

3. Ⅲ类基因区基因及其产物。HLA Ⅲ类基因区，位于Ⅰ类与Ⅱ基因区之间，其中含许多编码血清补体成分和其他血清蛋白的基因，主要基因编码产物有C4、C2、B因子，肿瘤坏死因子和热休克蛋白（HSP）等。

（二）HLA-Ⅰ类和Ⅱ类分子的结构

HLA-Ⅰ类分子是由Ⅰ类基因编码的α链与第15号染色体编码的$β_2$微球蛋白（$β_2M$）非共价结合的糖蛋白，HLA-Ⅱ类分子是由Ⅱ类基因编码的α链和β链非共价连接的糖蛋白，如图11-7所示。HLA-Ⅰ类分子的α链和HLA-Ⅱ类分子的α、β链为跨膜蛋白，可分为胞外区、跨膜区和胞质区三部分，其胞外区又可分为抗原肽结合区和免疫球蛋白样区（Ig样区，因与免疫球蛋白恒定区具有同源性而得名）。HLA-Ⅰ类分子抗原肽结合区是由$α_1$和$α_2$组成，呈槽沟状，是与内源性抗原肽结合的区域。HLA-Ⅱ类分子抗原肽结合区是由$α_1$和$β_1$组成，是与外源性抗原肽结合的区域。HLA-Ⅰ类分子的Ig样区由$α_3$和$β_2M$组成，$α_3$是CD8分子与Ⅰ类分子结合的部位。HLA-Ⅱ类分子的Ig样区由$α_2$和$β_2$组成，$β_2$是CD4分子与Ⅱ类分子结合的部位。HLA-Ⅰ类分子α链和HLA-Ⅱ类分子α、β链的胞质区与信号传递有关。

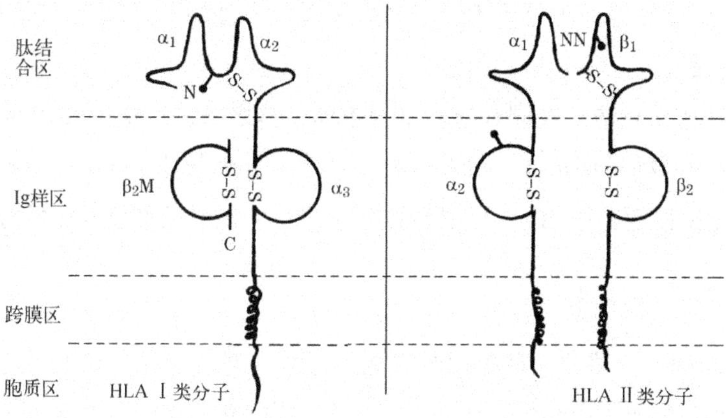

图11-7 HLA-Ⅰ类和Ⅱ类分子结构

（三）HLA-Ⅰ类和Ⅱ类分子的分布

HLA-Ⅰ类分子分布广泛，可存在于人体各种组织的有核细胞及网织红细胞表面，而在神经细胞、成熟红细胞和滋养层细胞表面尚未检出。HLA-Ⅱ类分子主要存在于B细胞、单核巨噬细胞和树突状细胞等抗原提呈细胞以及胸腺上皮细胞和某些活化的T细胞表面，在血管内皮细胞和精子细胞上也有少量表达。有些组织在病理情况下，如病毒感染或IFN等细胞因子诱导时，亦可表达Ⅱ类分子。

（四）HLA-Ⅰ类和Ⅱ类分子的主要生物学功能

1. 参与抗原呈递作用。HLA-Ⅰ类和Ⅱ类分子均有结合、呈递抗原的作用。在抗原提呈细胞内，HLA-Ⅰ类分子与内源性抗原肽结合，形成抗原肽HLA-Ⅰ类分子复合体；HLA-Ⅱ类分子和外源性抗原结合，形成抗原肽HLA-Ⅱ类分子复合体，然后经转运表达在APC表面，可被免疫活性细胞识别结合，启动特异性免疫应答。

2. 参与免疫应答的调节。在免疫应答过程中，T细胞通过TCR与APC表面MHCⅠ类或Ⅱ类分子呈递的抗原肽相结合是启动T细胞活化的重要条件。但T细胞与APC间的相互作用受到一定限制，即T细胞只能识别自身MHC分子呈递的抗原肽，而不能识别非己MHC分子呈递的抗原肽；$CD8^+$ T细胞只能识别MHCⅠ分子呈递的抗原肽，$CD4^+$ T细胞只能识别MHCⅡ分子呈递的抗原肽。这种细胞间相互作用的限制性称MHC限制性。

3. 参与免疫细胞发育及中枢性自身免疫耐受的建立。T细胞在胸腺发育过程中，胸腺深皮质区$CD4^+CD8^+$双阳性前T细胞与胸腺皮质上皮质细胞表面MHCⅠ类或Ⅱ类分子结合相互作用后，可分化发育为$CD8^+$或$CD4^+$单阳性未成熟T细胞。能与胸腺内APC表面自身抗原肽MHCⅠ类或Ⅱ类分子复合体以高亲和力结合的单阳性未成熟T细胞发生凋亡，而那些不能或低亲和力与APC细胞表面自身抗原肽MHCⅠ类或Ⅱ类分子复合体结合的单阳性T细胞得以存活，并进一步分化为对自身抗原无反应性的T细胞（即对自身抗原形成中枢性自身免疫耐受）。

4. 诱导移植排斥反应。在同种异体基因不同个体之间进行组织器官移植时，HLA-Ⅰ类和Ⅱ类抗原作为同种异型抗原，可刺激机体产生特异性效应T细胞。这些免疫效应细胞与移植物细胞抗原相互作用，诱导Ⅳ型超敏反应的发生，引发移植排斥反应。

（五）HLA与临床医学

1. HLA与同种器官移植。移植的器官能否存活关键在于供者和受者之间HLA相容程度。因此，通常移植物存活率由高到低的顺序是：同卵双胞胎>同胞>亲属>无亲缘关系。

2. HLA与输血反应。多次接受输血的患者体内可产生抗白细胞和血小板的HLA抗体，发生非溶血性输血反应，主要表现为发热、白细胞减少和荨麻疹。

3. HLA与疾病的相关性。现已发现多种疾病与HLA有关。例如，90%以上的强直性脊柱炎患者携带有HLA B27抗原，有HLA DR4者易患类风湿性关节炎。

4. HLA表达异常与疾病。许多肿瘤细胞表面HLA-Ⅰ类分子表达缺失或密度降低，或HLA特异性改变，使CTL细胞不能对其有效识别结合，从而逃避了CTL细胞对肿瘤细胞的杀伤，导致肿瘤的生长。不表达HLA-Ⅱ类分子的细胞，如异常表达HLA-Ⅱ类分子，可启动自身免疫反应，导致自身免疫性疾病。如Graves病患者的甲状腺上皮细胞、1型糖尿病患者的胰岛β细胞和原发性胆管肝硬化患者的胆管上皮细胞等可异常表达HLA-Ⅱ类分子，将自身抗原提呈给自身反应的T细胞，从而启动自身免疫应答，导致迁延不愈的自身组织损伤。

5. HLA与法医学的关系。由于HLA系统的多基因性和多态性，意味着在两个无亲缘关系的个体间HLA等位基因完全相同的概率几乎为零。HLA为单倍型遗传，子代HLA基因型是由双亲各一单倍型组成，即亲代与子代之间必然有一个单倍型相同。由此，HLA分型在法医学上被广泛地用于个体身份识别和亲子鉴定。

三、白细胞分化抗原

白细胞分化抗原是指血细胞在分化成熟为不同谱系和分化不同阶段以及细胞活化过程中，出现或消失的细胞表面分子。白细胞分化抗原也广泛分布于血管内皮细胞、上皮细胞、成纤维细胞等。应用单克隆抗体鉴定的方法，将来自不同实验室的单克隆抗体所识别的同一分化抗原称为分化群（CD），即CD分子。CD分子的种类很多，人CD的编号已从CD1命名至CD550。CD分子具有多种功能，可以是受体、共刺激分子及黏附分子，也可作为细胞表面标志，通过检测CD分子可对免疫细胞进行鉴定。如CD3分子，在生理条件下可与TCR非共价结合共同组成TCR-CD3复合受体分子，其主要作用是转导TCR识别抗原后产生的活化信号，同时也是T细胞表面所特有的表面标志，能与其他免疫细胞相鉴别。

项目小结

机体的免疫系统由免疫器官、免疫细胞、免疫分子组成。

人体的免疫器官分为：①中枢免疫器官：包括骨髓和胸腺。它们是免疫细胞发生、分化与成熟的场所。②外周免疫器官：包括淋巴结、脾脏和黏膜免疫系统。它们是免疫活性细胞定居、增殖、受抗原诱导后发生免疫应答的场所。

参与免疫应答或与免疫应答有关的细胞及其前体细胞，统称为免疫细胞。免疫细胞包括造血干细胞、淋巴细胞、单核吞噬细胞、树突状细胞、粒细胞、肥大细胞、红细胞、血小板、血管内皮细胞及许多基质细胞等。

免疫分子包括存在于体液中的抗体、补体和细胞因子等。

（王爱国）

思考与练习

1．免疫系统的组成是（　　）

A．中枢免疫器官、外周免疫器官　B．中枢免疫器官、免疫细胞和黏膜免疫系统

C．T淋巴细胞、B淋巴细胞　D．免疫器官、免疫细胞、免疫分子

E．骨髓、胸腺

2．人类中枢免疫器官包括（　　）

A．骨髓、胸腺　B．扁桃体、骨髓　C．肝、脾　D．淋巴结、胸腺　E．脾、淋巴结

3．胸腺的功能是（　　）

A．B细胞定居的场所　B．T细胞分化成熟的场所

C．B细胞分化成熟的场所　D．T细胞定居的场所

E．B细胞、T细胞分化成熟的场所

4．免疫细胞发生的场所是（　　）

A．胸腺　B．脾　C．骨髓　D．肝　E．肾上腺

5．下列哪个部位既是免疫活性细胞定居、增殖的场所，也是发生免疫应答的重要部位　（　）

A．胸腺　B．脾　C．骨髓　D．肝　E．肾上腺

6．能与绵羊红细胞形成E花结的细胞是　（　）

A．T淋巴细胞　B．B淋巴细胞　C．NK细胞　D．中性粒细胞　E．巨噬细胞

7．具有细胞毒作用，能杀伤特异性抗原的靶细胞是　（　）

A．Th1细胞　B．Th2细胞　C．Ts细胞　D．Tc细胞　E．B细胞

8．与NK细胞结合杀伤靶细胞的免疫分子是　（　）

A．IgD　B．IgE　C．IgG　D．IgA　E．IgM

9．能发挥ADCC效应的细胞主要是　（　）

A．B细胞　B．NK细胞　C．巨噬细胞　D．T细胞　E．红细胞

10．下列哪项是免疫活性细胞　（　）

A．K细胞　B．NK细胞　C．LAK细胞　D．T细胞和B细胞　E．Mϕ

11．免疫时主要处理和传递抗原信息的细胞是　（　）

A．K细胞　B．NK细胞　C．树突状细胞　D．T细胞和B细胞　E．LAK细胞

12．人类B淋巴细胞分化成熟的场所是　（　）

A．胸腺　B．骨髓　C．淋巴结　D．脾脏　E．法氏囊

13．中枢免疫器官与外周免疫器官的区别是　（　）

A．中枢免疫器官是T细胞分化成熟的场所

B．外周免疫器官是B细胞分化成熟的场所

C．中枢免疫器官是免疫细胞产生、分化成熟的场所，而外周免疫器官是淋巴细胞分布定居和产生免疫应答的场所

D．外周免疫器官是T细胞分化成熟的场所

E．中枢免疫器官是B细胞分化成熟的场所

14．外周免疫器官的功能不包括　（　）

A．接受抗原刺激　B．产生免疫应答

C．过滤和清除病原生物　D．造血及产生免疫细胞

E．过滤血液

15．促红细胞生成素简写为　（　）

A．MCSF　B．GCSF　C．SCF　D．TPO　E．EPO

16．人类的MHC位于第几号染色体　（　）

A．5　B．6　C．7　D．17　E．18

17．MHC是　（　）

A．基因　B．蛋白质　C．脂质　D．肽聚糖　E．T细胞

18．HLA-Ⅰ类基因位于　（　）

A．A、B、C区　B．DP区

C.DP、DQ、DR区　　D.B、C区

E.DP、DQ区

19. MHCI类分子能结合 (　　)

A.$CD4^+$ T细胞　B.$CD8^+$ T细胞　C.B细胞　D.NK细胞　E.红细胞

20. 与HLAB27关联的疾病是 (　　)

A.强直性脊柱炎　　B.类风湿性关节炎

C.1型糖尿病　　D.多发性硬化症

E.全身性红斑狼疮

项目十二 抗原

知识目标

1. 掌握抗原、抗原决定基、共同抗原、异嗜性抗原的概念，掌握抗原的特异性。

2. 掌握医学上重要的抗原物质。

3. 了解抗原的分类，了解决定抗原免疫原性的条件，了解交叉反应。

任务一 抗原概念与分类

免疫的本质任务就是识别和清除“异己物质”。如果说免疫是维护人体健康的一场“战争”，那么这些“异己物质”正是这场战争的导火线。日常生活中，我们接触的一些物质如细菌、病毒、花粉、化妆品，某些食物如牛奶、海鲜，某些药物如青霉素、碘剂等，都是发动免疫“战争”的始动因素，这些“异己物质”我们称之为抗原。

一、抗原的概念

（一）抗原的概念

抗原（antigen，Ag）是指能刺激机体免疫系统产生特异性免疫应答，产生效应T细胞和（或）抗体，并能与相应效应T细胞和抗体特异性结合的物质。

（二）抗原的特性

抗原一般具有两种基本特性，即免疫原性和抗原性。

1. 免疫原性（immunogenicity）。免疫原性，即能刺激机体免疫系统发生特异性免疫应答，产生相应效应T细胞和（或）抗体的能力。

2. 抗原性（antigenicity）。抗原性，即能与特异性免疫应答的产物，如效应T细胞和（或）抗体特异性结合的能力，又称为免疫反应性。

3. 完全抗原与半抗原。同时具有免疫原性和抗原性的物质称为完全抗原，如病原微生物、大多数蛋白质等。有些小分子异物（如青霉素），单独存在时不能诱导机体产生特异性免疫应答，即本身不具有免疫原性，但能与相应的效应T细胞和（或）抗体结合，即具有抗原性而无免疫原性，这类物质称为半抗原。这类物质若与蛋白质载体结合，即可获得免疫原性，而成为完全抗原刺激机体产生免疫应答。

二、抗原的分类

（一）根据抗原的来源及与宿主的亲缘关系分类

1. 异种抗原。异种抗原是指来自于其他物种的抗原性物质。例如，对人而言病原微生物及其代谢产物、动物的血清等都是异种抗原。

2. 同种异型抗原。同种异型抗原是指存在于同一种属、异基因个体之间的抗原分子。例如，血型抗原及组织相容性抗原等。

3. 自身抗原。胚胎发育过程中，免疫活性细胞接触自身成分之后，对自身成分形成免疫耐受。若在各种因素作用下，自身成分也可诱导机体免疫应答引起自身免疫性疾病，即称为自身抗原。

（二）根据抗原刺激B细胞产生抗体是否依赖T细胞的辅助分类

1. 胸腺依赖性抗原（thymus dependent antigen，TDAg）。刺激B细胞产生抗体时需要T细胞的辅助。绝大多数的蛋白质分子，如各种病原微生物的蛋白质成分、动物血清蛋白等。

2. 胸腺非依赖性抗原（thymus independent antigen，TIAg）。在刺激B细胞产生抗体过程中不需要T细胞的辅助。多糖类抗原，如细菌脂多糖、荚膜多糖等。

（三）其他方法分类

根据抗原的化学组成不同可分为蛋白抗原、多糖抗原、核蛋白抗原等，根据抗原的特性可分为完全抗原和半抗原，根据抗原获得方式可分为天然抗原、人工抗原、合成抗原等。

（刘志勇）

任务二 决定抗原免疫原性的条件

某种物质是否具有免疫原性，能否诱导机体免疫系统产生免疫应答，诱导机体产生抗体的浓度（效价）高低、抗体在体内存留时间长短以及是否形成记忆细胞、免疫力持续时间长短等，会受很多方面因素的影响。总的来说，免疫原性强弱取决于以下几个主要的因素。

一、异物性

异物性是决定抗原具有免疫原性的首要条件。是否是异物由免疫活性细胞来评判，凡属非自身物质、胚胎期从未与机体的免疫活性细胞接触过，或因某些因素影响使自身物质组成或结构发生改变以及某些自身成分（如眼晶状体蛋白、精子等）因外伤、手术进入血流，均具有异物性。具有异物性的物质主要有：

1. 异种物质。通常生物之间亲缘关系越远，分子结构差异越大，其免疫原性越强。大多数抗原属于异种物质，如各种病原体、动物免疫血清等。

2. 同种异体物质。同种异体物质是指同一种属不同个体之间的组织细胞结构也存在差异，相互之间具有免疫原性，如人类红细胞血型抗原、主要组织相容性抗原等。

3. 自身物质。一般情况下，自身物质不具有免疫原性。但某些因素使自身物质组成或结构发生改变或因手术、外伤进入血流，如精子、眼晶状体蛋白等也可成为自身抗原。

二、理化性质

1. 相对分子质量大小。能够被免疫活性细胞识别的一般为大分子异物，相对分子质量常在10 000以上，相对分子质量越大，其免疫原性就越强。

2. 化学组成。通常情况下，蛋白质具有良好的免疫原性，大分子物质中蛋白质/多肽类抗原异物免疫原性最强，多糖类抗原的免疫原性稍弱，核酸分子无免疫原性，但与蛋白质结合后可具有免疫原性。

3. 结构的复杂性。抗原的结构越复杂，在体内越不易被降解，对免疫细胞的刺激时间长，其免疫原性也越强。故以含有大量芳香族氨基酸尤其是酪氨酸的蛋白质免疫原性较强，而明胶分子量虽达100 000，但免疫原性却很弱，这是因为明胶由直链氨基酸组成，结构简单，稳定性差，在体内易被降解。

此外，抗原分子的某些化学基团与免疫细胞表面相应的抗原受体相互接触的难易程度、抗原进入机体的途径、抗原分子的完整性等对免疫原性也有一定影响。抗原的免疫原性还受机体的遗传因素、个体差异、健康状态、年龄、性别及免疫系统的功能是否正常等因素的影响。

（刘志勇）

任务三 抗原的特异性

一、抗原的特异性

抗原的特异性，是指抗原刺激机体发生免疫应答及其与应答产物发生反应所显示的专一性、针对性。特异性不仅表现在免疫原性上，即只能激活特定的T/B细胞，从而产生针对该抗原的效应T细胞/抗体；还表现在抗原性上，即只能与相应的效应T细胞/抗体结合。例如接种甲肝疫苗，只能刺激机体产生抗甲肝病毒的抗体，该抗体起到保护机体预防甲肝的作用。抗原的特异性是免疫应答中最重要的特点，也是免疫学诊断及防治的重要理论依据。

抗原的特异性是由抗原物质中的抗原决定基所决定的。抗原决定基（antigenic determinant，又称表位），是抗原分子中决定抗原特异性的特殊化学基团，一般由几个到十几个氨基酸构成。表位是决定抗原特异性的基础，是与抗体、免疫活性细胞的抗原受体特异性结合的部位，如图12-1所示。抗原表位与抗体结合的专一性类似于一把钥匙开一把锁，抗体通过与表位的结合，捕捉住抗原，并最终将其清除。

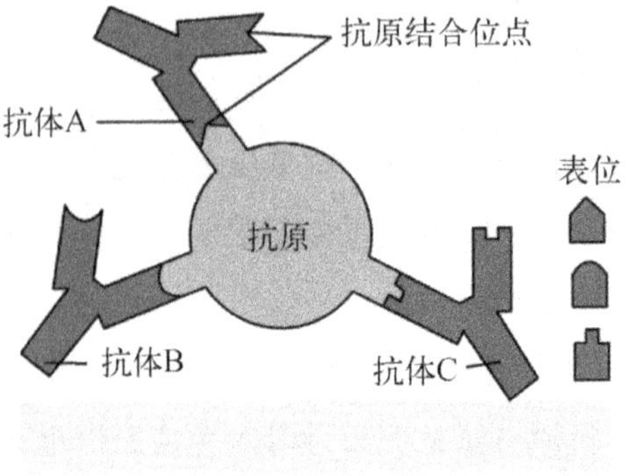

图12-1 表位与抗原的特异性示意图

二、共同抗原与交叉反应

天然抗原物质多为复合体，其空间结构复杂，分子表面可含有多种抗原决定基，其所包含的每一种表位都可激活一个产生针对该表位的一种抗体或效应T细胞。因此，具有多种表位的复杂抗原分子可诱导产生多种抗体。

少数情况下，两种不同的抗原物质之间存在相同或相似的抗原决定基（共同表位），这两种抗原称为共同抗原，如图12-2所示。

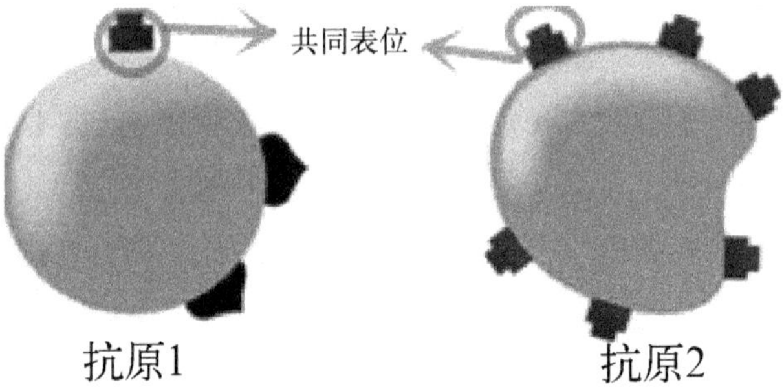

图12-2 共同抗原

由共同抗原刺激机体产生的抗体或效应T细胞，对具有相同或相似表位的不同抗原的结合反应，称为交叉反应（cross reaction），如图12-3所示。

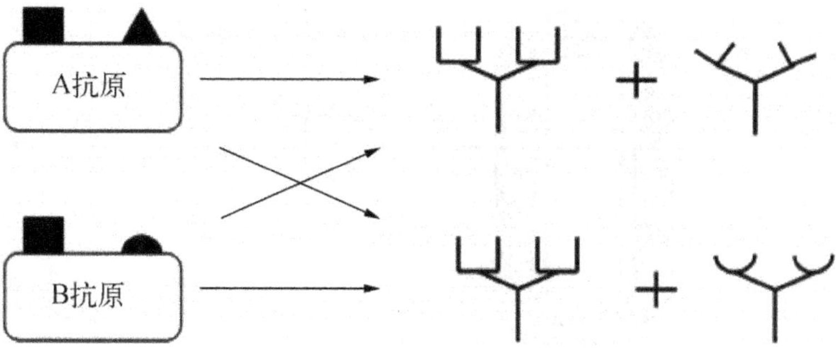

图12-3 交叉反应示意图

（刘志勇）

任务四 医学上重要的抗原物质

一、异种抗原

（一）病原生物及其代谢产物

细菌、病毒等病原微生物及人体寄生虫都是良好的异种抗原，细菌的各种抗原如图12-4所示。微生物的结构虽然简单，但其化学组成很复杂，含有多种蛋白质、多糖、类脂等成分，具有较强的免疫原性。当病原生物感染机体致病的同时，又可刺激机体产生免疫应答，发挥抗感染的作用。因此，可将病原微生物制成疫苗用于传染病预防，也可根据相应抗体来诊断或治疗疾病等。

另外，病原微生物的代谢产物如细菌外毒素，其化学成分为蛋白质，具有很强的免疫原性。外毒素经甲醛脱毒处理后可失去毒性，但仍保留其免疫原性，此类生物制剂称类毒素。将类毒素注入人体或动物体，可刺激机体产生抗体称抗毒素，可有效中和外毒素。

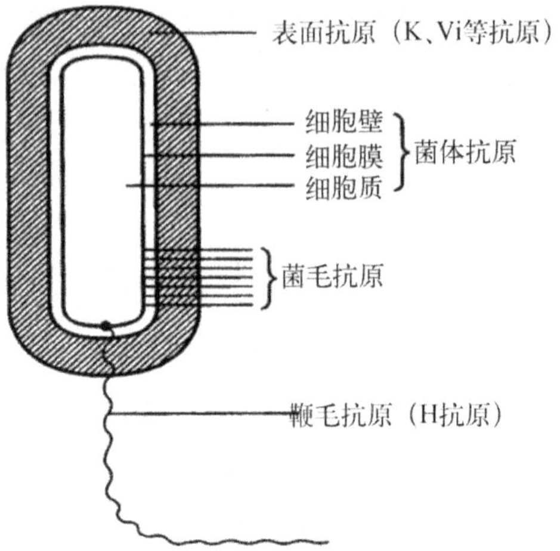

图12-4　细菌的各种抗原示意图

（二）动物免疫血清

动物免疫血清亦称抗血清，为含有抗体的动物血清，是利用抗原反复多次免疫动物（如马、羊、驴等）制备而成的。抗血清种类繁多，包括抗毒素，如破伤风抗毒素、白喉抗毒素等；抗病毒血清，如抗狂犬病病毒血清；抗毒血清，如抗蛇毒血清、抗蝎毒血清等。高效价抗血清可中和相应抗原，用于相应疾病的紧急预防及治疗。这些免疫血清对人而言，既含有抗体（抗毒素），同时又是异种动物蛋白质抗原，免疫原性强，注射此类血清可能引起超敏反应，因此在使用既是抗体又是抗原的动物免疫血清之前应做皮肤敏感性实验。

二、同种异型抗原

同一种属不同个体之间存在的特异性抗原称为同种异型抗原。常见的人类同种异型抗原有红细胞血型抗原和人类白细胞抗原。

（一）红细胞血型抗原

血型抗原是指存在于红细胞表面的同种异型抗原，主要有ABO血型抗原系统和Rh血型抗原系统。

1. ABO血型系统。人类输血中最关键的血型系统，根据人类红细胞表面A、B血型抗原的不同，可分为A型、B型、AB型和O型（表12-1）。因血清中存在天然血型抗体，ABO血型不符的个体之间相互输血，会发生严重输血反应。因此，临床输血前必须进行血型鉴定和交叉配血。

表12-1　人类ABO血液型别

ABO血型	血型抗原	血型抗体
A型	A	抗B
B型	B	抗A
AB型	A和B	—
O型	—	抗A、抗B

2. Rh血型系统。在输血中的重要性仅次于ABO血型系统，目前已经明确了的属于该系统的抗原有50种，其中D抗原最为重要，称Rh因子。大多数人红细胞膜上有D抗原，称为Rh阳性；少数人无，称为Rh阴性。通常情况下，Rh血型无天然抗体，因输血或妊娠（胎儿为Rh阳性）接触D抗原之后才能产生抗D抗体，再次输入Rh阳性红细胞时，可发生输血反应；若再次妊娠（胎儿为Rh阳性），可引起新生儿溶血病。

（二）人类白细胞抗原

人类白细胞抗原（human leucocyte antigen，HLA），即主要组织相容性抗原，是存在于几乎所有细胞膜上的一系列糖蛋白，具有高度多态性，代表了个体特异性，只有同基因者（单卵双生）的组织相容性抗原才能完全相同，因此在器官和（或）组织移植时，可诱导受者机体发生免疫应答从而引发移植排斥反应。此抗原还参与免疫应答、免疫调节，并与人类的某些疾病相关。

三、异嗜性抗原

异嗜性抗原又称Forssman抗原，指的是存在于不同种属之间的共同抗原。

有些异嗜性抗原与人类某些疾病的发生相关，如乙型溶血性链球菌A群细胞壁上的M蛋白与人的心肌以及肾小球基膜上的某蛋白质分子为共同抗原，因此人感染链球菌后，机体产生的抗M蛋白的抗体可能引起风湿性心脏病以及肾小球肾炎。有些异嗜性抗原可用于疾病的辅助诊断，如立克次体与变形杆菌某些菌株之间存在共同抗原，因此在诊断立克次体感染引起的斑疹伤寒时，可用变形杆菌来替代立克次体进行血清学实验，检测是否含有抗立克次体的抗体，称为外斐反应。

四、自身抗原

能引起机体发生免疫应答的自身成分称为自身抗原。

1. 隐蔽的自身抗原。由于天然组织屏障的隔绝作用或者发生较迟，在胚胎发育过程中机体的某些组织成分未与免疫活性细胞接触过，这些组织成分称为隐蔽抗原。例如，眼晶状体蛋白、葡萄膜色素蛋白、甲状腺球蛋白、精子蛋白等。在外伤、手术、感染等因素作用下，这些自身成分由隐蔽处释放入血或淋巴液，与免疫系统接触，引发针对隐蔽抗原的自身免疫应答和自身免疫性疾病。例如，晶状体过敏性眼内炎、交感性眼炎、桥本甲状腺炎、自身免疫性睾丸炎等。

2. 修饰的自身抗原。在感染、辐射、药物作用等因素的影响下，自身成分可能发生结构的改变，形成新的抗原决定基或者暴露出内部抗原决定基，使之具有免疫原性，成为修饰的自身抗原，严重时可引起自身免疫性疾病。例如，用药后引起的药物过敏性血细胞减少症等。

五、肿瘤抗原

肿瘤抗原是细胞癌变过程中新出现的或者表达异常的抗原物质的总称，包括肿瘤特异性抗原（TSA）和肿瘤相关性抗原（TAA）。

1. 肿瘤特异性抗原。只由肿瘤细胞合成而正常组织细胞不合成的特定抗原，源于肿瘤特异性基因突变。如人类黑色素瘤、结肠癌、乳腺癌等肿瘤细胞表面检测到肿瘤特异性抗原。

2. 肿瘤相关性抗原。肿瘤相关性抗原并非肿瘤细胞特异表达，正常细胞也可表达，但与某种肿瘤的发生有关，在细胞癌变时其含量明显增高。如甲胎蛋白（alpha fetoprotein，AFP）及癌胚抗原（carcinoembryonic antigen，CEA）。

六、超抗原

超抗原（superantigen，SAg）是指一类只需要极低浓度（1～10 ng/mL）即可激活2%～20%某些亚型的T细胞克隆，产生极强的免疫应答的抗原。

项目小结

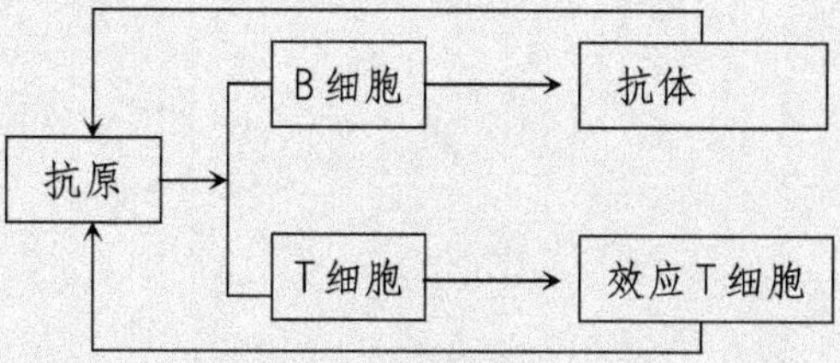

医学上重要的抗原：
- 异种抗原
- 同种异性抗原
- 异嗜性抗原
- 自身抗原
- 肿瘤抗原
- 超抗原

（刘志勇）

思考与练习

1．必须与蛋白质载体结合才具有免疫原性的是 （　　）

A．完全抗原　B．半抗原　C．变应原　D．耐受原　E．免疫原

2．抗原的特异性决定于 （　　）

A．抗原的物理性状　B．抗原相对分子质量的大小

C．抗原分子表面特殊的化学基团　D．抗原内部结构的复杂性

E．抗原的异物性

3．存在于不同种属间的共同抗原是 （　　）

A．异嗜性抗原　B．同种异型抗原

C．异种抗原　D．交叉抗原

E．隐蔽抗原

4．引起移植排斥反应的抗原是 （　　）

A．异种抗原　B．同种异型抗原

C．自身抗原　D．异嗜性抗原

E．交叉抗原

5. 关于眼晶体蛋白抗原描述正确的是 （ ）

A. 同种异型抗原

B. 肿瘤特异性抗原

C. 异嗜性抗原

D. 隐蔽的自身抗原

E. 异种抗原

项目十三 免疫球蛋白与抗体

知识目标

1. 掌握抗体的概念，以及各类免疫球蛋白的主要特性及功能。
2. 熟悉免疫球蛋白的结构及生物学活性。
3. 了解免疫球蛋白的水解片段、多克隆抗体和单克隆抗体。

任务一 抗体与免疫球蛋白的概念

抗体（antibody，Ab）是指B细胞接受抗原刺激后增殖分化为浆细胞，由浆细胞所产生的一类可与相应抗原发生特异性结合的球蛋白。抗体主要存在于血清等体液中，是介导体液免疫应答的重要效应分子。

免疫球蛋白（immunoglobulin，Ig）是指化学结构与抗体相似的球蛋白。免疫球蛋白有分泌型（sIg）和膜型（mIg）两种类型，前者主要存在于血液及组织液中，具有多种生物学功能；后者构成B细胞膜上的抗原受体（BCR）。

抗体是生物学功能的概念，而免疫球蛋白是化学结构的概念。所有的抗体都是免疫球蛋白，而免疫球蛋白不一定都具有抗体活性。

知识链接

抗体的发现

1890年德国学者贝林（Emil Adolf von Behring）用白喉外毒素给豚鼠注射后，发现豚鼠产生了对白喉毒素的抵抗力。进一步研究后发现，在实验豚鼠的血清中有一种能中和白喉外毒素的物质，称为抗毒素，也就是抗体。1891年他和日本学者北里正式用白喉杆菌抗毒素治疗白喉患者，创立了应用特异性被动免疫疗法治疗传染病。

（冯　梅）

任务二　免疫球蛋白的结构与类型

一、免疫球蛋白的基本结构

免疫球蛋白的基本结构是由四条多肽链组成，即由两条相同的相对分子质量较小的轻链（L链）和两条相同的相对分子质量较大的重链（H链）组成，通过链间二硫键连接而形成一个呈“Y”字形的分子，称为Ig单体，是构成免疫球蛋白分子的基本单位，如图13-1所示。

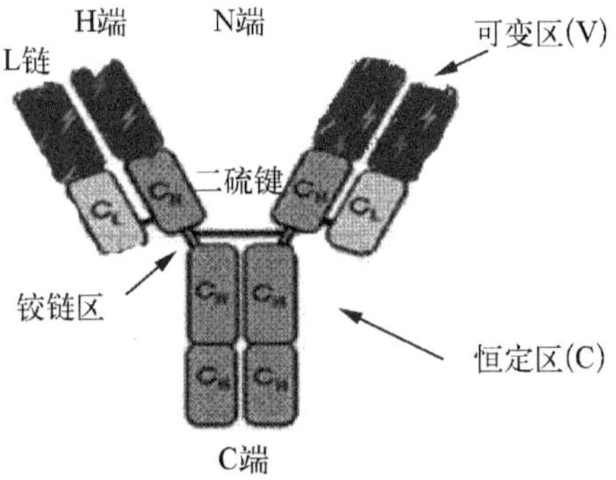

图13-1　免疫球蛋白基本结构示意图

1. 重链。免疫球蛋白重链的分子量为50～75 KD，由450～550个氨基酸残基组成。

根据重链恒定区的氨基酸组成、排列顺序及免疫原性的不同，将重链分为γ、α、μ、δ、ε五类，据此将免疫球蛋白分为IgG、IgA、IgM、IgD和IgE五类。

2. 轻链。由214个氨基酸残基组成，相对分子质量约为25 KD。L链有κ和λ两种，据此可将Ig分为κ和λ两型。

3. 可变区（variable region，V区）与恒定区（constant region，C区）。免疫球蛋白重链N端约1/4（γ、α、δ）或1/5（μ、ε），轻链N端1/2，其氨基酸的种类和排列顺序多变，称为可变区（V区）。重链和轻链的V区分别称为VH和VL。在可变区中，VH和VL各有三个区域的氨基酸组成和排列顺序更加多变，称为高变区（HVR）。重链和轻链高变区形成的特定空间构型共同组成Ig的抗原结合部位，该部位的构型与抗原决定基互补，是抗体与抗原结合的关键部位。高变区以外的区域，氨基酸的组成和排列顺序变化相对较小，称为骨架区（FR），VH和VL各有四个骨架区。

其余部分氨基酸残基的组成和排列顺序相对稳定，称为恒定区（C区）。重链与轻链的C区以CH、CL表示，C区不能结合抗原，但具有其他的生物学功能。

二、免疫球蛋白的功能区及主要功能

免疫球蛋白的功能区也称为结构域，是肽链反复折叠形成的立体球状结构，这些结构担负着不同的生物学功能：①VH和VL是特异性识别和结合抗原的部位；②CH1和CL是同种异型的Ig遗传标志所在部位；③CH2（IgG）和CH3（IgM）具有补体结合位点，可启动补体活化的经典途径，母体的IgG可借助CH2通过胎盘；④CH3（IgG）和CH4（IgE）具有亲细胞性，可与多种细胞表面的FC受体结合，发挥多种免疫效应。

铰链区是位于免疫球蛋白CH1与CH2之间的区域。该区富含脯氨酸，坚韧而富有弹性，可自如伸展，有利于Ig抗原结合部位与不同距离的抗原表位更好地结合，也有利于补体结合位点的暴露。同时铰链区对木瓜蛋白酶、胃蛋白酶敏感，水解免疫球蛋白分子时常在此区发生裂解。IgM和IgE无铰链区。

三、免疫球蛋白的其他结构

1. 连接链（J链）。由浆细胞合成的酸性糖蛋白可将单体Ig分子连接成多聚体。血中的IgM和分泌型IgA（sIgA）均含有J链。IgG、IgD、IgE为单体，无J链。

2. 分泌片（SP）。由黏膜上皮细胞合成与分泌的多肽，是sIgA的重要成分，可介导sIgA向黏膜上皮外主动输送，并保护IgA免受外分泌液中蛋白水解酶的降解。

IgM是由J链和二硫键连接五个Ig单体形成的五聚体，分泌型IgA（sIgA）是由J链连接两个IgA单体形成的二聚体，如图13-2所示。

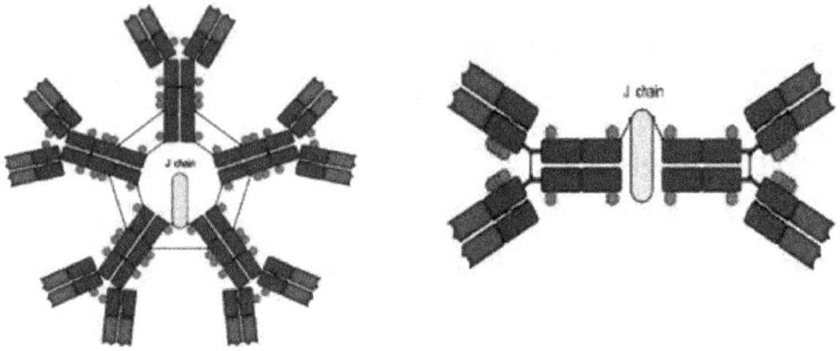

图13-2 IgM与sIgA结构示意图

四、免疫球蛋白的水解片段

在一定条件下，Ig分子的铰链区易被蛋白酶水解产生不同的片段。通过研究不同的结构片段可进一步了解Ig的结构和功能。以IgG为例的水解片段，如图13-3所示。

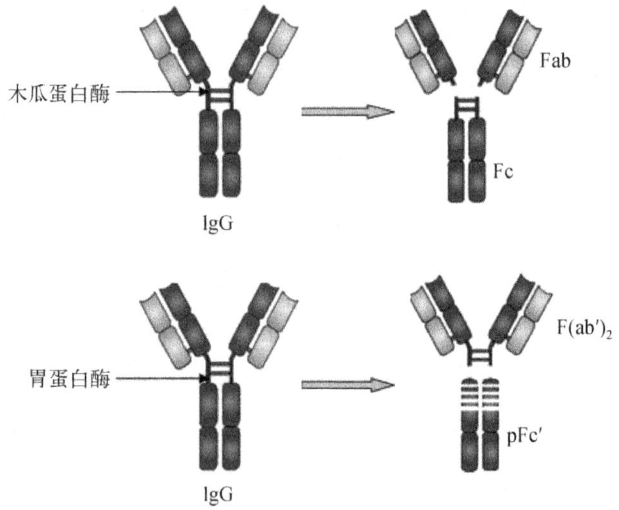

图13-3 免疫球蛋白的水解片段示意图

1. 木瓜蛋白酶水解片段。木瓜蛋白酶水解IgG铰链区连接两条重链的二硫键近N端部位，裂解后得到三个水解片段：①两个相同的Fab，即抗原结合片段（fragment antigen binding，Fab），Fab由一条完整的L链和部分H链（VH和CH1）组成，具有单价抗体活性，能与相应抗原结合但不形成凝集或沉淀反应；②一个Fc，即可结晶片段（fragment crystallizable，Fc），因其在低温下可结晶而得名，该片段包括CH2和CH3功能区，不能结合抗原，但具有激活补体、结合细胞等生物学活性。

2. 胃蛋白酶水解片段。胃蛋白酶水解IgG铰链区连接重链的二硫键近C端部位，裂解后获得一个F（ab′）$_2$，具有两个抗原结合部位，能与两个抗原决定基结合，为双价，与抗原结合后可出现凝集反应或沉淀反应。其余部分被裂解为若干小分子碎片（pFc′），无生物学活性。

（冯　梅）

任务三　免疫球蛋白的生物学活性

一、Fab段的生物学作用

识别并特异性结合抗原是免疫球蛋白（抗体）分子最主要的生物学作用。在体内，免疫球蛋白通过其V区与细菌毒素或病原体结合后，可产生中和毒素、中和或抑制病原体生长的作用。在体外，免疫球蛋白通过其V区与抗原结合后，可引起各种抗原抗体反应，临床常用于鉴定病原微生物或检测抗体。

二、Fc段的生物学作用

（一）激活补体

当IgG、IgM抗体与相应抗原结合后，其构型发生改变，Fc的补体结合位点暴露出来，可通过经典途径激活补体。

（二）结合细胞表面的Fc受体

1. 调理吞噬作用。当IgG分子与细菌等颗粒性抗原结合后，可通过Fc与中性粒细胞或单核巨噬细胞的相应受体结合，从而促进吞噬细胞对颗粒性抗原的吞噬作用，如图13-4所示。

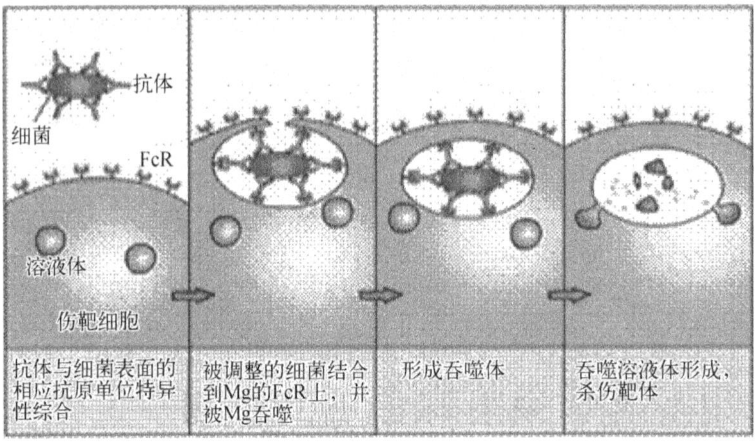

图13-4　调理吞噬作用

2. 抗体依赖性细胞介导的细胞毒作用（ADCC）。NK细胞通过表面的IgG Fc受体识别结合于靶细胞上的IgG Fc段，直接杀伤靶细胞（如病毒感染的细胞和肿瘤细胞等）。

3. 介导Ⅰ型超敏反应。IgE的Fc段与肥大细胞或嗜碱性粒细胞表面的Fc受体结合，引起Ⅰ型超敏反应。

（三）穿过胎盘和黏膜

IgG是唯一能自母体通过胎盘进入胎儿体内的免疫球蛋白，对胎儿及新生儿抗感染具有重要意义。sIgA可通过呼吸道、消化道等黏膜，是机体黏膜局部免疫的主要因素。

（冯　梅）

任务四　各类免疫球蛋白的主要特性及功能

各类免疫球蛋白虽都有结合抗原的共性，但它们在分子结构、体内分布、血清水平及生物学活性等方面又各具特点，如表13-1所示。

表13-1　五类免疫球蛋白理化特性与生物学活泼性比较

	IgG	IgA	IgM	IgD	IgE
重链名称	γ	α	μ	δ	ε
存在形式	单体	单体、双体	单体、五聚体	单体	单体
血清所占比例（%）	75～80	10～15	5～10	0.2	<0.002

续表

	IgG	IgA	IgM	IgD	IgE
合成时间	出生后3个月	4～6月	胚胎末期	较晚	较晚
半衰期（天）	20～23	6	5	3	2
生物学功能	激活补体ADCC调理作用穿过胎盘	黏膜局部抗感染作用	激活补体早期防御作用	B细胞分化发育成熟的重要标志（BCR）	介导Ⅰ型超敏反应，抗寄生虫感染

一、IgG

IgG由脾和淋巴结的浆细胞合成，常以单体形式存在，是血清和细胞外液中含量最高的免疫球蛋白，约占血清Ig总量的75%；出生后3个月开始合成，3～5岁接近成人水平。在五类免疫球蛋白中，IgG分子最小，合成速度快，分解慢，半衰期最长（大约3周），故临床使用丙种球蛋白时，宜每2～3周一次。IgG作为唯一能通过胎盘的Ig，是新生儿抗感染免疫和发生新生儿溶血病的重要因素。IgG具有促进吞噬、中和毒素和病毒、介导NK细胞杀伤靶细胞、激活补体经典途径等作用，是体液中抗感染（抗菌、抗病毒、抗毒素）的主要抗体，是机体抗感染的“主力军”，是机体再次免疫应答的主要抗体，是参与Ⅱ、Ⅲ型超敏反应的主要抗体。

二、IgM

IgM有单体和五聚体，单体为mIgM，是未成熟B细胞的抗原受体（BCR）；五聚体分子量最大，又称巨球蛋白。IgM是个体发育过程中最早合成和分泌的抗体，在胚胎发育晚期即可产生。若脐血中出现特异性IgM增高，提示胎儿在子宫内有相应病原体的感染。出生后，在机体的体液免疫应答中，IgM是最早产生的抗体，是机体抗感染的“先头部队”，半衰期短，在感染过程中血清IgM水平升高，提示近期有感染发生，可作为早期诊断的依据。天然ABO血型抗体、60%～70%的类风湿因子等都是IgM类抗体。

三、IgA

IgA有血清型IgA和分泌型IgA（SIgA）两种。血清型IgA主要为单体，在血清中含量较少，其免疫作用较弱。分泌型IgA为双体，由两个IgA单体、一条J链和一个分泌片构成。

SIgA主要存在于呼吸道、消化道、泌尿生殖道等黏膜的外分泌液中，如初乳、泪液、唾液、支气管和胃肠道分泌液等，对黏膜局部抗感染发挥重要作用，是机体抗感染的“边防军”。sIgA在出生后半年左右合成，婴儿可从母亲初乳中获得SIgA，应大力提倡母乳喂养，可为婴儿胃肠道提供自然被动免疫。

四、IgD

IgD由扁桃体和脾中的浆细胞产生，合成较晚，以单体形式存在于血清中，含量很低，占血清Ig总量的1%以下，半衰期短（约3日），生物学功能尚不清楚。B细胞膜表面的IgD（mIgD）是B细胞的抗原识别受体（BCR），亦可作为B细胞分化发育成熟的重要标志，未成熟B细胞仅表达mIgM，成熟B细胞可同时表达mIgM和mIgD。

五、IgE

IgE是血清中含量最少的一类免疫球蛋白，仅占血清总量的0.002%。但在寄生虫感染时含量明显升高，可能与机体抗寄生虫免疫有关。IgE为亲细胞抗体，其Fc段可与肥大细胞、嗜碱性粒细胞表面的Fc受体结合，引起Ⅰ型超敏反应。

（冯　梅）

任务五　多克隆抗体和单克隆抗体

研究抗体的理化性质、分子结构与功能，疾病的诊断、治疗及预防等都需要人工制备抗体。目前，根据人工制备抗体的原理和方法可分为多克隆抗体、单克隆抗体及基因工程抗体等。

一、多克隆抗体

多克隆抗体（polyclonal antibody，pAb）是由不同B细胞针对天然抗原的不同表位产生的抗体所组成的混合物。获得多克隆抗体的主要途径有动物免疫血清（抗血清）、恢复期患者血清或免疫接种人群。多克隆抗体来源广泛、制备容易，但特异性不高，易出现交叉反应，因此在实际应用中受到了限制。

二、单克隆抗体

解决多克隆抗体特异性不高的方法是制备针对单一表位的抗体，即单克隆抗体。单克隆抗体（monoclonal antibody，McAb）通常是由一个B细胞针对某一特定抗原表位所产生的特异性抗体。将经抗原免疫小鼠的B细胞与骨髓瘤细胞融合形成杂交瘤细胞。这种细胞既有骨髓瘤细胞在体外无限扩增的特性，又保存了B细胞合成和分泌特异性抗体的能力，筛选后在小鼠腹腔中或体外培养可产生单克隆抗体。单克隆抗体特异性强、性质纯、效价高，现已广泛地应用于临床，如用作体外诊断试剂检测各种抗原，与抗癌药物或毒素耦联制备成靶向药物用于肿瘤的治疗等。

三、基因工程抗体

动物源性的McAb作为体外诊断试剂具有较高的敏感性和特异性，但它对人体是异种抗原，反复使用可引起超敏反应。20世纪80年代开始研制的基因工程抗体，是将B淋巴细胞的免疫球蛋白基因取出或在体外扩增，然后导入受体细胞获得抗体。其主要应用在将动物源性抗体人源化或直接制备人源性抗体，以及将抗体的功能加以改进，使之更好地应用于临床。其特点是既保持单克隆抗体均一性、特异性的优点，又能克服其为动物源性的不足。

项目小结

- 免疫球蛋白
  - 概念
    - 抗体
    - 免疫球蛋白
  - 结构
    - 基本结构
    - 分类
    - 功能区
    - 水解片段
  - 作用
    - 特异性结合抗原
    - 激活补体
    - 通过胎盘和黏膜
  - 特性
    - IgG：含量最多，能通过胎盘
    - IgA：存在外分泌液中
    - IgM：产生最早，血型抗体
    - IgD：功能不清
    - IgE：引起Ⅰ型超敏反应

（冯 梅）

思考与练习

一、单项选择题

1. 抗体分子的抗原结合部位在 （ ）

A. Fab段 B. Fc段 C. CH2 D. CH3 E. CH1

2. 3~6个月婴儿易患呼吸道感染疾病主要是因为缺乏 （ ）

A. IgG B. SIgA C. IgE D. IgM E. IgD

3. 发生宫内感染时，脐血中含量升高的抗体是 （ ）

A. IgG B. IgM C. IgE D. IgD E. IgA

4. 天然血型抗体为 （ ）

A. IgG B. gA C. IgD D. IgE E. IgM

5. 能与肥大细胞结合的Ig是 （ ）

A. IgG B. IgM C. IgE D. IgD E. IgA

二、思考题

1. 简述免疫球蛋白的基本结构和功能。
2. IgG的生物学作用是什么？
3. 抗体与免疫球蛋白的区别是什么？

项目十四 免疫应答

知识目标

1. 掌握免疫应答的概念、基本过程、主要特点和固有免疫应答的组成。
2. 熟悉T、B细胞介导的免疫应答及其效应，抗体产生的规律及意义。
3. 了解固有免疫分子及其作用，免疫应答的调节、免疫耐受。

任务一 免疫应答的基本类型及特点

机体免疫系统最重要和最基本的生理功能就是对“自己”和“非己”抗原的识别和应答，在此基础上产生对“非己”抗原的排除，借此维护内环境的生理平衡和稳定。机体免疫系统通过识别“自身”和“非己”，有效地清除病原体等抗原性异物的一系列生理反应过程称为免疫应答（immune response）。根据种系和个体免疫系统的发育过程及免疫细胞对抗原性异物的识别特点和效应机制，可将免疫应答分为固有免疫应答和适应性免疫应答两种类型（表14-1）。

表14-1 固有免疫和适应性免疫的比较

	固有免疫	适应性免疫
参与的细胞	蚕噬细胞、NK细胞、γδT细胞、NKT细胞、B1细胞及构成体表、体内屏障的上皮细胞和其他组织细胞等	T细胞、B细胞、APC
参与的分子	补体、溶菌酶、防御素、急性期蛋白、细胞因子等	抗体、细胞因子

续表

	固有免疫	适应性免疫
作用特点	作用迅速（即刻～96 h内）、广泛，但较弱，对抗原性异物的识别与排除无特异性，也无免疫记忆性	作用较慢（96 h后），但较强，对抗原性异物的识别与排除有特异性和免疫记忆性

（孙　颖）

任务二 固有免疫应答

固有免疫应答又称非特异性免疫应答，是在种群长期种系发育和进化过程中逐渐形成的、可遗传的、具种属特异性的一种天然防御功能，生下来就有，对各种侵入的病原体或其他抗原性异物均可应答，产生非特异性抗感染和清除体内损伤、衰老或畸变细胞的作用，同时在适应性免疫应答过程中也发挥重要的作用。机体固有免疫应答的组成包括屏障结构、固有免疫细胞和体液中的抗微生物物质。

一、固有免疫屏障及其作用

（一）皮肤黏膜屏障

1. 机械性阻挡与排除作用。完整的皮肤与黏膜可阻挡病原体的侵入，上皮细胞的更新、呼吸道黏膜上皮细胞纤毛随呼吸的定向摆动及黏膜上皮细胞表面分泌物的冲洗作用，可清除病原微生物。

2. 分泌多种杀菌和抑菌物质。如皮脂腺分泌的不饱和脂肪酸、汗腺分泌的乳酸、胃液中的胃酸、肠道分泌物中的多种蛋白酶等，均具有不同程度的杀菌或抑菌的作用。

3. 正常菌群对病原微生物具有拮抗作用。寄居在皮肤和黏膜表面的正常菌群能阻止病原微生物在局部生长，如肠道中大肠埃希菌产生的细菌素对某些厌氧菌和G^+菌具有抑制和杀伤作用。

（二）血脑屏障

血脑屏障由软脑膜、脉络丛的毛细血管壁和包在壁外的星形胶质细胞形成的胶质膜等组成。其组织结构致密，能阻挡病原微生物及一些大分子物质从血流进入脑组织或脑脊液，从而保护中枢神经系统。婴幼儿因血脑屏障发育不完善，故易发生中枢神经系统感染。

（三）胎盘屏障

胎盘屏障由母体子宫内膜的基蜕膜和胎儿绒毛膜滋养层细胞共同组成。此屏障可防止母体内的病原体及其有害产物进入胎儿体内，保护胎儿免受感染。在妊娠的前3个月内，血胎屏障尚未发育完善，此时母体若感染风疹和巨细胞病毒等有可能导致胎儿畸形、流产。

二、固有免疫细胞及其作用

固有免疫细胞主要包括吞噬细胞、树突状细胞、NK细胞、NKT细胞、γδT细胞、B1细胞、肥大细胞、嗜碱性粒细胞和嗜酸性粒细胞等。

（一）吞噬细胞

吞噬细胞包括中性粒细胞、单核细胞和组织中的巨噬细胞。

1. 吞噬细胞的吞噬过程。①吞噬细胞与病原微生物接触：可为偶然相遇，也可经趋化因子的作用聚集于应答部位。②吞入病原微生物：对于细菌等较大的病原微生物，吞噬细胞的胞膜突出形成伪足将其包围并摄入细胞内，形成吞噬体；对病毒等较小的物体，在其附着处的细胞膜内陷将病毒等包裹在内，形成吞饮体。③杀灭和破坏病原微生物：吞噬体向胞内运动，与溶酶体融合形成吞噬溶酶体，在多种溶酶体水解酶作用下，对病原微生物进行消化处理。

2. 吞噬细胞的吞噬结局。①完全吞噬：病原微生物在吞噬溶酶体中被杀灭消化，通过胞吐作用将消化后的残渣排出胞外。②不完全吞噬：某些胞内寄生菌，如结核杆菌、伤寒杆菌等，可被吞噬但不被杀灭，称为不完全吞噬。不完全吞噬由于病原体在吞噬细胞内可免受体液中杀菌物质的作用，甚至生长繁殖，随吞噬细胞的游走而导致病原体扩散。③组织损伤：吞噬细胞在吞噬过程中，溶酶体释放的多种水解酶也能破坏周围正常组织细胞，造成组织损伤和炎症反应。

（二）NK细胞

自然杀伤（natural killer，NK）细胞是执行机体免疫监视作用的重要效应细胞，在无预先致敏时，可杀伤某些肿瘤细胞、病毒或胞内寄生菌感染的靶细胞。

（三）NKT细胞

自然杀伤T细胞（NKT）是指细胞表面既有NK细胞受体CD56又有TCR-CD3复合体的特殊T细胞，主要分布在肝、骨髓和胸腺，在体内发挥抗肿瘤、抗病毒或胞内寄生菌感染的作用。其杀伤机制与 $CD8^+$ CTL类似，同时可分泌IL4、IFNγ等细胞因子参与免疫调节和介导炎症反应。

（四）γδT细胞

γδT细胞主要分布于黏膜及皮下组织。γδT细胞表面抗原受体缺乏多样性，识别的抗原主要是某些病原微生物或感染和（或）突变细胞表达的共同抗原，如感染后产生或表达于感染细胞表面的热休克蛋白、某些磷酸化抗原和病毒蛋白等。它们可直接识别结合某些完整的多肽抗原，且不受MHC限制。γδT细胞是皮肤黏膜局部抗感染的重要效应细胞，对肿瘤细胞也有一定的杀伤作用，其杀伤机制与 $CD8^+$ CTL基本相同。

（五）B1细胞

B1细胞来源于胚肝，主要分布于腹膜腔、胸膜腔和肠壁固有层，具有自我更新能力。B1细胞抗原受体缺乏多样性，抗原识别谱窄，主要识别某些细菌表面共有的多糖类抗原。肠固有层的B1细胞能产生sIgA在黏膜免疫中发挥作用。

三、体液中的抗微生物物质及其作用

机体正常组织和体液中存在多种抗菌物质，主要有补体、细胞因子、溶菌酶和乙型溶素等。

（一）补体

补体（complement，C）是存在于正常人和哺乳动物血清中一组经活化具有酶活性的球蛋白。因其可辅助特异性抗体介导溶菌或溶细胞作用，是抗体发挥溶菌或溶细胞作用的必要补充条件，故得名补体。补体不是单一的成分，由30多种可溶性蛋白与膜结合蛋白组成，故又称为补体系统（complement system）。其性质很不稳定，易受理化因素的影响，如紫外线照射、机械振荡等均可破坏补体活性。补体对热敏感，加热56 ℃ 30 min可被灭活，室温下很快失活，0～10 ℃下活性能保持3～4 d，故补体活性检测标本应尽快测定或保存在-20 ℃以下。

1. 补体的组成。补体的组成包括固有成分、调控成分和补体受体。

（1）补体固有成分存在于体液中，参与补体激活过程，包括：①经典激活途径的C1、C4、C2；②甘露聚糖结合凝集素（MBL）激活途径的MBL和MBL相关的丝氨酸蛋白酶（MASP）；③旁路激活途径的B因子、D因子、P因子；④共同末端通路的C3、C5～C9。

（2）补体调节蛋白以可溶性或膜结合形式存在，参与调节补体活化或效应的发挥，包括 C1 INH、C4bP、I因子、H因子、S蛋白等。

（3）补体受体（CR）存在于细胞膜表面，通过与补体活性片段结合而介导生物学效应，如 CR1～CR5、C3aR、C5aR 等。

2. 补体的激活。补体系统是一个具有精密调控机制的蛋白质反应系统，生理条件下，多数以非活化形式存在，当有激活物出现时，可按一定方式和途径将其激活。补体系统活化后的产物可具有溶解细胞、调理吞噬、介导炎症反应和调节免疫应答等生物学功能。补体的激活途径有三条，即经典途径、MBL途径和旁路途径。三条途径具有共同的末端通路，即C5～C9的激活。三条途径激活补体如图 14-1 所示。

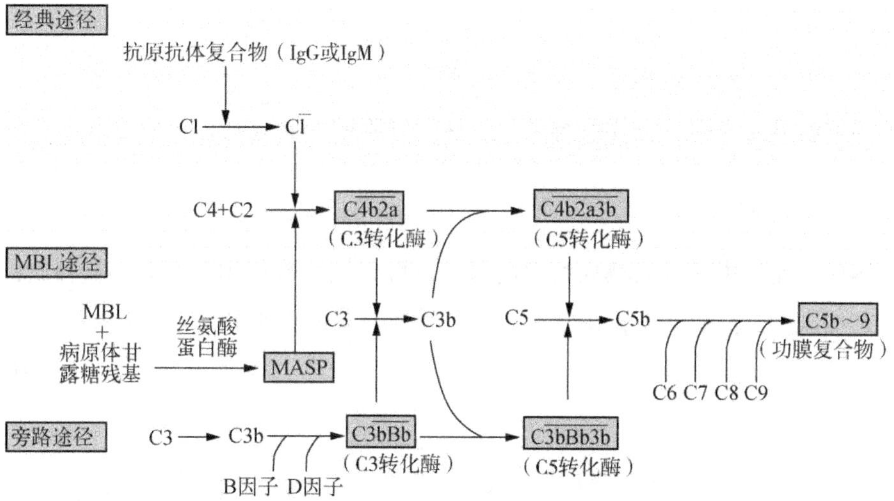

图 14-1 补体的激活途径

补体系统活化的三条途径都以C3活化为中心，最终形成攻膜复合物（MAC），产生基本相同的生物学效应。但这三条激活途径发挥作用的时间不同，MBL途径和旁路途径的活化无须特异性抗体参与，机体感染早期产生的急性期蛋白或侵入机体的病原体细胞壁表面成分可直接激活补体，故在感染早期或初次感染时对机体防御作用有重要意义。

3. 补体的生物学作用

（1）溶菌和细胞溶解作用。

（2）调理作用：补体激活过程中产生的裂解片段 C3b、C4b、iC3b 等与细菌或其他颗粒结合，可促进吞噬细胞的吞噬，称为补体的调理作用。

（3）免疫黏附与清除免疫复合物作用：在体内形成的中等大小免疫复合物（IC）如未被及时清除而沉积于血管壁，通过激活补体，造成周围组织损伤。补体成分可通过抑制 IC 形成、促使 IC 降解或清除，参与循环免疫复合物的清除。

（4）炎症介质作用及趋化作用。

（5）参与特异性免疫应答：补体系统作为固有免疫的重要组分，不仅在机体感染早期发挥重要抗感染作用，而且还参与特异性免疫应答过程，包括参与免疫应答的启动、免疫细胞的增殖分化、参与免疫应答的效应阶段及免疫记忆等过程。

（二）细胞因子

病原体感染机体后，可刺激免疫细胞和感染的组织细胞产生多种细胞因子，共同发挥抗感染、抗病毒和免疫调节功能，包括白介素（IL）、干扰素（IFN）、肿瘤坏死因子（TNF）、集落刺激因子（CSF）、生长因子（GF）、趋化因子等。

（三）溶菌酶

溶菌酶是一种不耐热碱性蛋白，主要来源于吞噬细胞，广泛地分布于血清、唾液、泪液、乳汁和黏膜分泌液中。它能裂解革兰阳性菌细胞壁的肽聚糖，从而导致细菌溶解。

（四）乙型溶素

乙型溶素是血清中一种对热较稳定的碱性多肽，在血液凝固时由血小板释放；作用于革兰阳性菌细胞膜，产生非酶性破坏效应，但对革兰阴性菌无效。

（孙　颖）

任务三 适应性免疫应答

一、适应性免疫应答的概念与类型

适应性免疫应答又称特异性免疫应答，是个体在出生后的发育过程中接触特定抗原而产生的仅针对该特定抗原而发生反应的免疫功能。因此，适应性免疫应答也称为获得性免疫。其主要机制是T淋巴细胞和B淋巴细胞特异性识别抗原并被活化、增殖，分化为效应细胞，最终介导细胞免疫或体液免疫效应。T淋巴细胞和B淋巴细胞在免疫应答过程中可形成长寿的记忆细胞，产生免疫记忆，当再次遇到相应抗原时能迅速产生应答，发挥免疫作用。

获得性免疫可根据效应机制分为T细胞介导的主要以细胞因素发挥免疫效应作用的细胞免疫和B细胞介导的以抗体发挥免疫效应作用的体液免疫两种类型。在某些情况下，免疫应答也可对机体造成损伤，引起超敏反应或其他免疫性疾病，此种免疫应答为病理性免疫应答。在某些特定条件下，抗原也可诱导机体免疫系统对其产生特异性无应答，即形成免疫耐受（immunological tolerance），又称负免疫应答。

二、适应性免疫应答的基本过程

免疫应答是由多种免疫细胞、细胞因子参加并受到严格调控的复杂过程。为便于理解，一般将特异免疫应答分为紧密相关的感应、反应与效应三个阶段，如图14-2所示。

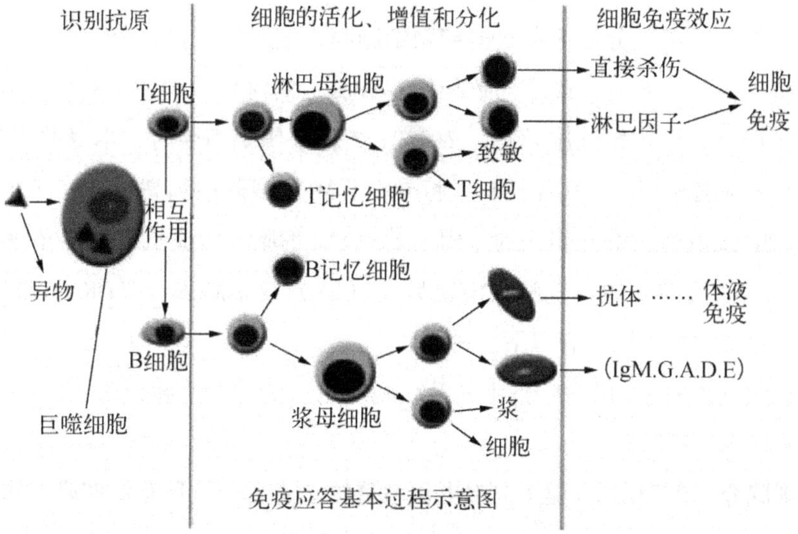

图14-2 免疫应答过程

1. 感应阶段。感应阶段是指抗原提呈细胞（APC）摄取、加工处理和呈递抗原，以及抗原特异性淋巴细胞（T、B细胞）识别抗原后启动活化的过程。此过程又称为抗原提呈与识别阶段。

2. 反应阶段。反应阶段是指T、B细胞接受抗原刺激后，在细胞因子参与下，活化、增殖、分化产生免疫效应细胞和效应分子的过程。此过程又称活化、增殖与分化阶段。

3. 效应阶段。效应阶段是指免疫效应细胞和效应分子发挥免疫效应的过程。反应阶段后期形成的浆细胞具有合成分泌抗体的功能，所产生的抗体与相应抗原结合，清除抗原性异物，发挥特异性体液免疫作用；效应T细胞则通过直接杀伤靶细胞以及通过释放多种淋巴因子发挥特异性细胞免疫作用。

三、T细胞介导的细胞免疫应答

细胞免疫应答是指由T淋巴细胞介导的特异性免疫应答。T淋巴细胞受相应抗原的刺激后，活化、增殖、分化为效应T细胞，通过Tc细胞的细胞毒作用及Th1细胞释放的细胞因子发挥细胞免疫效应。

（一）效应T细胞的生物学作用

1. 效应Tc细胞的细胞毒作用。效应Tc细胞先以其表面的CD8分子与靶细胞表面的MHC Ⅰ类分子结合，然后再以其表面的抗原受体（TCR）与靶细胞表面的抗原决定基特异性结合，引发效应Tc细胞分泌穿孔素击穿靶细胞膜，细胞外大量水分及Ca^{2+}进入胞内，胞内K^+和蛋白质、核酸等外溢，最终导致靶细胞肿胀；同时释放的颗粒酶也进入靶细胞内，水解蛋白质和DNA，导致靶细胞死亡。效应Tc细胞杀伤靶细胞时，本身并不被损伤，可反复杀伤数十个靶细胞。其杀伤作用具有特异性、MHC限制性和高效性等特点。

2. 效应Th1细胞释放淋巴因子的作用。效应Th1细胞与相应抗原的特异性结合后可释放多种可溶性生物活性介质，统称为淋巴因子（LK）或细胞因子（CK）。淋巴因子种类多、作用广，主要的细胞因子有以下三种。

（1）干扰素（IFNγ）：由活化的T淋巴细胞产生，能抑制病毒的复制，并具有调节免疫应答的作用。

（2）白细胞介素2（IL2）：是T细胞生长增殖的必要因子，具有免疫调节作用。

（3）肿瘤坏死因子（TNFβ）：引起炎症和杀伤靶细胞，抗病毒作用，激活中性粒粒细胞等。

（二）细胞免疫的生物学效应

1. 抗感染作用。细胞免疫主要针对胞内寄生的细菌（如伤寒沙门菌、结核分枝杆菌、麻风杆菌等）、病毒、真菌及某些寄生虫感染。

2. 抗肿瘤作用。细胞免疫在抗肿瘤免疫中发挥着极为重要的作用。效应Tc细胞可直接杀伤带有相应抗原的肿瘤细胞，Th1细胞分泌的细胞因子可直接或间接杀伤肿瘤细胞，有些淋巴因子如肿瘤坏死因子（TNF）、干扰素等在抗肿瘤免疫中也具有一定作用。

3. 免疫损伤。细胞免疫应答在器官移植排斥反应中起着主要作用。降低细胞免疫应答的水平，可减轻器官移植排斥反应。细胞免疫应答参与的迟发型超敏反应也会引起自身的免疫性损伤。

四、B细胞介导的体液免疫应答

体液免疫应答是指由B细胞介导的，抗体参与的特异性免疫应答。B细胞受相应抗原的刺激后，自身活化、增殖、分化为浆细胞，浆细胞能合成分泌抗体。因抗体存在于血清等体液中，故将由抗体发挥的特异性免疫应答称为体液免疫。

（一）抗体产生的一般规律及意义

抗原初次进入机体引发的免疫应答称为初次应答，机体再次接受相同抗原刺激产生的免疫应答称为再次应答。两次应答中抗体出现的时间、持续的时间和抗体的性质、浓度均不相同，如图14-3所示。

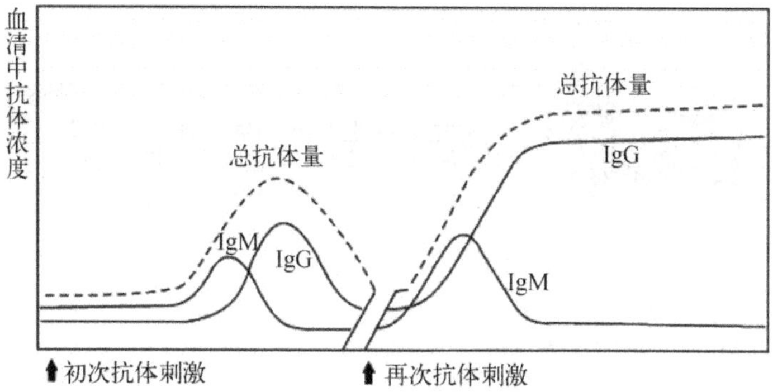

图14-3 抗体产生的一般规律

抗体产生的一般规律在医学实践中的指导意义：①在制备免疫血清或进行预防接种时，常采用间隔一定时间多次接种，以期产生维持时间长、高效价、亲和力高的抗体，达到增强免疫的效果；②检测到血清中特异性IgM升高，提示有病原微生物早期感染；③检测到体液中抗体含量变化，可协助评估疾病的转归。

（二）体液免疫应答的生物学效应

体液免疫的生物学效应由抗体发挥，抗体与相应抗原结合后，可产生多种生物学效应，其对机体的影响因抗原和抗体的种类不同而异。体液免疫的生物学效应归纳如下：

1. 中和毒素。外毒素与相应抗体在体内或体外特异性结合后，抗体封闭了外毒素与细胞膜结合的位点，使外毒素失去了结合细胞的能力，毒素难于进入易感细胞，无法发挥毒性作用。

2. 中和病毒。病毒是细胞内寄生的微生物，抗病毒抗体与相应病毒的抗原特异性结合后，可阻断病毒进入易感细胞，使病毒失去感染能力。

3. 抑制细菌吸附。细菌要感染机体，第一步就是要吸附于黏膜上，并在其上定植。

分布于黏膜表面的sIgA类抗体与细菌特异性结合后，可以阻止细菌与细胞黏膜结合，阻断了细菌的定植，从而发挥抗感染作用。

4. 调理作用。抗菌性抗体与细菌结合后，虽不能直接杀死细菌或抑制其生长繁殖，但可借助抗体的Fc段结合到吞噬细胞的Fc受体上，从而促进了吞噬细胞对细菌的吞噬能力。

5. 介导ADCC作用。IgG和IgM类与靶细胞结合后，其Fc段可与效应细胞（单核吞噬细胞、NK细胞）膜上的受体结合，激活这些细胞杀死靶细胞。

6. 激活补体。抗体与细胞型抗原结合后，暴露出来的补体结合点CH2，结合补体，启动了补体激活的经典途径，引起了一系列免疫效应。

（孙　颖）

任务四　免疫调节与免疫耐受

一、免疫应答的调节

免疫应答的调节是指在免疫应答过程中，免疫系统内部各种免疫细胞和免疫分子通过相互促进、相互制约，而使机体对抗原刺激产生最适应答的复杂生理过程。其主要通过抗原和抗体对免疫应答的调节作用、免疫细胞对免疫应答的调节作用、神经内分泌免疫网络的调节作用来进行调节，调节作用贯穿整个免疫应答的全过程，从而维持内环境的稳定。免疫功能失调或异常，将会导致机体发生自身免疫性疾病、肿瘤、超敏反应或严重感染等病理性反应。

二、免疫耐受

在某些情况下，机体接受抗原刺激后，不产生免疫应答的状态，称为免疫无应答。免疫无应答可分为免疫抑制和免疫耐受。前者是机体对所有抗原的作用均不应答，可能是因免疫缺陷或应用免疫抑制剂、放射线、抗淋巴细胞血清等所致。后者是机体仅对某种抗原的刺激不产生免疫应答，而对其他抗原的刺激产生免疫应答。自身抗原诱导产生的免疫耐受称为天然耐受或自身耐受，外来抗原诱导产生的免疫耐受称为获得性耐受或人工诱导的免疫耐受。正常免疫耐受机制的建立对维持机体自身稳定具有重要意义。若该种机制失调，将会产生对机体有害的免疫应答。

免疫耐受的研究不论在理论上还是在医学实践中均有重要意义。机体如何识别“自身”和“非己”是免疫学理论研究的核心问题之一。免疫耐受及其机制的研究，不仅较好地解释了机体何以能够“识别”并清除“非己”成分，而对自身抗原不应答的现象，而且还为阐明免疫应答的调节机制提供了实验依据。免疫耐受的诱导、维持和破坏与许多临床疾病的发生、发展和转归有关。目前正在研究通过人工诱导和维持免疫耐受来防治超敏反应、自身免疫性疾病和器官移植排斥反应的发生，或解除免疫耐受来激发免疫应答来促进机体对病原体和肿瘤的清除等。

任务小结

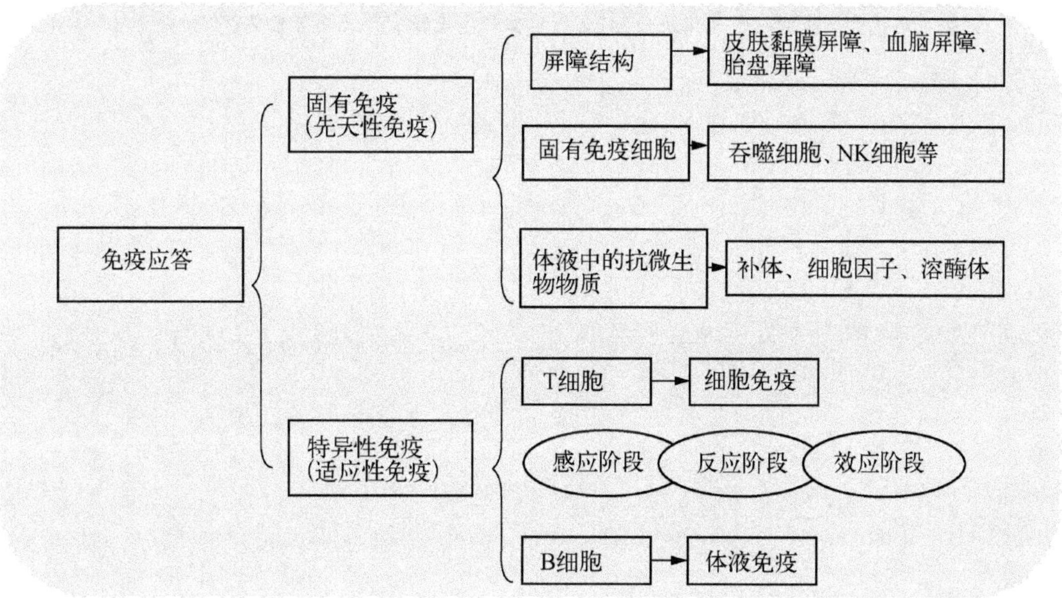

（孙 颖）

思考与练习

一、单项选择题

1．能合成、分泌抗体的细胞是 （ ）

A．T细胞 B．B细胞 C．NK细胞 D．浆细胞 E．单核细胞

2. 与细胞免疫应答有关的因素不包括：（　　）

A.T细胞　B.抗体　C.NK细胞　D.记忆细胞　E.单核细胞

3. 再次应答的特点是（　　）

A.潜伏期长

B.抗体产生快，维持时间长

C.抗体浓度及抗体亲和力低

D.先产生IgG后产生IgM

E.以IgM为主

4. 释放淋巴因子引起炎症反应的细胞是（　　）

A.Tc细胞　B.B细胞　C.Th1细胞　D.Th2细胞　E.Ts细胞

5. 能特异性杀伤病毒感染细胞的细胞是（　　）

A.Tc细胞　B.巨噬细胞　C.Th1细胞　D.Th2细胞　E.NK细胞

二、思考题

1. 简述免疫应答的基本过程。

2. 列表说明抗体产生的一般规律是什么？掌握抗体产生规律有什么实际意义？

项目十五 超敏反应

知识目标

1. 掌握超敏反应的概念及分型。
2. 熟悉Ⅰ型超敏反应发病机制及各型超敏反应的常见疾病。
3. 了解Ⅱ型、Ⅲ型和Ⅳ型超敏反应的发病机制。

在日常生活中，人们常会遇到吃了某些食材后出现过敏的现象，如牛奶、坚果。在临床工作中，某些患者在使用青霉素等药物后出现过敏现象。人体为什么会出现过敏现象呢?为什么有的人会过敏而有的又不会过敏呢?过敏现象是由机体的超敏反应引起的。

超敏反应又称变态反应，是指机体对某些抗原初次应答后，再次接受相同抗原刺激时，出现的以生理功能紊乱或组织细胞损伤为主的、异常的适应性免疫应答。引起超敏反应的抗原称为变应原，它可以是异种抗原、同种异型抗原、自身抗原、异嗜性抗原等。

超敏反应的发生机制多样，临床表现不同。根据超敏反应发生的机制和临床特点，将超敏反应分为四型：Ⅰ型超敏反应又称速发型超敏反应、Ⅱ型超敏反应又称细胞毒型或细胞溶解型超敏反应、Ⅲ型超敏反应又称免疫复合物型或血管炎型超敏反应、Ⅳ型超敏反应又称迟发型超敏反应。

知识链接

青霉素皮试过敏

患儿，女性，4岁，因支气管肺炎入院。治疗措施中，一项医嘱给予青霉素治疗。用药前向家长询问病史，既往无青霉素应用史。在右前臂掌侧注射青霉素皮试液，20 min后观察变化。结果局部出现明显红晕、皮疹，测其直径1.8 cm，确定皮试阳性，不能使用青霉素，改用其他抗生素治疗。

任务一 Ⅰ型超敏反应

Ⅰ型超敏反应又称速发型超敏反应，其主要特点：①发生快、消退快；②IgE介导；③以生理功能紊乱为主；④具有明显的个体差异和遗传倾向。

（一）参与Ⅰ型超敏反应的物质

1. 变应原。常见吸入性变应原，如植物花粉、真菌菌丝或孢子、螨、动物皮屑等；食物变应原，如奶、海鲜、肉、蛋、坚果等；药物变应原，如青霉素、普鲁卡因、有机碘等；化学物质变应原，如食品添加剂、防腐剂、保鲜剂等。

2. 抗体。变应原进入机体，诱导机体发生适应性免疫应答，产生特异性IgE类抗体。

3. 细胞

（1）肥大细胞、嗜碱性粒细胞：它们是参与Ⅰ型超敏反应的主要细胞。胞质含有嗜碱性颗粒，能释放或介导合成过敏反应的生物活性介质，如组织胺、白三烯、血小板活化因子、激肽原酶等。

（2）嗜酸性粒细胞：通过释放多种物质如组织胺酶灭活组织胺，同时直接吞噬和破坏肥大细胞和嗜碱性粒细胞脱出的颗粒，从而降低Ⅰ型超敏反应的发生。

4. 活性介质

（1）组织胺。

（2）激肽原酶。

（3）白三烯与前列腺素。

（4）血小板活化因子。

（二）Ⅰ型超敏反应发生机制

1. 致敏阶段。变应原初次进入过敏体质的机体，刺激其产生IgE类抗体。IgE以Fc段与肥大细胞和嗜碱性粒细胞表面的IgE Fc受体结合，使机体处于致敏状态，此状态一般可持续数月、数年或更长时间。

2. 发敏阶段。相同的变应原再次进入致敏的机体，与致敏细胞上的IgE Fab段特异性结合，导致肥大细胞和嗜碱性粒细胞脱颗粒，释放颗粒内储备介质如组织胺、激肽原酶等，并能新合成一些活性介质如白三烯、前列腺素和血小板活化因子等。除此以外，过敏毒素如C3a、C5a、蜂毒、蛇毒以及吗啡、可待因等也可直接引起肥大细胞脱颗粒。

3. 效应阶段。生物活性介质与效应器官、组织上相应的受体结合后，使机体出现生理功能紊乱，引起局部或全身病理变化，主要表现：

（1）平滑肌痉挛：常见于气管、支气管及胃肠道平滑肌，引起哮喘、腹痛、腹泻等。

（2）血管扩张、通透性增强：主要影响小血管，血容量下降，严重的可导致休克。

（3）腺体分泌增加：可表现为流泪、流涕、痰多、腹泻等。

（4）刺激感觉神经引起强烈痒感。Ⅰ型超敏反应发生机制如图15-1所示。

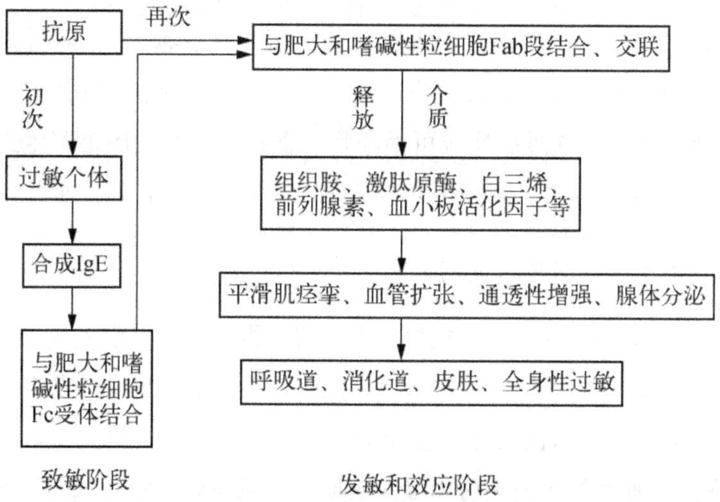

图15-1　Ⅰ型超敏反应发生机制示意图

（三）临床常见的Ⅰ型超敏反应疾病

1. 过敏性休克。过敏性休克是最严重的一种Ⅰ型超敏反应性疾病，主要由药物或注射异种免疫血清引起。致敏患者常在接触变应原后，数分钟内就出现严重的临床症状，主要表现为胸闷、气急、呼吸困难、面色苍白、出冷汗、手足发凉、脉搏细速、血压下降等，抢救不及时可导致死亡。

（1）药物过敏性休克：以青霉素过敏性休克最为常见。青霉素本身无免疫原性，但青霉素中的大分子杂质、降解产物青霉噻唑和青霉烯酸等半抗原与人体组织蛋白结合后成为变应原而具有免疫原性，进而刺激机体产生IgE，使机体致敏。当机体再次接触青霉噻唑或青霉烯酸后，可诱发过敏反应，严重者导致过敏性休克，甚至死亡。青霉素在弱碱性溶液中容易降解。因此，提高青霉素纯度和使用新鲜配制的青霉素制剂是预防青霉素过敏性休克的有效措施。值得注意的是，临床发现少数人在初次注射青霉素时也可发生过敏性休克，这可能与其曾经使用过被青霉素污染的医疗器械，或吸入青霉菌孢子而使机体处于致敏状态有关。

其他药物如普鲁卡因、链霉素、有机碘等，偶尔也可引起过敏性休克。

（2）血清过敏性休克：血清过敏性休克又称血清过敏症或再次血清病，常发生于既往曾使用过动物免疫血清，机体已处于致敏状态，后来再次使用相同动物免疫血清的个体。临床上使用动物免疫血清如破伤风抗毒素、白喉抗毒素进行紧急预防或治疗时，可因部分患者曾注射过相同血清制剂而发生过敏性休克。

2. 呼吸道过敏反应。其多因吸入植物花粉、尘螨、真菌孢子等变应原，引起过敏性鼻炎和过敏性哮喘。由花粉引起的季节性过敏性鼻炎常伴有过敏性结膜炎、外耳道等黏膜瘙痒，称为花粉症。过敏性鼻炎未经治疗或治疗不当可能发展为过敏性哮喘。

3. 消化道过敏反应。少数人在食入鱼、虾、蛋、乳、蟹、贝等食物后可发生恶心、呕吐、腹痛和腹泻等症状为主的过敏性胃肠炎，严重者可出现过敏性休克。

4. 皮肤过敏反应。皮肤过敏反应可因药物、食物、花粉、肠道寄生虫及寒冷刺激等引起，以皮疹伴剧烈瘙痒为主，常表现为荨麻疹、湿疹和血管神经性水肿。

（四）Ⅰ型超敏反应的防治原则

Ⅰ型超敏反应的防治原则是：寻找变应原，避免再次接触；阻断或干扰超敏反应发生过程中某些环节，可终止后续反应的进行，从而阻止Ⅰ型超敏反应的发生。

1. 寻找变应原，避免再次接触。临床上可通过询问病史，皮肤试验寻找变应原。皮肤试验原理：在受试者掌侧皮内注射少量变应原，若机体处于致敏状态，接受刺激后就会发敏，15～20 min内注射局部出现直径>0.5 cm的红肿硬节，即为阳性。少数患者虽红肿硬节≤0.5 cm，但出现了全身不适者也视为阳性。常用的皮肤试验有青霉素皮试、抗毒素皮试、植物花粉的刺皮试验等。

青霉素等药物若皮试阳性就不能使用该药，换用不过敏的其他药。

2. 脱敏疗法或减敏疗法。某些变应原虽被检出机体对其过敏，但难以避免再次接触，临床上常采用脱敏疗法或减敏疗法进行预防。

（1）脱敏疗法。脱敏治疗见于异种免疫血清如抗毒素血清，皮试阳性但又必须使用时，可采用小剂量、短间隔（20～30 min）、连续多次注射抗毒素的方法进行脱敏治疗。脱敏注射的原理：小剂量抗毒素进入机体，只与少数致敏细胞上的IgE结合，致敏细胞脱颗粒后释放活性介质量少，不足以引起明显的临床症状。在短时间内，经多次注射抗毒素，体内致敏细胞逐渐脱敏，直至消除。这时再大量注射抗毒素就不会发生过敏反应，达到脱敏治疗的目的。但这种脱敏是暂时的，经一定的时间后机体又会重建致敏状态。

（2）减敏疗法。对某些已查明，日常生活中又不可能完全避免再次接触的变应原如花粉、尘螨等可采用小剂量、长间隔（1周左右）、反复多次皮下注射相应变应原的方法进行减敏治疗。减敏治疗的原理可能是反复多次皮下注射变应原，诱导机体产生大量特异性IgG类抗体，该类抗体与再次进入机体的相应变应原结合，阻止其与致敏细胞上的IgE结合，从而阻断Ⅰ型超敏反应的发生。

（3）药物治疗。①抑制活性介质合成和释放的药物：阿司匹林、色苷酸二钠、肾上腺素、异丙肾上腺素、氨茶碱及儿茶酚等。②活性介质拮抗药：苯海拉明、氯苯那敏（扑尔敏）、异丙嗪等。③改善效应器官反应性的药物：肾上腺素、葡萄糖酸钙、氯化钙、维生素C等。

（曹 娟）

任务二 Ⅱ型超敏反应

Ⅱ型超敏反应又称细胞毒型或细胞溶解型超敏反应。其特点是：IgG和IgM类特异性抗体、补体、吞噬细胞和NK细胞参与，抗原抗体在靶细胞上发生反应，导致组织细胞受损。

知识链接

输血反应

患者，男，30岁，因车祸腹外伤、失血性休克急诊入院。血型鉴定为A型。手术中输入A型全血2 000 mL，术后2 h再次输入全血400 mL。患者突然胸闷、呼吸困难、心跳加快、烦躁不安、发绀、血压下降，经抢救无效死亡。死亡病理分析，原因为输血反应。原来在第二次输血时，由于值班护士疏忽大意，错把B型血当成A型血输入了。

一、Ⅱ型超敏反应发生机制

（一）靶细胞抗原

输入的异型红细胞、改变的自身细胞或吸附有外来抗原、半抗原及免疫复合物的自身组织细胞，均可以成为Ⅱ型超敏反应的靶细胞。靶细胞表面的常见抗原如ABO抗原、HLA

抗原、链球菌细胞壁成分与心瓣膜、关节组织之间的交叉抗原、化学修饰和感染改变的自身组织抗原、结合在自身组织细胞表面的药物半抗原或抗原抗体复合物。

（二）抗体、补体和效应细胞的作用

1. 抗体。IgG和IgM类抗体参与。

2. 补体。抗体与靶细胞上的抗原特异性结合后，经经典途径激活补体系统，直接引起靶细胞溶解。

3. 吞噬细胞。IgG的Fc段与吞噬细胞表面的IgG Fc受体结合，产生调理作用，促进吞噬细胞对靶细胞的吞噬和破坏。

4. K细胞。通过IgG的Fc段与K细胞表面的IgG Fc受体结合，产生ADCC作用，引起细胞溶解。Ⅱ型超敏反应发生机制示意图如图15-2所示。

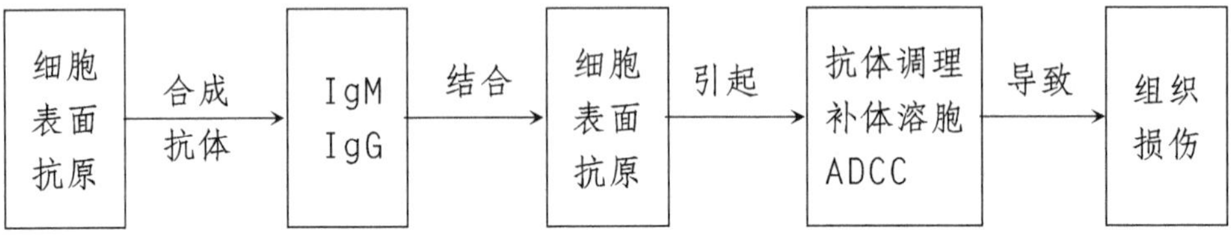

图15-2 Ⅱ型超敏反应发生机制示意图

二、临床常见的Ⅱ型超敏反应疾病

（一）输血反应

输血反应常见于ABO血型不符的输血。供血者红细胞血型抗原与受血者血型抗体结合，激活补体，导致红细胞溶解，出现溶血、血红蛋白尿等现象。

（二）新生儿溶血病

新生儿溶血病多发生于Rh血型系统。母体是Rh^{-}妊娠一胎为Rh^{+}，分娩时，胎儿血进入母体内，母体产生抗Rh^{+}的IgG抗体。当母体再次妊娠，胎儿仍为Rh^{+}时，母体抗Rh^{+}的IgG经胎盘进入胎儿体内，并与胎儿的Rh抗原结合，导致胎儿红细胞溶解，引起新生儿溶血病，严重者可致流产或死胎。

（三）药物过敏性血细胞减少症

氯霉素、磺胺、甲巯咪唑、吲哚美辛等药物与血细胞膜蛋白或血浆蛋白结合而成为完全抗原，从而刺激机体产生药物抗原特异性抗体，该抗体与存在于红细胞、粒细胞、血小

板表面的药物结合，或与药物结合形成免疫复合物后再与血细胞结合，引起药物性溶血性贫血、粒细胞减少症和血小板减少性紫癜等。

（四）自身免疫性溶血性贫血

感染、药物及辐射等可使自身红细胞膜表面抗原发生改变，刺激机体产生抗自身红细胞的IgG类抗体，该种抗体与红细胞结合导致自身免疫性溶血。

（五）甲状腺功能亢进

患者体内产生一种能与甲状腺细胞表面促甲状腺素受体结合的自身抗体，该抗体不造成细胞损伤，而是与促甲状腺素受体结合，持续刺激甲状腺细胞分泌甲状腺素，导致甲状腺功能亢进。

（曹　娟）

任务三 Ⅲ型超敏反应

Ⅲ型超敏反应又称免疫复合物型或血管炎型超敏反应，特点是：①IgG和IgM类特异性抗体参与；②中等大小可溶性免疫复合物沉积于毛细血管壁，激活补体，在中性粒细胞、肥大细胞、嗜碱粒细胞及血小板等参与下，引起以充血水肿、局部坏死和中性粒细胞浸润为主要特征的血管炎症反应和周围组织的损伤。

一、Ⅲ型超敏反应的发生机制

（一）免疫复合物沉积

可溶性抗原与相应抗体结合可形成免疫复合物。免疫复合物的大小除与抗原、抗体的性质有关外，主要决定于抗原和抗体的相对比例。若抗体浓度超过抗原，则形成大分子免疫复合物，易被体内吞噬细胞及时吞噬清除；当抗原浓度过高时，形成小分子免疫复合物，易被肾小球滤过由尿中排出；因此两者均无致病作用。只有在抗原浓度略高于抗体时，形成中等大小的可溶性免疫复合物，易沉积于血管迂回曲折、血流缓慢或血管分支多、血量大的毛细血管基底膜，如肾小球、关节滑膜、心肌等处，引起Ⅲ型超敏反应。

（二）组织损伤机制

在Ⅲ型超敏反应中，抗原抗体复合物激活补体系统，导致中性粒细胞浸润并释放溶酶体酶，是引起炎症反应和组织损伤的主要原因。循环中的免疫复合物只有沉积于局部才具有致病作用。免疫复合物不直接损伤组织，而是通过以下方式引起免疫损伤。

1. 补体的作用。沉积的免疫复合物可激活补体系统，产生的C3a、C5a可刺激肥大细胞和嗜碱性粒细胞释放组胺、血小板活化因子等生物活性介质，使局部血管通透性增高，导致渗出性炎症反应，促进免疫复合物进一步沉积并促进中性粒细胞在复合物沉积部位聚集。

2. 中性粒细胞的作用。聚集的中性粒细胞在吞噬沉积的免疫复合物过程中，释放溶酶体酶、蛋白水解酶、胶原酶，造成血管基底膜和邻近组织损伤。

3. 血小板的作用。在局部凝集、活化后释放血管活性胺类，加剧局部渗出性反应，并激活凝血过程，形成微血栓，引起局部缺血、出血及坏死。Ⅲ型超敏反应发生机制如图15-3所示。

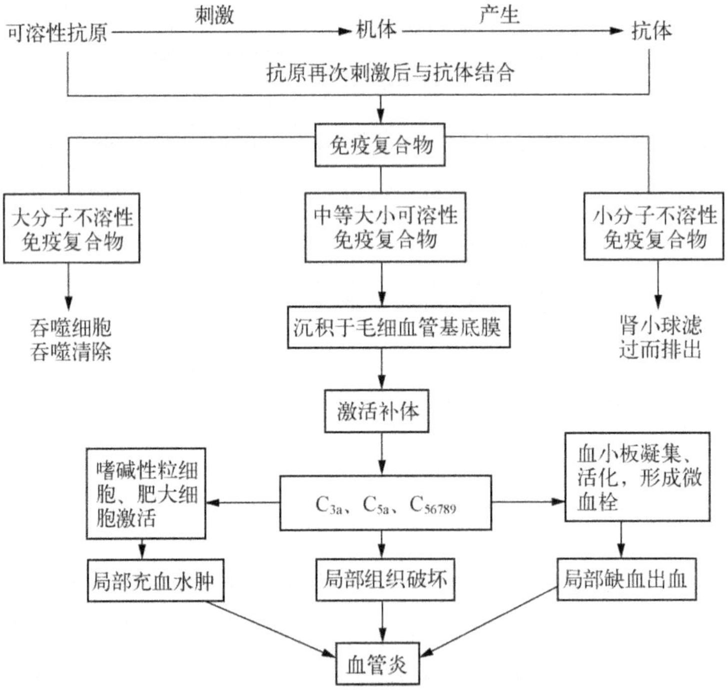

图15-3 Ⅲ型超敏反应发生机制示意图

二、常见的Ⅲ型超敏反应性疾病

（一）局部免疫复合物病

1. Arthus反应。Arthus于1903年发现，给家兔皮下多次注射马血清后，注射局部可发生水肿、出血、坏死等剧烈炎症反应。这是抗原在局部与相应抗体结合形成IC沉积在血管基底膜所致。胰岛素依赖型糖尿病患者，局部反复注射胰岛素后出现类似现象，称类Arthus反应。

2. 农民肺。因工作长期吸入霉菌孢子或动植物蛋白粉尘如鸽子粪便等，其中的过敏原刺激机体产生抗体后，仍不断吸入时，在过敏原进入机体的部位形成免疫复合物并沉积下来，导致间质性肺炎，称为农民肺。

（二）全身免疫复合物病

1. 血清病。在紧急预防和治疗破伤风、白喉等外毒素性疾病时，需要大剂量注射异种动物免疫血清。部分患者经过1～2注射周后，注射局部出现红肿、发热、皮疹、淋巴结肿大、关节肿痛及蛋白尿等，称为血清病。在停止注入上述血清后，症状一般不经治疗可自行消退。

2. 感染引起的肾小球肾炎。它以A族链球菌感染后最多见，多发生在感染后2～3周。由于链球菌的细胞壁M蛋白与相应抗体形成免疫复合物，沉积于肾小球毛细血管基底膜，患者出现蛋白尿、血尿和浮肿等症状。其他病原体如葡萄球菌、肺炎链球菌、乙型肝炎或疟原虫等感染后也可引起。

3. 类风湿性关节炎。由于某些因素如持续感染导致机体IgG类抗体发生变性，变性的IgG类抗体继而刺激机体产生抗变性IgG的IgM类自身抗体即类风湿因子（RF）。类风湿因子与自身变性IgG结合形成免疫复合物，并反复沉积于小关节滑膜时引起类风湿性关节炎。

4. 系统性红斑狼疮（SLE）。系统性红斑狼疮患者体内出现多种自身抗体，如抗核抗体、抗线粒体抗体等。自身抗体与自身成分形成的免疫复合物沉积在全身多处毛细血管基底膜，导致组织损伤，表现为全身多器官的病变。

知识链接

急性肾小球肾炎

患者，男，7岁，因感冒后扁桃体、咽喉持续红肿、疼痛两周。近期晨起后发现眼睑浮肿，午后下肢略有水肿，经休息后短期内可消失。尿液检查出现大量蛋白，诊断为链球菌引起的肾小球肾炎。

（曹　娟）

任务四 Ⅳ型超敏反应

Ⅳ型超敏反应又称迟发型超敏反应，其发生机制同保护性细胞免疫应答发生机制基本一致，是同一过程的两个方面：Ⅳ型超敏反应表现为组织损伤，细胞免疫应答表现为排除抗原，保护机体。Ⅳ型超敏反应的特点是：①反应发生慢（24～72 h）且消退慢；②T细胞介导；③无抗体和补体参与；④以单核细胞浸润为主的炎症反应；⑤无明显个体差异。

知识拓展

结核菌素试验

某患者，男，35岁，因长期消瘦、盗汗并咳嗽、咳痰3 d入院。胸片示右肺中部片状阴影伴空洞，疑是肺结核。对患者进行结核菌素实验，在患者前臂掌侧皮内注入PPD 0.1 mL，48 h后，注射局部出现红肿硬结，测得硬结直径约18 mm，确诊为肺结核。

一、Ⅳ型超敏反应发生机制

（一）T致敏细胞

引起Ⅳ型超敏反应的抗原主要包括细菌、病毒、寄生虫、真菌等病原生物寄生的组织细胞，细胞抗原（如肿瘤细胞、移植细胞）和某些化学物质等。进入机体的抗原刺激T细胞转化为致敏的 $CD4^+$ Th1 细胞和 $CD8^+$ Tc（CTL）细胞。

（二）致敏T细胞发挥效应

当机体再次接触相同变应原时，致敏的 $CD8^+$ Tc 细胞能释放穿孔素和颗粒酶，并通过FasL/Fas途径使靶细胞裂解或凋亡，引起组织损伤；致敏的 $CD4^+$ Th1 细胞能释放多种细胞因子，如γ干扰素（INFγ）、β肿瘤坏死因子（TNFβ）、白细胞介素2（IL2）等，导致单核细胞及淋巴细胞浸润为特征的炎症反应和组织损伤。Ⅳ型超敏反应发生机制如图15-4所示。

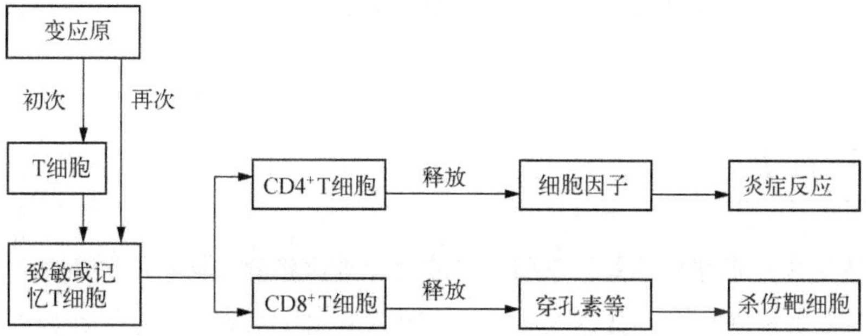

图15-4 Ⅳ型超敏反应发生机制示意图

二、临床常见的Ⅳ型超敏反应性疾病

（一）传染性迟发型超敏反应

细胞内寄生病原体如胞内寄生菌、病毒、真菌等在感染过程中，可致机体Ⅳ型超敏反应，因其是在感染过程中发生的，故称为传染性超敏反应。机体对细胞内寄生的病原体和细胞抗原主要产生细胞免疫，在清除细胞抗原及阻止病原体扩散的同时，产生Ⅳ型超敏反应导致组织损伤。

（二）接触性皮炎

机体再次接触药物、染料、油漆、农药、化妆品等变应原后引发的以皮肤损伤为主要特征的迟发型超敏反应，一般在接触24 h后发生，48～72 h达高峰，表现为局部红斑、丘疹、水疱，严重者可发生剥脱性皮炎。

（三）移植排斥反应

由于供受双方HLA的差异，进行同种异体器官移植后会发生不同程度的排斥反应，严重者会导致移植器官的坏死。为减轻、延缓移植排斥反应，通常需要长期使用免疫抑制剂。

临床实际中超敏反应常为混合型，但以某一型为主或在疾病发展的不同阶段由不同型别的超敏反应所导致。如SLE，虽然主要由Ⅲ型反应引起肾、皮肤和其他部位的血管炎，但也可因多种自身抗体造成贫血、粒细胞减少和淋巴细胞变化等，提示Ⅱ型反应的存在。另外，一种变应原在不同条件下有可能引起不同类型的超敏反应，如青霉素注射时它可引起Ⅰ型过敏性休克，结合于血细胞表面时可引起Ⅱ型反应，如与血清蛋白结合时可能出现Ⅲ型反应，而青霉素油膏局部应用可引起Ⅳ型超敏反应。

项目小结

超敏反应是机体对某些抗原初次应答后，再次接受相同抗原刺激时，出现的以生理功能紊乱或组织细胞损伤为主的、异常的适应性免疫应答，体液免疫和细胞免疫均可引起超敏反应，临床常见疾病如下：

超敏反应
- 体液免疫
  - Ⅰ型：过敏性休克、过敏性鼻炎和过敏性哮喘、过敏性胃肠炎和皮肤过敏。
  - Ⅱ型：输血反应、新生儿溶血病、药物过敏性血细胞减少症、甲状腺功能亢进。
  - Ⅲ型：农民肺、血清病、肾小球肾炎、类风湿性关节炎、系统性红斑狼疮。
- 细胞免疫
  - Ⅳ型：传染性超敏反应、接触性皮炎、移植排斥反应。

（曹　娟）

思考与练习

一、单项选择题

1. 参与Ⅰ型超敏反应的细胞是 （ ）
   A. 中性粒细胞 B. 致敏淋巴细胞
   C. 巨噬细胞 D. NK细胞
   E. 肥大细胞、嗜碱性粒细胞
2. 与Ⅰ型超敏反应特点不符合的是 （ ）
   A. 补体参与 B. IgE介导
   C. 有明显个体差异 D. 发生快且消退快
   E. 主要表现为生理功能的紊乱
3. 属于Ⅱ型超敏反应性疾病是 （ ）
   A. 血清过敏性休克 B. 血小板减少性紫癜
   C. 过敏性鼻炎 D. 血清病
   E. 荨麻疹
4. 防止对某种食物再次过敏的最好方法是 （ ）
   A. 脱敏 B. 食用后服用抗过敏药
   C. 进行过敏反应实验 D. 避免吃该食物
   E. 食用烹调好的该食物
5. 属于Ⅲ型超敏反应的是 （ ）
   A. 支气管哮喘 B. 血清病
   C. 输血反应 D. 传染性超敏反应
   E. 接触性皮炎
6. 下列哪组皮肤试验是对的 （ ）
   A. 青霉素皮试——Ⅱ型超敏反应 B. 青霉素皮试——Ⅳ型超敏反应
   C. 结核菌素试验——Ⅳ型超敏反应 D. 结核菌素试验——Ⅰ型超敏反应
   E. 以上都不是
7. 属于Ⅳ型超敏反应性疾病 （ ）
   A. 急性荨麻疹 B. 接触性皮炎
   C. 类风湿性关节炎 D. 新生儿溶血
   E. 支气管哮喘
8. 器官移植排斥反应主要由哪型引起 （ ）
   A. Ⅰ型超敏反应 B. Ⅱ型超敏反应
   C. Ⅲ型超敏反应 D. Ⅳ型超敏反应

E. 以上都不是

9. 新生儿溶血病最可能发生于 (　　)

A. Rh^+母亲再次妊娠，胎儿血型为Rh^+

B. Rh^+母亲首次妊娠，胎儿血型为Rh^+

C. Rh^-母亲再次妊娠，胎儿血型为Rh^-

D. Rh^-母亲首次妊娠，胎儿血型为Rh^-

E. Rh^-母亲再次妊娠，胎儿血型均为Rh^+

10. 类风湿因子的本质是 (　　)

A. 细胞因子　　B. T细胞　　C. B细胞　　D. NK细胞　　E. 自身抗体

二、简答题

1. 在临床上怎样预防过敏性休克的发生？

2. 在什么条件下会发生新生儿溶血病？

3. 超敏反应疾病中哪几种属于自身免疫性疾病？

项目十六 免疫学应用

知识目标

1. 掌握人工主动免疫和人工被动免疫。
2. 熟悉抗原、抗体检测的类型及免疫细胞功能测定。
3. 了解抗原或抗体检测的原理和免疫治疗。

任务一 免疫学诊断

免疫学诊断应用了免疫学原理，定性或定量测定抗原、抗体、免疫细胞等，临床用于疾病的诊断及治疗评价。

一、抗原抗体的检测

抗原与相应抗体相遇可在体内或体外发生特异性结合，并在外界条件的影响下呈现某种反应现象，如凝集或沉淀。因此，临床检验中可用已知抗原（或抗体）检测未知抗体（或抗原）。由于抗体存于血清中，抗原抗体反应又称为血清学反应（serologic reactions）。

（一）抗原抗体反应的特点

1. 特异性。抗原借助表面的抗原决定簇与抗体分子超变区在空间构型上的互补，发生特异性结合，这种结合具有专一性，即特异性，如同钥匙和锁的关系。同一抗原分子可具有多种不同的抗原决定簇，若两种不同的抗原分子具有一个或多个相同的抗原决定簇，则与抗体反应时可出现交叉反应。

2. 可逆性。抗原抗体结合为非共价的可逆结合，在一定条件下可发生逆转解离，恢复抗原抗体的游离状态。可逆性的大小取决于特异性抗体超变区与相应抗原决定簇空间构型的互补程度，互补程度越高，则亲和力越大，可逆性越小；反之，可逆性越大。

3. 可见性。抗原与抗体的数量比例合适，在适宜的条件下，出现肉眼可见的凝集或沉淀等反应现象。如出现抗原过剩和抗体过剩，两者虽能结合成小分子复合物，但不能形成肉眼可见的现象。

（二）常见的抗原抗体检测方法

1. 凝集反应。凝集反应指颗粒性抗原（细菌、细胞等）与相应的抗体结合，在一定条件下，形成肉眼可见的凝集小块，称凝集反应。常见的凝集反应有直接凝集反应、间接凝集反应、反向间接凝集反应、间接凝集抑制反应和协同凝集反应等。

（1）直接凝集反应：是颗粒性抗原与相应抗体直接结合所呈现的凝集现象，如红细胞和细菌凝集实验，如图16-1所示，主要有玻片法、试管法及微量凝集法。玻片法为定性实验，方法简便快速，检测结果为是或否、有或无，常应用于菌种鉴定分型、人红细胞ABO血型测定等。试管法通常为半定量实验，常用来检测待检血清中抗体的相对含量。在试管中倍比稀释待检血清，加入已知定量颗粒性抗原，出现明显凝集反应的血清的最高稀释度（倍数）称为此待检血清的抗体效价或滴度，用1∶X表示，X值越大，说明血清中抗体浓度越高。如诊断肠热症的肥达实验、诊断立克次体病的外斐实验。

（2）间接凝集反应：可溶性抗原与相应抗体直接反应不出现凝集现象。将可溶性抗原吸附于与免疫无关的载体颗粒上，形成颗粒抗原，再与相应的抗体在电解质存在的条件下进行反应，产生凝集，称为间接凝集（图16-1）。如流脑的早期诊断，检测脑脊液中的微量抗原。

如果将抗体吸附于与免疫无关的载体颗粒上，再与相应的可溶性抗原在一定条件下进行反应，产生凝集，称为反相间接凝集实验（图16-1）。而先将可溶性抗原与抗体反应，隔一定的时间后再加入相应抗原致敏的颗粒，因抗体已与抗原结合，不再出现间接凝集现象，这种反应称间接凝集抑制实验。常用的载体颗粒有人O型红细胞、绵羊红细胞和乳胶颗粒。若颗粒为红细胞，称间接血凝实验；若载体颗粒为乳胶颗粒，则称为乳胶凝集实验。

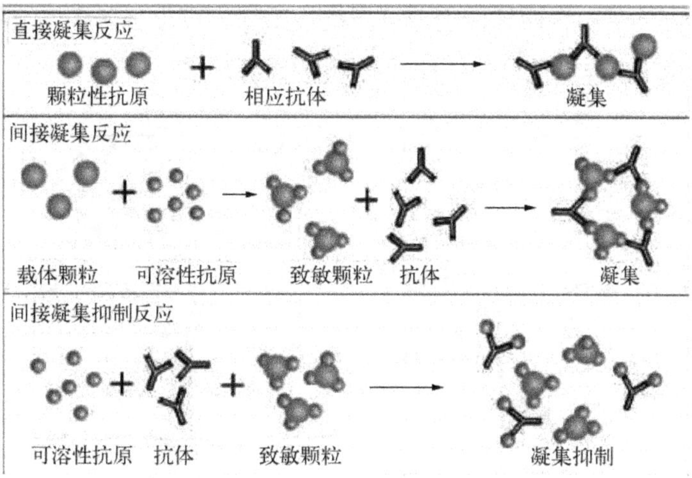

图16-1 凝集反应示意图

间接凝集实验具有敏感性高、快速和简便的特点，在临床上得到广泛应用。如用乳胶凝集实验测定相关抗体，可辅助诊断钩端螺旋体病、血吸虫病、类风湿性关节炎等。用反相间接凝集实验测定抗原用于疾病的早期诊断，如检测血清中的乙型肝炎表面抗原（HbsAg）及甲胎蛋白（AFP）等。乳胶凝集抑制实验可用于妊娠诊断。

2. 沉淀反应。可溶性抗原与相应抗体在一定条件下形成的肉眼可见的沉淀现象称沉淀反应。沉淀反应大多用半固体琼脂凝胶作为介质进行，当可溶性抗原与相应抗体在凝胶中扩散并相遇时，在比例合适处形成肉眼可见的白色沉淀。

（1）单向免疫扩散：将一定量的已知抗体混于琼脂凝胶中制成琼脂板，在适当的位置打孔后将一定体积的待检抗原标本加入孔中扩散。待检抗原在扩散过程中与凝胶中的抗体相遇，形成以抗原为中心的沉淀环，环的直径与抗原含量成正比，如图16-2所示。本法用于IgG、IgM、IgA和补体C3等的含量测定。

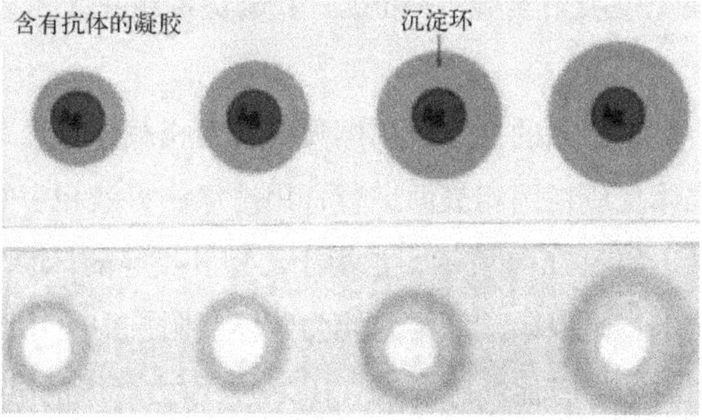

图16-2 单向免疫扩散示意图

（2）双向免疫扩散：将含有抗原与抗体的标本分别加入琼脂凝胶的小孔中，抗原抗体均自由向四周扩散的一种方法。抗原抗体相互扩散过程中彼此相遇，则在小孔间形成白色沉淀线。如果反应体系中含两种以上的抗原抗体系统，可出现两条以上的沉淀线，如图16-3所示。本法用于抗原、抗体的定性、定量以及组分分析。

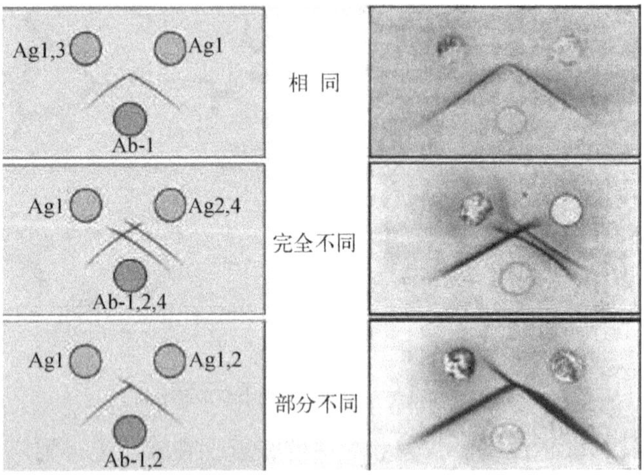

图16-3 双向免疫扩散示意图

免疫电泳、免疫比浊等方法也属于沉淀反应。

3. 免疫标记技术。免疫标记技术是用荧光素、酶、放射性核素等物质标记抗原或抗体后再进行的抗原抗体反应。

（1）免疫荧光技术：是用荧光素标记抗原或抗体，再与待检标本中的抗体或抗原反应，置荧光显微镜下观察是否出现荧光，借此对标本中的抗原或抗体进行测定或定位。常用的荧光素有异硫氰酸荧光素和澡红蛋白，临床用于自身抗核抗体的检测。

（2）酶免疫技术：是用酶标记的抗体检测抗原的方法。将抗原、抗体反应的特异性与酶催化作用的高效性相结合，通过酶作用于底物后显色，再用酶标测定仪测定光密度（OD）值以判定抗原含量。用于标记的酶有辣根过氧化物酶（HRP）和碱性磷酸酶（AP）等。常用的方法有酶联免疫吸附实验（ELISA）和酶免疫组化技术，其中酶联免疫吸附实验应用最广。

酶联免疫吸附实验是将已知的抗原或抗体吸附在固相载体（聚苯乙烯微量反应板）表面，使酶标记的抗原抗体反应在固相表面进行，用洗涤法将液相中的游离成分洗除，加入酶底物显色后判定结果，如图16-4所示，常用于乙型肝炎等的诊断。

（3）免疫胶体金技术：是以硝酸纤维薄膜为载体吸附抗原，用胶体金标记抗体的免疫标记技术。如检测尿中的绒毛膜促性腺激素（HCG），作为妊娠的早期诊断。

（4）放射免疫技术：是利用放射性核素标记的抗原与反应系统中未标记抗原竞争特异性抗体为基本原理来测定待检样品中抗原量的一种分析法。它将放射性核素的高灵敏性和抗原抗体反应的高特异性相结合，使检测的灵敏度达pg/mL水平，常用于微量物质如生长激素、甲状腺素及IgE等的测定。

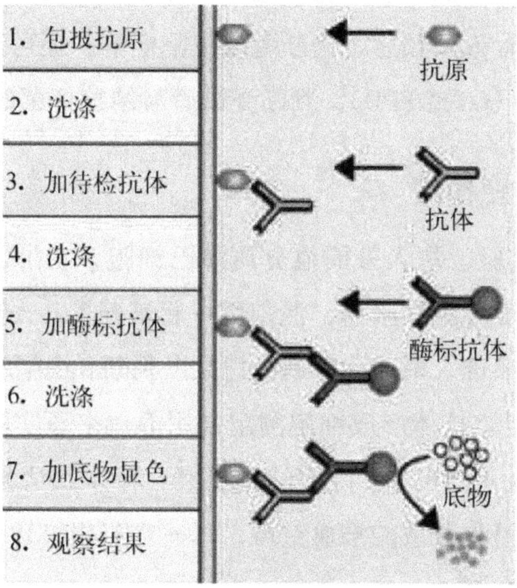

图16-4 酶联免疫吸附试验示意图

二、免疫细胞及其功能的检测

（一）T细胞免疫功能检测

1. T细胞总数与亚群。应用抗CD3、CD4和CD8抗体在流式细胞仪或荧光显微镜下检测T细胞总数及$CD4^+$和$CD8^+$ T细胞亚群，是评估细胞免疫功能的重要指标。测定$CD4^+$ T细胞数量，是HIV感染和疗效的评价指标。

2. T细胞功能

（1）淋巴细胞母细胞转化实验：用有丝分裂原如植物血凝素等在体外刺激T细胞后，T细胞转化成淋巴母细胞。淋巴母细胞体积大、胞质丰富，核膜清晰，核仁明显，光学显微镜下可辨别。淋巴细胞母细胞转化率的高低可反映机体细胞免疫功能水平，正常人的转化率为60%～80%。

（2）E花环形成实验：人类T细胞表面有绵羊红细胞受体（E受体），因此可与绵羊红细胞结合，四周黏附有绵羊红细胞的T细胞呈玫瑰花样细胞团，称E花环。取外周血淋巴细胞与绵羊红细胞（SRBC）混合，在一定温度下和一定时间作用后，使绵羊红细胞与T细胞表面的E受体结合，形成E花环，计数E花环的形成率，正常人为60%～70%。

（3）皮肤实验：正常机体对特定的抗原产生细胞免疫应答后，再用相同的抗原做皮内实验，48～72 h后可出现局部红肿、硬节的迟发型超敏反应。因此，机体受抗原致敏后，当再次与该种抗原接触时，细胞免疫功能正常者往往反应阳性，而细胞免疫功能低下者反应可呈阴性。迟发型超敏反应的皮肤实验可用于机体细胞免疫功能状况的检测，如观察肿瘤患者的细胞免疫功能、疗效及预后，诊断免疫缺陷病等；还可用于一些病原生物感染的辅助诊断如结核菌素实验（OT或PPD），判断受试者对结核杆菌的免疫情况。

（二）B细胞免疫功能检测

1. B淋巴细胞增殖实验。取人外周血分离淋巴细胞，在淋巴细胞悬液中加入含A蛋白的金黄色葡萄球菌作为B细胞刺激物，混匀后一起培养3 d，结束培养前22 h加入3H胸腺嘧啶，收集细胞，测定渗透入率，计算刺激指数以判断B细胞应答能力。

2. 抗体形成细胞测定。抗体形成细胞测定常用溶血空斑实验。在此实验中，将吸附有已知抗原的绵羊红细胞（SRBC）、待检的B细胞、补体及适量琼脂糖液混合，倾注平皿，温育1～3 h后，肉眼可见分散的溶血空斑，每一空斑中央含一个抗体形成细胞，空斑数目即为抗体形成细胞数。

（孙　颖）

任务二 免疫学防治

一、免疫预防

免疫预防是指根据免疫学原理，利用各种生物制品，采取人工免疫的措施，建立机体的免疫应答，以达到预防疾病的目的。免疫治疗是指针对机体免疫低下、亢进或缺陷的状态，应用免疫学原理，人为地增强、抑制或重建机体的免疫功能，用于治疗免疫性疾病的治疗方法。

按免疫的出现顺序，将免疫分为固有免疫和适应性免疫；按免疫获得方式，将适应性免疫分为自然免疫和人工免疫；按免疫获得的生物制剂的不同，将免疫又分为主动免疫和被动免疫。经感染病原体后获得的免疫称为自然主动免疫，经胎盘或从母乳获得抗体后得到的免疫称为自然被动免疫。

人工免疫是通过人工的方法使机体获得免疫，包括人工主动免疫和人工被动免疫，两者的区别如表16-1所示。人工主动免疫是指注射疫苗和类毒素后机体建立的免疫，人工被动免疫是指注射抗毒素、抗病毒血清、丙种球蛋白和转移因子等后获得的免疫。

表16-1 人工主动免疫和人工被动免疫比较

	人工主动免疫	人工被动免疫
输入物质	抗原（疫苗、类毒素）	抗体（抗毒素、丙种球蛋白）
免疫力出现时间	慢（1～3周）	快（立即）
免疫力维持时间	长（数月～数年）	短（2周～数月）
用途	预防	紧急预防或治疗

1．人工主动免疫及制剂。人工主动免疫是给机体接种疫苗或类毒素等抗原物质，使机体主动产生特异性免疫应答而获得免疫的方法。常用的疫苗或类毒素如下：

（1）死疫苗：是选用免疫原性强的病原微生物，经人工培养后，用理化方法灭活而制成，具有免疫原性和无毒性的特点。常用的死疫苗有伤寒、乙型脑炎、百日咳、霍乱、狂犬病疫苗等。

（2）活疫苗：是用减毒或无毒的活病原微生物制成，具有免疫原性和无（弱）毒性的特点，接种过程类似隐性感染或轻症感染。常用的活疫苗有卡介苗、麻疹、风疹、脊髓灰质炎疫苗等。死疫苗与活疫苗区别如表16-2所示。

表16-2 死疫苗与活疫苗比较

内容	死疫苗	活疫苗
制剂特点	死，强毒株	活，无毒或弱毒株
接种量及次数	量较大，2～3次	量较小，1次
保存及有效期	易保存	不易保存，4 ℃冰箱内数周
免疫效果	较差，维持数月～2年	较好，3～5年甚至更长

（3）类毒素：是用细菌的外毒素经0.3%～0.4%（v/v）甲醛处理，使其失去毒性，仍保留免疫原性的物质，注射后可诱导机体产生抗毒素，如白喉类毒素和破伤风类毒素，这两种毒素常与百日咳是疫苗制成百、白、破三联疫苗。

（4）新型疫苗：随着免疫学和分子生物学技术的发展，研制出高效、安全且廉价的新型疫苗。①亚单位疫苗：提取病原微生物中能刺激机体产生保护性免疫的抗原成分制备而成，如分离纯化乙型肝炎病毒小球形颗粒制成HBsAg疫苗。②合成疫苗：将能诱导机体产生保护性免疫的人工合成的抗原肽结合于载体上，再加入佐剂制成的疫苗。③基因工程疫苗：将病原微生物中编码诱导保护性免疫的抗原基因（目的基因）与载体重组后倒入宿主细胞，使目的基因表达大量相应抗原制备成的疫苗。

（5）计划免疫：计划免疫是根据特定传染病的疫情监测和人群免疫状况分析，按照规定的免疫程序有计划地进行人群的免疫接种，达到控制以至消灭传染病的重要措施。除了预防接种，计划免疫还包括免疫程序的制订和实施，这是提高接种率、充分发挥疫苗效果的重要手段。我国儿童基础计划免疫疫苗有7种，种类、接种顺序和接种时间如表16-3所示。2008年在原有接种疫苗的基础上，新增了甲型肝炎疫苗、乙脑疫苗、流脑多糖疫苗、风疹疫苗、腮腺炎疫苗、钩体病疫苗、流行性出血热疫苗和炭疽疫苗8种。

表16-3 我国儿童基础计划免疫程序

疫苗名称	第一次	第二次	第三次	加强	预防传染病
卡介苗	出生	7岁		12岁（农村）	结核病
乙肝疫苗	出生	1月龄	6月龄		乙型肝炎
脊髓灰质炎病毒	2月龄	3月龄	4月龄	1.5、4周岁	脊髓灰质炎
百白破疫苗	3月龄	4月龄	5月龄	1.5、7岁	百日咳、白喉和破伤风
麻疹疫苗	8月龄	7岁			麻疹

2. 人工被动免疫及制剂。人工被动免疫是给人体注射含特异性抗体的免疫血清或转移因子等制剂，使机体被动获得特异性免疫的方法。

（1）体液免疫（免疫血清）制剂：用于紧急预防和治疗疾病。

①抗毒素：是用细菌外毒素或类毒素人工免疫动物后制备的免疫血清，具有中和外毒素毒性的作用。常用类毒素免疫马，待马体内产生高效价抗毒素后，取其血清分离纯化精制而成，主要用于紧急预防或治疗外毒素所致的疾病，常用的有破伤风抗毒素、白喉抗毒素等。

②人免疫球蛋白：是从正常人血浆或健康产妇胎盘血中分离制成的免疫球蛋白浓缩剂，分别称为人血清丙种球蛋白和胎盘丙种球蛋白。两者含有抗多种常见病原体的特异性抗体，主要用于麻疹、传染性肝炎、脊髓灰质炎等病毒性疾病的紧急预防和治疗，也用于治疗丙种球蛋白缺乏症。

③抗菌血清和抗病毒血清：用细菌免疫动物制成的免疫血清为抗菌免疫血清。自抗生素广泛应用后，抗菌血清用得少了，但对某些耐药菌株如铜绿色假单胞菌的感染可使用抗菌血清治疗。用病毒免疫动物制成的免疫血清为抗病毒血清，可用于某些病毒性疾病如狂犬病、流行性乙型脑炎等的治疗。

④抗淋巴细胞丙种球蛋白：是从经人淋巴细胞免疫的动物血清中提取的丙种球蛋白。

将这种球蛋白注射给人体，在补体和吞噬细胞参与下造成淋巴细胞的死亡、溶解，致使外周血中淋巴细胞数量减少。在异体器官移植中，可将抗淋巴细胞丙种球蛋白与免疫抑制剂共同使用，以减轻移植排斥反应，延长移植物存活时间。

（2）细胞免疫制剂：

①转移因子：从致敏的淋巴细胞中提取的低分子核苷酸和多肽，它能使正常的淋巴细胞转化、增殖为致敏的淋巴细胞以扩大细胞免疫效应，临床应用于恶性肿瘤、细胞免疫缺陷病、细胞内寄生菌感染和某些病毒、真菌性疾病的治疗。

②免疫核糖核酸（iRNA）：是用肿瘤细胞特异性抗原或相关抗原等免疫动物后，从动物脾脏的免疫活性细胞中提取出来的核糖核酸制品，主要用于恶性肿瘤如肾癌、肺癌、消化道癌及神经母细胞瘤和骨肉瘤等的辅助治疗，也用于慢性乙型肝炎和流行性乙脑的治疗，还可使部分细胞免疫功能低下的患者恢复正常。

③胸腺素：是从小牛、羊或猪的胸腺中提取的可溶性多肽。它能促进T细胞分化、成熟，增强T细胞功能，主要用于治疗细胞免疫功能低下或缺陷症，如先天性或获得性T细胞缺陷、艾滋病、肿瘤的疾病。

二、免疫治疗

免疫治疗是指针对机体免疫低下、亢进或缺陷的状态，应用免疫学原理，人为地增强、抑制或重建机体的免疫功能，以达到治疗疾病的目的。常用的免疫治疗方法和制剂有以下几种。

（一）免疫治疗制剂

1. 治疗性疫苗。①微生物抗原疫苗：人类的许多肿瘤与微生物感染有关，如EB病毒与鼻咽癌、人乳头瘤病毒与宫颈癌、幽门螺杆菌与胃癌等，使用这些微生物疫苗或抗病毒制剂可预防和治疗相应的肿瘤。②细胞疫苗：包括肿瘤细胞疫苗、基因修饰的瘤苗、树突状细胞疫苗等。细胞疫苗可增强机体的免疫应答效应，如肿瘤抗原致敏的树突状细胞疫苗已获准用于皮肤T细胞淋巴瘤的治疗。③分子疫苗：合成肽疫苗、重组载体疫苗和DNA疫苗可作为肿瘤和感染性疾病的治疗性疫苗，如乙型肝炎多肽疫苗可诱导抗病毒感染的免疫效应。

2. 治疗性抗体。抗毒素血清主要用于治疗或紧急预防细菌外毒素所致的疾病。人免疫球蛋白制剂主要用于治疗丙种球蛋白缺乏症和预防麻疹、感染性肝炎等。抗淋巴细胞丙种球蛋白主要用于抑制移植排斥反应，延长移植物存活时间，也可用于治疗某些自身免疫性疾病，如肾小球肾炎、系统性红斑狼疮及重症肌无力等。抗菌血清可用于细菌感染的治疗，抗病毒血清用于病毒感染的治疗。

3. 细胞因子。细胞因子具有广泛的生物学活性，将细胞因子作为药物，可预防和治疗多种免疫性疾病。利用基因工程技术生产的重组细胞因子作为生物应答调节剂治疗肿瘤、感染、造血障碍等已获得良好效果，有些已成为某些疾病不可缺少的治疗手段。常见的细胞因子类药物如表 16-4 所示。

表 16-4　常见的细胞因子类药物

细胞因子	适应证
IFNα	白血病、Kaposi 肉瘤、肝炎、恶性肿瘤、AIDS
IFNβ	多发性硬化症
IFNγ	慢性肉芽肿、生殖器疣、恶性肿瘤、过敏性皮炎、类风湿性关节炎
IL2	恶性肿瘤、免疫缺陷病
IL11	恶性肿瘤或化疗导致的血小板减少症

（二）过继免疫

过继免疫治疗是将对疾病有免疫力的供者的免疫效应物质转移给其他个体，或自体细胞经体外处理后回输自身，以发挥治疗疾病的作用。

1. 同种淋巴细胞过继。将有细胞免疫力的供者淋巴细胞（主要是致敏 T 淋巴细胞）输给受者体内，使其在受者体内繁殖和产生细胞免疫力，用于治疗细胞免疫缺陷病，但输入的淋巴细胞必须与受者的组织相容性抗原配型相同或大部分相同，否则将被排斥。

2. 自体免疫效应细胞过继。自体淋巴细胞经体外增殖、激活后回输，使其在体内发挥抗肿瘤作用。如 LAK 细胞是外周血淋巴细胞在体外经 IL2 培养后诱导产生的一类杀伤细胞，临床已广泛用于肿瘤和慢性病毒感染的非特异性免疫治疗。

（三）造血干细胞移植

造血干细胞移植是指用患者自身造血干细胞或健康人的造血干细胞移植回输给患者，让造血干细胞在患者体内定居、分化、增殖，使患者恢复造血能力和免疫力。常用的造血干细胞来源于自体骨髓干细胞、HLA 型别相同的供者骨髓干细胞或脐带血干细胞，其中脐带血是极具发展潜力的干细胞来源。造血干细胞移植已成为癌症、造血系统疾病和自身免疫性疾病的重要治疗手段。

（四）免疫应答的调节

1. 免疫应答增强剂。免疫应答增强剂是指具有增强、促进或调节机体免疫功能的制剂，通常对免疫功能低下者有促进或调节作用，广泛用于恶性肿瘤、反复感染及免疫缺陷病的治疗。常见的免疫增强剂如表16-5所示。

表16-5　常见的免疫增强剂

类型	举例	类型	举例
微生物制剂	卡介苗、短小棒状杆菌、脂磷壁酸	化学药物	左旋咪唑、西咪替丁
免疫因子	转移因子、免疫核糖核酸、胸腺素	中草药	人参皂苷、黄芪多糖、香菇多糖

2. 免疫应答抑制剂。免疫应答抑制剂是一类抑制机体免疫功能的生物制剂或非生物制剂，主要用于抗移植排斥反应和超敏反应性疾病、自身免疫性疾病及感染性炎症的治疗。免疫抑制剂的作用是非特异性的，常用免疫抑制剂如表16-6所示。免疫抑制剂大多有毒副作用，可引起骨髓抑制和肝、肾毒性，长期使用或使用不当可导致机体免疫功能下降，引发严重感染，并可能增加肿瘤发生率。

表16-6　常用的免疫抑制剂

类型	举例
微生物制剂	环孢素A、他克莫司（FK506）、吗替麦考酚酯、西罗莫司
化学合成药物	糖皮质激素、环磷酰胺、硫唑嘌呤
单克隆抗体	抗T细胞及其亚群单抗、抗MHC单抗、免疫毒素
中草药	雷公藤总甙、川芎、当归

项目小结

- 免疫应用
  - 检测
    - 测抗原、抗体
    - 测免疫细胞
  - 防治
    - 预防：类毒素、疫苗、免疫血清
    - 治疗：增强、抑制、重建

（孙　颖）

思考与练习

一、单项选择题

1. 长期使用免疫抑制剂，常出现的不良后果 （ ）
A. 感染和肿瘤发病率高 B. 感染和超敏反应疾病发病率高
C. 超敏反应和免疫缺陷发病率高 D. 感染和自身免疫病发病率高
E. 感染和超敏反应疾病发病率低
2. 用于检测细胞免疫功能的皮肤实验 （ ）
A. 破伤风抗毒素皮试 B. 青霉素皮试
C. 结核菌素实验 D. 白喉抗毒素皮试
E. 锡克实验
3. 新生儿时期接种的疫苗是 （ ）
A. 脊髓灰质炎疫苗 B. 乙型肝炎疫苗
C. 卡介苗 D. 乙型肝炎疫苗和卡介苗
E. 百白破三联疫苗
4. 下列哪种不属于活疫苗 （ ）
A. 卡介苗 B. 乙型脑炎疫苗
C. 脊髓灰质炎疫苗 D. 腮腺炎疫苗
E. 麻疹疫苗
5. 类毒素用于以下哪两种疾病的预防？ （ ）
A. 白喉和脊髓灰质炎 B. 百日咳和乙肝
C. 结核病和麻疹 D. 破伤风和白喉
E. 伤寒和狂犬病
6. 抗毒素通常用于治疗 （ ）
A. 产生相应外毒素的病毒感染 B. 产生相应外毒素的细菌感染
C. 自身免疫疾病 D. 过敏反应疾病
E. 移植排斥反应
7. 免疫抑制疗法不宜用于 （ ）
A. 超敏反应性疾病 B. 类风湿性关节炎
C. 免疫缺陷病 D. 红斑狼疮患者
E. 移植排斥反应
8. 属于自然主动免疫的是 （ ）
A. 注射抗毒素获得的免疫 B. 患传染病后获得的免疫
C. 新生儿从母乳中获得的免疫 D. 接种类毒素获得的免疫

E.注射细胞因子获得的免疫

9. 胎儿经胎盘从母体获得抗体的免疫属 ( )

A.人工主动免疫 B.人工被动免疫

C.自然主动免疫 D.自然被动免疫

E.过继免疫

10. 接种疫苗获得的免疫称为 ( )

A.过继免疫 B.人工主动免疫

C.自然主动免疫 D.人工被动免疫

E.自然被动免疫

二、思考题

1. 抗原抗体检测的原理是什么?

2. 什么是计划免疫?说出我国儿童计划免疫程序。

实验指导

实验目的及实验室规则

一、实验目的

病原生物与免疫学基础实验是本课程的重要组成部分，在“理论和实践一体化”教学模式中尤显重要。通过实验，可加深学生对理论知识的理解；通过实验，可掌握有关微生物、寄生虫及免疫学的检测技术，树立无菌观念；通过对实验结果的观察和分析，培养学生实事求是的科学态度、严肃认真的工作作风及分析和解决问题的能力，为培养良好的职业素养和能力打下良好的基础。

为达到实验目的应做到：①实验前应做好预习，明确实验目的、内容和操作要点，以避免或减少错误发生；②实验过程中，应严格无菌操作，加强无菌观念的培养和训练；③实验过程中，应坚持实事求是的科学态度，认真记录实验结果，认真分析，得出结论，如实验结果与理论不符，应分析原因；④实验完成后，要及时写出实验报告。

二、实验室规则

病原生物及免疫学基础大多以病原微生物为实验对象，因此，应严格遵守无菌操作，防止实验中自身感染和环境污染。

（1）实验时必须穿工作服，离开时脱下工作服并反折放好，工作服应经常清洗保持清洁。

（2）非实验必备用品严禁带入实验室，必备的教材、用具等物品带入室内要远离操作部位。

（3）实验室内禁止饮食、吸烟、用嘴湿润铅笔和标签等。

（4）具有传染性的实验标本、培养物、动物、器具等，均需按要求处理，不得随便乱放或用自来水冲洗，不得随意将实验室内任何物品带出室外。

（5）实验中一旦发生意外，如吸入菌液、划破皮肤，以及细菌污染实验台或地面、衣物等时，应立即报告指导老师，不得擅自处理。

（6）爱护公物，节约实验器材，如损坏实验器材时，应向指导老师报告，进行登记，酌情处理。

（7）实验结束时，应整理好实验器材，物归原处。需培养的培养物放入培养箱内，需消毒灭菌的物品集中到指定的地方。值日生在实验老师指导下，消毒桌面，清扫实验室，关好水电和门窗。

（8）离开实验室前，用消毒液浸泡双手，并用清水冲洗。

实验项目一　细菌的观察与培养

知识目标

1. 学会显微镜油镜的使用与保护，接种细菌。
2. 初步学会制作细菌涂片标本、革兰氏染色法、常用细菌培养基制备。
3. 学会观察病原性球菌、肠道杆菌及其他病原菌的形态、结构和菌落特征。

任务一　显微镜油镜的使用与保护

【实验材料】

显微镜、示教片、载玻片擦镜纸、二甲苯、香柏油。

【实验原理】

细菌个体微小，必须借助显微镜油镜将其放大 1 000 倍左右才能看到。因为玻璃和香柏油折光率相近似，所以在玻片上加一滴香柏油，由集光器出来的光线通过玻片和香柏油时，基本不发生折射而直接进入镜筒，使物象清晰。

【实验方法与步骤】

（1）将显微镜平稳地放在试验台上。使用油镜时，不要将载物台的玻片倾斜，以免菌液或镜油流出污染载物台。

（2）先将低倍镜对准中央聚光器，打开灯光电源开关并调节光线强弱。若以自然光线为光源时，用反光镜平面；若以灯光为光源时，用反光镜凹面。

（3）将玻片标本放在载物台上，用移动器或玻片夹固定。先用低倍镜对好光线，然后转换油镜头，升高聚光器，打开光圈。

（4）在标本上滴加1滴香柏油，眼睛从侧面观察，慢慢旋转粗准焦螺旋，使油镜头浸入油滴中，几乎与玻片接触为止，勿用力过度，以免压碎玻片或损伤油镜头。然后用左眼看目镜，用右手微转动粗准焦螺旋，使油镜缓慢上升；待看到模糊物象时，就改用细准焦螺旋，使视野中的物象清晰为止。

（5）观察标本时，应练习两眼同时睁开观察，最好左眼窥镜，右眼配合绘图或记录。

（6）镜检完毕，将镜筒提升，取出玻片，用擦镜纸拭净镜头油滴。如油滴已干，可用擦镜纸浸少许二甲苯拭净，再用干擦镜纸拭净。最后将物镜转成八字形，下降镜筒和聚光器，罩好镜套，放入镜箱内。

（7）要爱护显微镜，轻拿轻放，平时放置时要注意通风干燥，防止镜头发霉。

任务二　细菌涂片标本的制作与革兰染色法

【实验材料】

葡萄球菌、大肠杆菌培养标本、革兰染色液、接种环、酒精灯、火柴等。

【实验方法与步骤】

1. 细菌涂片标本的制作。细菌涂片标本的制作基本步骤为：涂片—干燥—固定。①涂片：取清洁载玻片一张，在玻片两端各滴加一滴生理盐水（如系液体培养物直接涂片，可不加生理盐水），用灭菌接种环分别挑取葡萄球菌及大肠杆菌少许，涂布于玻片两端的生理盐水中，并研成均匀混浊的菌液，接种环用后要灭菌。②干燥：将玻片置于室温中自然干燥，必要时可将菌液面向上置于火焰上方烘干，切勿紧靠火焰，以免烤焦。③固定：将已干燥的涂片标本面向上，用玻片夹夹住玻片一端，以钟摆速度通过酒精灯火焰温度最高处3次，玻片以热而不烫为宜。固定后，可根据检查目的的不同，选用不同的染色方法进行染色。滴加染液，以覆盖标本为度，不宜过多。

2. 革兰染色法。将制备好的标本按以下步骤进行染色。

（1）初染：滴加结晶紫染液数滴，1 min后水洗。

（2）媒染：滴加卢戈碘液数滴，1 min后水洗。

（3）脱色：滴加95%（v/v）乙醇数滴，脱色30 s至1 min。脱色时轻轻摇动玻片至无紫色液脱出为止，用水轻轻冲洗。

（4）复染：滴加稀释苯酚复红液，复染1 min，水洗后用滤纸吸干，油镜观察。

【实验结果】

用油镜检查，注意其形态及染色特性，不被乙醇脱色仍保留紫色的细菌，为革兰阳性菌；被乙醇脱色复染成红色的细菌，为革兰阴性菌。

【实验报告】

写出革兰染色的步骤、临床意义，并绘出镜下细菌示意图。

任务三　细菌基本形态和特殊结构的观察

【实验材料】

1. 标本片。病原性球菌、肠道杆菌及其他病原菌的染色标本片。

2. 菌种。金黄色葡萄球菌、大肠埃希菌18 ~ 24 h培养物。

3. 器材。显微镜、香柏油、接种环、载玻片、标本片、试管架、试管、吸管、水浴箱、酒精灯、生物安全柜。

【实验内容】

1. 基本形态结构观察

（1）形态观察：显微镜下观察葡萄球菌、链球菌、肺炎链球菌、脑膜炎奈瑟、大肠杆菌、沙门菌、霍乱弧菌的革兰染色标本片，注意比较各细菌的形态、排列、染色性；结核分枝杆菌抗酸染色标本片，注意结核杆菌的形态和染色性；白喉棒状杆菌异染颗粒标本片。

（2）特殊结构观察：荚膜、芽孢、鞭毛标本片。

2. 培养物观察

（1）葡萄球菌：注意观察该菌在营养琼脂平板、血液琼脂平板上的菌落形态、色素、溶血环。

（2）大肠埃希菌：注意观察该菌在SS平板、半固体培养基中的生长现象，在双糖铁斜面培养基中的生化反应现象。

任务四　细菌的人工培养

一、培养基的制备过程及常用培养基的种类介绍（示教）

【实验材料】

普通琼脂平板、血琼脂平板、普通肉汤培养基、半固体培养基、SS平板、伊红亚甲蓝平板、庖肉培养基。

【实验方法与步骤】

（一）培养基制备原则

（1）适当的营养成分。

（2）合适的酸碱度。

（3）配制后经灭菌使之无菌，方可应用。

（二）培养基制备过程

准确称量培养基各成分→混合溶解→测定及矫正pH→滤过→分装、包装→灭菌→备用。（根据琼脂含量的不同，分别制备固体和半固体、液体培养基。）

（三）常用培养基的种类

1. 基础培养基。含有细菌需要的最基本营养成分。

（1）普通肉汤培养基：取1 000 mL水，加入牛肉膏35 g，蛋白胨10 g，氯化钠5 g，混合加热溶解，调整pH至7.4 ~ 7.6，分装于不同大小的烧瓶中，高压灭菌后使用。它可供一般细菌生长。

（2）半固体培养基：取100 mL肉汤培养基，加入0.3 ~ 0.5 g琼脂，分装于烧瓶或试管中，高压灭菌后备用。其主要用于保存菌种或观察细菌动力。

（3）普通琼脂培养基：取100 mL肉汤培养基，加入20～30 g/L琼脂，加热溶化，过滤，分装于烧瓶或试管中。高压灭菌后，待肉汤琼脂冷至50～60 ℃时，以无菌操作倾入灭菌的空培养皿，冷凝后即成琼脂平板；或趁热将试管倾置，冷凝后即成琼脂斜面。前者用于分离细菌，后者用于增殖或保存菌种。

2. 营养培养基

（1）血琼脂培养基：在普通琼脂培养基中加入5%～10%（v/v）脱纤维动物绵羊或兔血液制成，可供培养链球菌、肺炎链球菌等营养要求较高的细菌用。

（2）血清肉汤培养基：在普通肉汤培养基中加入血清。

3. 选择培养基。选择培养基可选择性地抑制非病原菌的生长，有利于分离病原菌，如SS琼脂培养基。

4. 鉴别培养基。在培养基中加入特定的作用底物和指示剂，观察细菌生长后对底物的分解情况，从而鉴别细菌，如伊红亚甲蓝琼脂培养基。

5. 厌氧培养基。厌氧培养基用以培养厌氧菌，如庖肉培养基。

二、细菌接种法

【实验材料】

普通琼脂平板、血琼脂平板、普通肉汤培养基、半固体培养基、接种环、接种针、酒精灯等。

【实验方法与步骤】

1. 平板画线接种法。平板画线接种法主要用于细菌的分离培养，具体操作方法为：①右手持接种环，在酒精灯火焰上烧灼灭菌后，待冷，挑取葡萄球菌或大肠杆菌菌液一环；②左手持普通琼脂平板，用五手指固定，以左手拇指启开皿盖，皿盖与皿底不能超过45°；③将挑取的菌液轻轻涂在平板边缘（为原始部位），烧灼灭菌接种环，待冷，然后从原始部位开始，进行第一次画线，画线时，接种环与平皿底平面保持30°至45°的角度，用腕力使接种环来回划动；④用左手大拇指与中指旋转平板约60°的角度，进行第二次画线，用同样的方法进行第三、第四次画线，每次画线与前次画线重叠2～3条，如实验图1-1所示；⑤画线完毕，烧灼灭菌接种环，合上皿盖，并在平皿底部贴上标签（写明班级、组名、菌名、日期），将平皿倒置（皿底朝上）放于37 ℃的温箱中培养18～24 h，然后观察菌苔及菌落，注意根据菌落的不同特征来鉴别细菌。

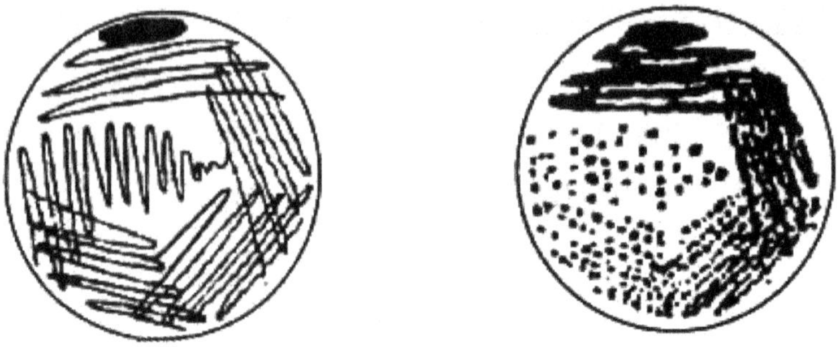

实验图1-1　平板画线接种法

2. 半固体培养基接种法

（1）右手持接种环或接种针，火焰灭菌后，待冷。

（2）在琼脂平板上挑取单个大肠杆菌菌落少许。

（3）左手持半固体培养基试管，右手持接种环或接种针的同时用小指和手掌拔去试管塞，夹于指间（勿乱放），试管口通过火焰灭菌，将挑有细菌的接种环或接种针伸入试管内，从半固体培养基础中央垂直刺入至管底3/4处，然后原路退出（接种针不能在培养基中左右移动）。灭菌试管口及接种针，塞试管塞。

（4）放置37 ℃的温箱中培养18～24 h后，观察结果。

3. 液体培养基接种法。按照“2”法，用接种针或接种环挑取葡萄球菌菌落少许，并拔取左手的肉汤管试管塞，将细菌接种于液体培养基内。灭菌试管口及接种针，塞试管塞，放置37 ℃温箱中培养18～24 h后观察结果。

【实验报告】

记录实验结果。

（张　欣）

实验项目二　细菌分布的检查与消毒灭菌

技能目标

1. 学会人体不同部位细菌的检查方法。
2. 应用常用消毒灭菌法、常用消毒灭菌器，并验证其杀菌作用。
3. 初步学会药敏实验的操作方法并了解其临床意义。

任务一　细菌的分布检查

1. 空气中细菌的检查。可分组采集不同场所空气标本，每组取普通平板培养基1个，到达目的地后将培养基盖打开，暴露空气中5～10 min。然后盖上盖，于平板底面注明标志（班级、组别、标本地点），置37 ℃温箱培养18～24 h后观察结果。

2. 咽喉部细菌检查。每两位同学为一组，取血琼脂平板1个，在平板底部正中画线一分为二。两位同学互相用无菌棉签于咽部采集标本，并将标本涂于血琼脂平板一边，再用接种画线法接种。在平板底部注明标记，置37 ℃温箱培养18～24 h后观察结果。

任务二　消毒灭菌实验

1. 皮肤消毒实验。将任一手指，在琼脂平板1/4处表面来回涂抹；将此手指用碘酒或碘附棉球做皮肤消毒，待干后，再在琼脂表面的另一处轻轻涂抹；将平板置37 ℃温箱中孵育24 h后观察结果。

2. 煮沸消毒实验。取四只肉汤管培养基，编号为1、2、3、4号。1、2号管接种大肠杆菌，3、4号管接种枯草杆菌，将1、3号管放水浴锅中煮沸5～10 min，再用灭菌过的接种环分别挑取4支肉汤管中的菌液，接种于相应的普通琼脂板上，然后置37 ℃温箱中孵育24 h后观察结果。

3. 紫外线杀菌实验。将金黄色葡萄球菌均匀接种于普通平板上，将平皿盖打开一半，另一半遮在培养皿上，将平板放在紫外线灯下照射30 min，置37 ℃温箱中孵育24 h后观察结果。

4. 常用消毒灭菌器

（1）高压蒸汽灭菌器：高压蒸汽灭菌锅是一个密闭的耐高温和耐高压的双层金属圆筒，两层之间盛水。

外锅：供装水产生蒸汽之用。坚厚，其上方或前方有金属厚盖，盖有螺栓，借以紧闭盖门，使蒸汽不能外溢。加热后，灭菌器内蒸汽压力升高，温度也随之升高，压力越大，温度越高。外锅壁上还装有排气阀、温度计、压力表及安全阀。排气阀，用于排出空气；压力表，以表示锅内压力及温度（公制压力单位为kg/cm^2、英制压力单位磅/英寸^2、温度单位℃）；安全阀又称保险阀，利用可调弹簧控制活塞，超过定额压力即自行放气减压，以保证在灭菌工作中的安全。

内锅：为放置灭菌物的空间。

①使用前的准备：灭菌器内清洗干净，检查进气阀及排气阀是否灵活有效，并加入适

量水。

②装放灭菌物：将待灭菌的物品放入灭菌器内，注意不要放得太挤，以免影响蒸汽的流通和灭菌效果；然后加盖旋紧螺旋，密封。

③预热及排气：加热升温使水沸腾，并由小至大打开排气管（排气阀），排除冷空气，继续加热升温，再关闭排气管（阀）。

④升压保温：让温度随蒸汽压力增高而上升，待压力逐渐上升，待蒸汽压力升至所需压力（一般为103.43 kPa，温度则相当于121.3 ℃）时，控制热源，维持所需时间，持续15 ~ 20 min即可达到灭菌目的。

⑤降压开盖取物：保压到规定时间之后，就停止加热，缓缓排气，待其压力下降至零时，方可开盖取物。

（2）干热灭菌器：干热灭菌器是中间夹着石棉的双层金属制成的方形或长方形箱，箱底装有热源，箱内有数层金属架，并附有温度计和自动温度调节器等装置。把待灭菌的物件均匀地放入恒温干燥箱，加热至160 ~ 170 ℃维持2 h即可达灭菌目的。

①将包扎好的待灭物品（培养皿、吸管器等）放于箱内，注意不要摆得太挤，以免妨碍气流流通。

②关门，插上电源插头（常为220 V），拨动开关，旋动恒温调节器，至红灯亮。

③待温度上升160 ~ 170 ℃时，借恒温调节器的自动控制，保持此温度2 h。

④灭菌后停止加热，待温度下降至40 ℃以下方可开门取物，在这之前切勿自行打开箱门，否则其内物品（如玻璃器皿等）会因温度骤然下降而爆裂。

任务三　药物敏感实验

【实验材料】

平头镊、酒精灯、药敏试片、温箱、大肠杆菌和葡萄球菌菌液标本等。

【实验方法与步骤】

（1）用无菌棉签蘸取大肠杆菌或葡萄球菌菌液，密集涂布在普通琼脂平板上。

（2）用平头镊经火焰灭菌并待冷后，分别夹取各种药敏纸片，贴于涂有细菌的平板表面，根据药敏纸片种类多少分区一次贴成，不得移动。每取一种药敏纸片前，均须先将镊子灭菌并冷却。

（3）将平板置于37 ℃温箱中培养24 h后观察结果。若大肠杆菌或葡萄球菌对某种抗生素敏感，则在该抗生素纸片周围有一圈无细菌生长的区域，称抑菌圈，如实验图 2-1 所示。

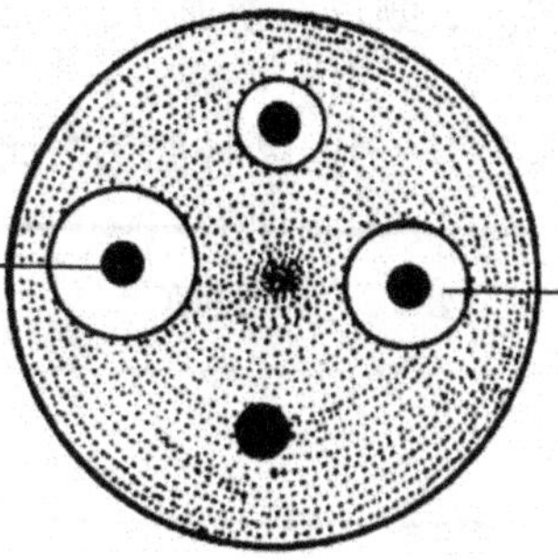

实验图 2-1　药敏实验纸片法

通过测量抑菌圈直径的大小，判断药物的敏感度，抑菌圈越大，药物的敏感度越好。

【实验报告】

记录并分析细菌分布、消毒灭菌、药物敏感实验结果。

（张　欣）

实验项目三　病原性球菌、病原生物形态观察

技能目标

1. 学会观察并记录病原性球菌菌落特征及溶血性。
2. 学会操作血浆凝固酶实验。
3. 初步学会分析抗“O”实验结果及临床意义。
4. 学会观察寄生虫卵的镜下形态和成虫大体标本。

任务一　病原性球菌培养物的观察(示教)

【材料】

（1）金黄色葡萄球菌和表皮葡萄球菌血琼脂平板培养物。

（2）乙型溶血性链球菌血琼脂平板培养物。

【结果观察】

（1）金黄色葡萄球菌和表皮葡萄球菌的血琼脂平板培养物，观察两种葡萄球菌的菌落（形态、大小、边缘、湿润度、透明度、颜色及溶血环），见实验表3-1。

实验表3-1　两种菌落对比1

细菌	形态	大小	边缘	湿润度	透明度	颜色	溶血环
金黄色葡萄球菌							
表皮葡萄球菌							

（2）金黄色葡萄球菌和乙型溶血性链球菌的血琼脂平板培养物，同上法进行观察比较，见实验表3-2。

实验表3-2　两种菌落对比2

细菌	形态	大小	边缘	湿润度	透明度	颜色	溶血环
金黄色葡萄球菌							
乙型溶血性链球菌							

任务二　血浆凝固酶实验(操作)

金黄色葡萄球菌能产生凝固酶，可使经肝素或枸橼酸钠抗凝的人或兔新鲜血浆中的纤维蛋白原变为不溶性纤维蛋白，从而使血浆凝固。凝固酶实验是鉴定金黄色葡萄球菌致病性的重要实验。

【方法与步骤】（玻片法）

1. 材料。金黄色葡萄球菌、表皮葡萄球菌18～24 h培养物，兔血浆、生理盐水、载玻片等。

2. 方法与步骤

（1）取玻片一张，用记号笔画两格。

（2）取生理盐水两滴，分别置于载玻片两端。

（3）以无菌接种环先后取金黄色葡萄球菌和表皮葡萄球菌斜面培养物少许，分别置于生理盐水滴中，制成均匀的细菌悬液，观察有无自凝现象。

（4）如无自凝，则每滴悬液中分别加入兔血浆各一滴混匀。

【实验结果】

2 min内出现颗粒状凝集现象，为阳性；反之，不出现凝集现象，为阴性。

【实验报告与分析】

分别记录金黄色葡萄球菌和表皮葡萄球菌的结果，并分析原理及实际意义。

任务三　抗链球菌溶血素“O”实验(示教)

血清中产生的抗SLO抗体（ASO），与溶血性链球菌中的A、C、G簇能发生免疫反应。在受检血清标本中，加入适量的球菌溶素O（SLO）。如标本中含有高浓度的抗体存在，经与溶血素O致敏的乳胶试剂反应，可出现清晰而均匀的凝集颗粒。

【实验方法与步骤】

1. 材料。待检患者血清标本、溶血素O溶液、ASO胶乳试剂、阳性对照血清、阴对照血清等。

2. 方法与步骤

（1）血清标本用生理盐水1∶50稀释，56 ℃，30 min灭活补体。

（2）在反应板各方格上分别滴加稀释灭活的待检血清及阳性对照血清、阴对照血清各一滴，再加溶血素O溶液各一滴，轻轻摇晃反应板2 min，充分混匀，并均匀分布于方格内。

（3）在各方格内滴加ASO胶乳试剂一滴，轻轻摇晃反应板8 min，将反应板放在实验桌上，有清晰凝集者为阳性。

（4）将阳性者1∶50的血清，进一步稀释成1∶80，再重复前面步骤，有清晰凝集者为强阳性。

【实验结果】

应出现明显胶乳凝集现象，阴性对照不应出现凝集。患者血清出现乳胶凝集者，即为阳性，反之则为阴性。

【实验报告与分析】

记录实验结果并分析临床意义。

任务四　镜下观察病原生物标本、寄生虫虫卵（示教）

一、常见病原微生物标本片观察

镜下观察根据形态、染色性、排列方式、特殊结构识别微生物。

（1）葡萄球菌：革兰阳性，单个、成双、四联或葡萄串状排列。

（2）链球菌：革兰阳性，成单、成双或链状排列。

（3）脑膜炎奈瑟菌：革兰阴性，成双排列，肾形，凹面相对。

（4）淋病奈瑟菌：革兰阴性，成双排列，肾形。

（5）肺炎链球菌：革兰阳性球菌，菌体呈矛头状，成双排列，有较厚的荚膜。

（6）大肠杆菌：革兰阴性，中等大小球杆菌。

（7）霍乱弧菌：革兰阴性，呈弧形或逗点状，鱼群排列，有一根单鞭毛。

（8）结核分枝杆菌：抗酸染色阳性，分支状。

（9）白喉棒状杆菌：革兰阳性，菌体细长略微弯曲，一端或两端膨大呈棒状，排列不规则，栅栏状。亚甲蓝染色菌体内可见着色较深的异染颗粒。

（10）破伤风梭菌：革兰阳性，菌体细长，芽孢呈圆形，位于菌体顶端，使细菌呈鼓槌状。

（11）产气荚膜梭菌：革兰阳性，两端钝圆，有明显荚膜。

（12）肉毒梭菌：革兰阳性，芽孢呈椭圆形，位于菌体次极端，使细菌形似网球拍状。

（13）炭疽芽孢杆菌：革兰阳性，两端平切，常呈长链状排列，芽孢呈椭圆形，位于菌体中央。

（14）鼠疫耶尔森菌：革兰阴性，呈卵圆形，两端钝圆并浓染。

（15）梅毒螺旋体：镀银染色染成棕褐色，细长，有8～14个致密而规则的螺旋，形似细密的弹簧，两端尖直。

（16）钩端螺旋体：镀银染色呈棕褐色，一端或两端弯曲呈钩状，常呈S或C形。

二、常见寄生虫卵观察

镜下观察根据形态、大小、颜色、卵壳、内容物识别寄生虫卵。

1. 蛔虫卵

（1）受精蛔虫卵：呈宽椭圆形，表面有一层凸凹不平的蛋白质膜，被胆汁染成棕黄色，卵内含一个未分裂的大圆形卵细胞，在卵细胞与两端卵壳之间，有新月形的间隙。

（2）未受精卵：长椭圆形，卵壳与蛋白质膜均较薄，卵内含有许多大小不等折光性强的卵黄颗粒。

2. 钩虫卵。椭圆形，卵壳薄，无色透明，卵内含有4～8个卵细胞，卵壳与卵细胞之间有明显的空隙。

3. 肝吸虫卵。呈黄色，低倍镜下形似芝麻，较窄的一端有盖，卵盖的对侧有一疣状突起。卵内含一成熟的毛蚴。

4. 日本血吸虫卵。椭圆形，淡黄色，无卵盖，卵壳一侧有一棘突，卵内含一成熟毛蚴。

5. 链状带绦虫卵。圆球形，棕褐色，虫卵的最外层是无色透明的卵壳，其次是胚膜，胚膜较厚上有放射状条纹。

三、常见医学原虫标本观察

镜下观察根据形状、大小、核特征、寄生细胞、鞭毛、色素等识别。

1. 阿米巴原虫包囊。碘液染色后包囊呈淡棕色或黄色，包囊呈圆球形，内含1～4个细胞核，核呈圆形。

2. 阿米巴原虫滋养体。铁苏木精染色，滋养体内外质界限分明，外质形成舌状或指状的伪足，有一个位于正中或稍偏位的粒状核仁，核仁与核膜之间隐约可见网状核纤丝。内质中所含吞噬的红细胞。

3. 阴道毛滴虫滋养体。滋养体梨形或椭圆形，核1个，由其发出4根前鞭毛和1根后鞭毛，后鞭毛与波动膜的外缘相连。轴柱，贯穿虫体。

4. 间日疟原虫

（1）环状体：环较粗壮，约等于红细胞直径的1/3；核1个，红细胞内多只有1个原虫寄生。

（2）大滋养体：虫体由小变大，胞质增多，有伪足伸出，空泡明显，虫体形态不规则；疟色素棕黄色，细小烟丝状。

（3）雄配子体：圆形，略大于正常红细胞，胞质蓝而略带红色，核疏松，淡红色，位于中央；疟色素分散。

（4）雌配子体：圆形，占满胀大的红细胞，胞质蓝色，核结实，较小，深红色，偏于一侧；疟色素分散。

任务五　肉眼观察寄生虫大体标本(示教)

1. 蛔虫。呈长圆柱形，两端较稍细，形似蚯蚓，雌虫，尾端尖直。雄虫，尾端向腹面弯曲，有一对象牙状的交合刺。

2. 钩虫。圆柱形，体细小，十二指肠钩虫前端与虫体均向背侧弯曲，呈C形；美洲板口线虫前端向背侧弯曲，呈S形。十二指肠钩虫口囊腹侧前缘有钩齿两对，美洲钩虫口囊有板齿一对。

3. 肝吸虫。外形如葵花子状，背腹扁平，前端较窄，后端钝圆。口吸盘位于虫体的前端，腹吸盘位于虫体前1/5处，两个分支状的睾丸前后排列于虫体的后1/3处。

4. 日本血吸虫。雌雄异体，成虫在宿主体内呈合抱状态。雄虫较粗短，呈圆柱状，乳白色或微灰白色，常向腹面弯曲呈镰刀状，其两侧向腹面卷折，形成沟槽，称为抱雌沟，用以夹抱雌虫；雌虫纤细如丝线，暗褐色。

5. 猪带绦虫。雌雄同体，白色或乳白色，背腹扁平、带状、分节。虫体由头部、颈部和链体组成。

（张　欣）

实验项目四　免疫学实验

技能目标

1. 学会操作玻片凝集实验、胶体金实验。
2. 初步学会试管凝集实验、ELISA法检测HBsAg。
3. 应用常用各种生物制品。

任务一　玻片凝集实验：鉴定细菌（操作）

颗粒性抗原（细菌、红细胞、乳胶等）与相应抗体结合，在一定条件下（电解质、pH值、温度、抗原抗体比例等）出现肉眼可见的凝集小块，即凝集反应。

【实验方法与步骤】

1. 材料。生理盐水、伤寒沙门菌诊断血清、伤寒沙门菌培养物、大肠埃希菌培养物、载玻片等。

2. 方法与步骤

（1）取玻片一张，用记号笔画三格。

（2）右侧加生理盐水一滴，中间及左侧各加伤寒沙门菌诊断血清一滴。

（3）用无菌接种环取伤寒沙门菌培养物少许，分别与玻片上生理盐水及中间伤寒沙门菌诊断血清混匀；取大肠埃希菌培养物与左侧伤寒沙门菌诊断血清混匀。

（4）轻轻晃动载玻片，1 ~ 2 min后观察结果。

【实验结果】

出现小凝集块为阳性，均匀浑浊为阴性。

【实验报告与分析】

记录结果并分析原理。

任务二　试管凝集实验：肥达反应（示教）

肥达实验是一种试管凝集反应。用已知的伤寒杆菌O、H抗原和甲、乙型副伤寒杆菌H抗原，与患者血清作定量凝集实验，以测定患者血清中无相应抗体存在，作为伤寒、副伤寒诊断的参考。

【实验方法与步骤】

（1）取28支小试管分4排，每排7管排于试管架上，于第一列上分别标明“O”“H”“PA”“PB”。

（2）每管各加生理盐水0.5 mL。

（3）每排第1管各加1∶10待检血清0.5 mL，并做对倍稀释，即从每排的第1管开始吸取混匀后0.5 mL置于第2管，如此类推，直至第6管混匀弃去0.5 mL，第7管不加血清作为阴性对照。此时第1～6管的血清稀释度分别为1：20、1：40、1：80、1：160、1：320、1：640。

（4）每排的第1～7管加相应诊断菌液（TO、TH、PA、PB）各0.5 mL，至此第1～6管血清最终稀释度分别为1：40～1：1 280，具体操作如实验表4-1所示。

实验表4-1 肥达实验试管法

试管号	1	2	3	4	5	6	7
生理盐水（mL）	0.5	0.5	0.5	0.5	0.5	0.5	0.5
1：10稀释血清（mL）	0.5	0.5	0.5	0.5	0.5	0.5	弃0.5
血清稀释度	1：20	1：40	1：80	1：160	1：320	1：640	
诊断菌液（mL）	0.5	0.5	0.5	0.5	0.5	0.5	0.5
血清最终稀释度	1：40	1：80	1：160	1：320	1：640	1：1280	0

（5）混匀置室温或35 ℃温箱24 h后观察结果。

注意事项：

（1）加入菌液时，吸管不能混合使用。

（2）判定结果时，应在暗背景下透过强光检查。

（3）结果观察时不要摇动试管，先观察。必要时再轻摇试管，使凝集块从管底升起，然后按液体的清浊、凝集块的大小进行记录。

（4）“H”凝集呈絮状，以疏松的棉絮状大团铺于管底，轻摇试管即能荡起，且极易散开。“O”凝集呈颗粒状，以坚实凝片沉于管底，轻摇试管不易荡起，且不易散开。

（5）注意吸液、移液的量及温度，pH、电解质等对本试验结果的影响。

【实验结果】

先观察对照管，液体均匀混浊无凝集，但管底可有呈同心圆状的点状沉淀物，轻摇则消失，再分别与对照管比较观察各管的凝集情况。根据液体透明度和凝集块多少，以++++、+++、++、+、−等符号记录各管结果。以出现“++”凝集的最高血清稀释度为抗体效价。凝集程度判断标准：

++++ 细菌100%凝集，管内液体清亮，可见管底有大片边缘不整的白色凝集物，轻摇时可见有明显的颗粒、薄片或絮状。

+++ 细菌75%的凝集，液体轻度混浊，管底有边缘不整的白色凝集物，轻摇时也可见明显的颗粒、薄片或絮状。

++ 细菌50%的凝集，液体较混浊，管底有明显可见的少量凝集物，呈颗粒状。

+ 细菌25%的凝集，液体混浊，管底凝集呈颗粒状，细小不易观察。

- 不凝集，液体混浊度及管底沉淀物与对照管相似。

任务三 酶联免疫吸附实验：HBV检测（示教）

酶联免疫吸附实验为一种固相酶免疫测定技术，先将已知抗原或抗体包被于固相载体的表面，与待检样品中的相应抗体或抗原发生反应，再加入酶标记抗体或抗原与免疫复合物结合，最后加入酶的作用底物，根据产物颜色的深浅或测定其A值，可进行定性或定量分析。

乙型肝炎表面抗体（抗HBs）结合到固相载体上，加入待检样品，若样品中含有待检抗原（HBsAg）时，相应抗原将结合到固相抗体上。洗涤后，加入酶标记的抗体（抗HB-sHRP），则形成抗体抗原酶标抗体复合物。加入酶的作用底物，在酶的催化作用下，产生颜色反应，产物颜色的深浅与待检抗原量呈正相关。

【实验方法与步骤】

1. 材料。反应板、洗涤液、酶标抗HBs、底物液、终止液、待检血清、阴性对照、阳性对照、酶标仪。

2. 方法与步骤

（1）加入待检样品：取待检血清样品及阴、阳性对照血清各50 μL分别加抗HBs包被的各反应孔内。

（2）加酶标抗体：于每孔中各加酶标抗HBs液一滴（空白对照孔不加），充分混匀后，封板。

（3）孵育：将反应板置于37 ℃恒温箱中温育30 min。

（4）洗涤：倒去反应板孔中的液体，反复洗涤5次。

（5）加入底物溶液：按照顺序每反应孔先加底物液A滴，再加底物液B滴，置37 ℃恒温箱中15 min后加终止液。

【实验结果】

1. 肉眼判定。阴性对照孔无色，阳性对照孔呈黄色；待测孔颜色与阳性对照孔相似或明显深者为阳性，否则判阴性。

2. 仪器检测。用酶标仪测429 nm吸光度，用空白管调零，读取各孔OD值，标本吸光度/阴性对照吸光度≥2.1者为阳性。

任务四　胶体金实验：HCG的检测(操作)

【实验方法与步骤】

1. 材料。待测标本（尿液）、测试条。

2. 方法与步骤

（1）先看外包装上的使用说明书。

（2）撕开铝箔袋，取出试条。

（3）直接将尿验孕试条上箭头标志伸入1号、2号被检尿中保持5～10 s。

（4）将试条平放2～3 min后观察结果，5 min后判读无效。

【实验结果】

见实验表4-2和实验表4-3。

实验表4-2　胶体金实验结果判定

检测线	对照线	结果
+	+	阳性
–	+	阴性
–	–	操作不正确或试剂变质失效

实验表4-3　胶体金实验结果

标本	检测线	对照线	结果
1号			
2号			

任务五　常用生物制剂(示教)

1. 诊断菌液。伤寒、副伤寒沙门菌诊断菌液、布鲁菌诊断菌液。

2. 诊断血清。伤寒、副伤寒沙门菌诊断血清、志贺菌诊断血清。

3. 活疫苗。卡介苗、脊髓灰质炎减毒疫苗糖丸。

4. 死疫苗。乙型脑炎疫苗、狂犬病疫苗。

5. 亚单位疫苗。流脑多糖疫苗、肺炎链球菌荚膜多糖疫苗。

6. 类毒素。白喉类毒素、破伤风类毒素。

7. 联合疫苗。百白破三联疫苗。

8. 抗毒素。白喉抗毒素、破伤风抗毒素。

9. 胎盘丙种球蛋白。人血浆丙种球蛋白。

10. 细胞免疫制剂。转移因子、免疫核糖核酸、胸腺激素、白细胞介素。

（张　欣）

参考文献

［1］曹元应，夏和先．病原生物与免疫学［M］．第2版．南京：江苏凤凰科学技术出版社，2014．

［2］夏克栋，陈廷．病原生物与免疫学［M］．第3版．北京：人民卫生出版社，2013．

［3］李明远，宝福凯．医学微生物学［M］．北京：科学出版社，2016．

［4］杨朝晔．病原生物与免疫学［M］．第2版．南京：江苏科学技术出版社，2018．

［5］裘遂．病原生物与免疫［M］．南京：江苏科学技术出版社，2007．

［6］夏克栋．病原生物与免疫学［M］．第2版．北京：人民卫生出版社，2007．

［7］许正敏．病原生物与免疫学［M］．北京：人民卫生出版社，2011．

［8］赵富玺．病原生物与免疫学［M］．北京：人民卫生出版社，2004．

［9］祖淑梅，潘丽红．医学免疫学与病原生物学（案例版）［M］．北京：科学出版社，2010．

［10］吕瑞芳．病原生物与免疫学基础［M］．第3版．北京：高等教育出版社，2016．

［11］李晓红．病原生物与免疫学基础［M］．第2版．西安：第四军医大学出版社，2010．

［12］刘荣臻，曹元应．病原生物与免疫学［M］．第4版．北京：人民卫生出版社，2019．

［13］章育正．医学微生物学与免疫学［M］．上海：上海科学技术出版社，2009．

教学大纲

一、课程性质和任务

病原生物与免疫学是护理学专业的必修课程之一，内容包括病原生物学和免疫学两大部分，主要研究与医学有关的病原微生物和人体寄生虫的生物学性状、致病性、免疫性、检查和防治原则，免疫发生和发展的基本规律、临床工作中与免疫有关疾病的发病机制，以及用免疫方法对疾病进行诊断和特异性防治等的基本知识，为学习其他基础医学、临床医学和预防医学课程打下基础。

二、课程教学目标

（一）知识教学目标

1. 掌握细菌的结构与生理特性、细菌的致病性、感染的种类与类型，正常菌群及其生理、病理意义，消毒与灭菌，医院感染，细菌耐药性等变异现象和常见其他病原微生物的主要生物学性状、致病性与免疫性、诊断与防治；掌握免疫学的基本概念、基础理论、基本知识及与免疫有关的临床疾病的发病机制、特异性防治措施，人体寄生虫学的基础理论、常见人体寄生虫的生活史、致病与免疫、诊断与防治。

2. 熟悉最常见的免疫性疾病，最常见病原微生物所致疾病及微生物学检查方法，最常见的人体寄生虫病及流行规律。

3. 了解免疫学发展史及最新进展，一般病原微生物的生物学性状及致病性，常见寄生虫病的诊断和寄生虫的形态。

（二）能力培养目标

运用所学基础理论、基本技能，培养学生在临床工作中的有菌和无菌意识，形成规范的无菌操作技能；强化学生对医院内感染的认识，培养学生在临床工作中预防和控制医院内感染的技能，全面了解传染病的预防、诊断和治疗原则；促进人际沟通能力，养成主动与患者交流与沟通的习惯。

（三）思想教育目标

1. 养成主动学习的习惯，培养学习技巧，学会通过查询资料、阅读专业书籍等吸取新知识，养成参与讨论、发表意见的习惯。

2. 培养责任意识，在实际工作中认识感染的潜在性，保持高度警觉性，具有生物安全的防范意识和处理生物安全应急事件的敏锐度。

三、教学内容和要求

教学内容	教学要求			教学活动	教学内容	教学要求			教学活动
	了解	理解	掌握			了解	理解	掌握	
一、医学免疫学				理论讲授	3. 各类免疫球蛋白的主要特性		理解		理论讲授
（一）绪论				多媒体演示					多媒体演示
1. 免疫与免疫学概述			掌握	案例分析讨论	4. 免疫球蛋白的生物学功能		理解		案例分析讨论
2. 医学免疫学的发展史	了解			实验操作					实验操作
3. 免疫学在医学中的应用	了解			自学	5. 抗体的制备	了解			自学
				示教	（五）补体系统				示教
（二）免疫系统					1. 概述		理解		
1. 免疫器官			掌握		2. 补体系统的激活	了解			
2. 免疫细胞		理解			3. 补体激活的调节	了解			
3.细胞因子	了解				4. 补体的生物学作用			掌握	
（三）抗原									
1. 抗原的概念和特性			掌握		（六）免疫应答				
2. 决定免疫原性的条件		理解			1. 免疫应答的概念与类型及过程			掌握	
3. 抗原的特异性与交叉反应	了解				（1）细菌的分布			掌握	
4. 抗原的分类	了解				（2）消毒灭菌			掌握	
5.医学上重要的抗原					2. 抗原提呈细胞对抗原的加工处理和提成		理解		
（四）免疫球蛋白									
1. 抗体与免疫球蛋白的概念			掌握		3. T细胞介导的细胞免疫应答		理解		
2. 免疫球蛋白的结构		理解							

续表

教学内容	教学要求			教学活动
	了解	理解	掌握	
4. B细胞介导的体液免疫应答				理论讲授 多媒体演示 案例分析讨论 实验操作 自学 示教
5. 免疫耐受	了解			
6. 免疫应答的调节	了解			
（七）抗感染免疫				
1. 非特异性免疫			掌握	
2. 特异性免疫			掌握	
3. 抗各类病原生物感染的免疫		理解		
（八）临床免疫学				
1. 超敏反应				
2. 免疫缺陷与自身免疫性疾病	了解			
（九）免疫学应用				
1. 免疫学检测	了解			
2. 免疫学防治			掌握	
二、医学微生物学				
（一）细菌学				
1. 细菌的生物学性状				
（1）细菌的形态与结构			掌握	
（2）细菌的生长与人工培养		理解		
（3）细菌的新陈代谢			掌握	
（4）细菌的遗传与变异	了解			
2. 细菌与外界环境				
3. 细菌的感染				
（1）细菌的致病性		理解	++	
（2）感染的来源、类型		理解		
4. 医院感染				
5. 化脓性菌			掌握	
6. 肠道杆菌			掌握	
7. 呼吸道杆菌		理解		
8. 厌氧性细菌		理解		
9. 动物源性细菌	了解			
（二）其他微生物	了解			
（三）病毒学				
1. 病毒的基本形态			掌握	
2. 病毒的感染免疫	了解			
3. 病毒的检查力与防治原则	了解			

教学内容	教学要求			教学活动
	了解	理解	掌握	
4. 呼吸道病毒			掌握	理论讲授 多媒体演示 案例分析讨论 实验操作 自学 示教
5. 肠道病毒		理解		
6. 肝炎病毒			掌握	
7. 逆转录病毒		理解		
8. 其他病毒与朊粒	了解			
（四）真菌学				
1. 溶组织阿米巴		理解		
2. 阴道毛滴虫			掌握	
3. 疟原虫	了解			
4. 弓形虫	了解			
（五）昆虫概述		理解		
三、人体寄生虫学				
（一）人体寄生虫学总论			掌握	
（二）线虫				
1. 似蚓蛔线虫			掌握	
2. 毛首鞭形线虫	了解			
3. 蠕形住肠线虫	了解			
4. 十二指肠钩口线虫和美洲板口线虫	了解			
5. 班氏吴策线虫和马来布鲁线虫	了解			
6. 旋毛形线虫	了解			
（三）吸虫				
1. 华支睾吸虫		理解		
2. 布氏姜片虫	了解			
3. 卫氏并殖吸虫	了解			
4. 日本裂体吸虫			掌握	
（四）绦虫				
1. 链状带绦虫			掌握	
2. 肥胖带绦虫		理解		
3. 细粒棘球绦虫	了解			
（五）原虫				

四、教学大纲说明

（一）适用对象与参考学时

本教学大纲可供护理、助产、药剂、医学检验、口腔工艺技术、医学影像技术等专业使用，总学时为54学时，理论教学46学时，实验教学8学时。

（二）教学要求

1. 本课程对理论教学部分要求有掌握、理解、了解三个层次。掌握是指对本学科基本知识、基础理论具有深刻的认识，并能灵活地应用所学知识分析、解释生活现象和临床问题。理解是指能够解释、领会概念的基本含义并会应用所学技能。了解是指能够简单记忆所学知识。

2. 本课程突出以培养能力为本位的教学理念，在实践技能方面分为初步学会、学会和应用三个层次。应用是指能够独立娴熟地进行正确的实践技能操作。学会是指能够在教师指导下进行实践技能操作。

五、学时分配建议（54学时）

序号	教学内容	学时数		
		理论	实践	合计
1	概述	2		2
2	医学免疫学	12	2	14
3	病原生物学总论	16	4	20
4	病原菌	5		5
5	其他微生物	1		1
6	病毒学	4		4
7	人体寄生虫学	6	2	8
合计		46	8	54